李新民医学文集

李新民　主编

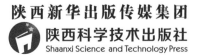

陕西新华出版传媒集团

陕西科学技术出版社

Shaanxi Science and Technology Press

图书在版编目（CIP）数据

李新民医学文集/李新民主编. —西安:陕西科学技术出版社,2023.1

ISBN 978 – 7 – 5369 – 8021 – 1

Ⅰ.①李… Ⅱ.①李… Ⅲ.①医学 – 文集 Ⅳ.①R – 53

中国版本图书馆 CIP 数据核字（2021）第 028414 号

李新民医学文集

李新民 主编

责任编辑	高　曼
封面设计	隆昌盛文化

出 版 者	陕西新华出版传媒集团　陕西科学技术出版社
	西安市曲江新区登高路 1388 号陕西新华出版传媒产业大厦 B 座
	电话(029)81205187　传真(029)81205155　邮编710061
发 行 者	陕西新华出版传媒集团　陕西科学技术出版社
	电话(029)81205180　81206809
印　　刷	陕西隆昌印刷有限公司
规　　格	787mm×1092mm　1/16
印　　张	20
字　　数	460 千字
版　　次	2023 年 1 月第 1 版
	2023 年 1 月第 1 次印刷
书　　号	ISBN 978 – 7 – 5369 – 8021 – 1
定　　价	88.00 元

李新民简介

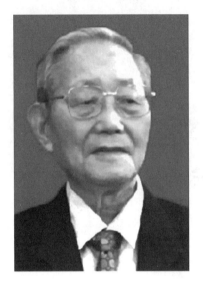

李新民，男，（1930—），陕西富平人。中共党员，教授，主任医师，硕士研究生导师。享受国务院政府特殊津贴。早年就读于西北大学医学院，1958年入成都中医学院"全国第二届西医离职学习中医班"学习。

历　任：陕西中医学院附属医院内科主任；陕西中医学院附属医院肿瘤科首任科主任；陕西中医学院科研处处长；陕西中医学院医疗系肿瘤研究室主任。

曾兼任：中国中西医结合学会肿瘤学会委员；中国抗癌协会传统医学专业委员会委员；全国中西医结合胆道疾病研究协作组副组长；全国乳腺癌防治协作组副组长；中华医学会陕西分会肿瘤学会常委；中国中西医结合研究会陕西分会第二届理事会理事；陕西省中医肿瘤学会副主委；陕西中医学院专家咨询委员会委员等；陕西省第五届、第六届人大代表。

现　为：陕西省第三届名老中医。

科研成果：乳增宁片/胶囊、天佛参口服液均获得国家新药证书和发明专利。著有《肿瘤讲义》《中西医结合治疗胆道常见病汇编》，撰写学术论文近百篇。擅长中西医结合诊治肝胆、肠胃、乳腺增生、恶性肿瘤等疾病，特别是胆石症非手术治疗，其中以中药排石的方法最为突出。

主要学术思想

一、胆道疾病方面

1. 胆道感染症

根据本病一般有疼痛、发热、黄疸及倦怠、纳差、大便不调等不同程度之临床症状，认为本病主要是由于气血郁积在胆腑，湿热郁结于中焦，影响胆的"中清"和"通降"等功能。多属热证、实证，因此主要治则为疏肝、理气、止痛、清肝利胆、清湿热。

2. 胆石症

根据胆石症病因及发展过程中的症状、体征、舌象、脉象，辨证分型，审证论治。自拟的"利胆排石汤"具有行气导滞、清热利胆、涤腑退黄的作用，从而能起到解痉止痛、排石、抗感染的作用并具有调理消化系统机能的协同功效；并认为"诱导发作，务使结石由静而动，因势利导，以达排石目的"。

二、乳腺疾病方面

融合中医认为乳腺增生多由"思伤脾、怒伤肝、郁结而成"之情志致病、西医认为"与内分泌失调及长期不良精神反复刺激有关"二者之意。拟定治则：以温经益肾、疏肝解郁、调理冲任为主旨。

三、恶性肿瘤方面

遵从祖国医学对恶性肿瘤的认识。恶性肿瘤患者，其机体"正气虚弱、脏腑功能失调、邪毒入侵，留滞经络、气血、脏腑，导致气滞血瘀、邪毒留滞、互相博结、蕴郁于内"。治则：扶正祛邪。①"三早"入手，阻止病情向深发展；②针对放、化疗的毒副作用，扶正以益气养阴，驱邪以解毒散结，兼顾健脾益肾。

前　　言

经过 3 年的收集、整理、编辑,《李新民医学文集》终于完稿了。

早在 2012 年 12 月,时年 83 的李老,应邀去上海参加由吴孟超院士主持的"肝癌学术研讨会"。本来在这个年龄,已不出远门了,何况是冬季。但此次会议,李老却欣然应邀参加。

参加会议的主要目的,一是关注国内外治疗肝癌的进展;二是更想见一见 42 年前的老朋友吴孟超。

会议上的学术交流,会议下与吴老的友情叙旧,使李老久久难以忘怀。

就在此次会议期间,吴老鼓励李老整理一本医学文集,于是,吴老预先给李老题名了《李新民医学文集》。

与其说《李新民医学文集》是一本个人专辑,不如说是个人学术思想、临床经验、临床验方与集体实践的结晶。关于这一点,从各篇文章的著名就可以知晓了。

时下,关于个人学术思想与集体实践这样一个科研实体,是用"科研团队"这个词来标志的。

在科室,无论是中医内科还是肿瘤科,作为科主任的李老,与科里的医护人员,就是一个科研团队;作为硕士研究生导师,与自己的研究生,也是一个科研团队。在团队中,作为负责人的李老往往是某课题的发起者,或是某课题任务的承接者。

如《咸阳市 25 万人群乳腺增生病的调查报告》,就是 1974 年在天津国际乳腺癌会议上接受的任务,以这个调查报告为基础,开展了治疗乳腺增生病的新药"乳增宁片/胶囊"的科研课题;又如治疗癌症的"天佛参口服液",就是承接了"八五"攻关课题(原课题名为"恶性肿瘤的治则与方药"),并以他的临床经验处方为基础所开展的科研课题;再如早期的治疗胆道结石以及治疗胆道蛔虫病等胆道疾病的科研课题等。

在科研课题中,他既是负责人,又是导师。而在科室同志们和研究生们的共同努力下,一个个科研成果展现在了医学事业上,这是他,也是大家感到十分欣慰的。

回想往事,我院肿瘤科是全国首批成立中西医结合肿瘤科之一的科室。

在肿瘤科成立之初,其诊断水平和治疗水平都不太高,基本上都是根据症状给予对症治疗,患者的生存率极低。如何提高诊断和治疗水平,是他,也是科室同志们的当务之急。在这个阶段,主要是探索如何提高诊断能力,如何提高治疗水平等诊治经验,而有关治疗癌症的文章大都是在这个阶段之后发表的。

又在当时,为了广泛开展肿瘤防治和研究工作,学院增加了"肿瘤学"课程。没有教材,他查阅了大量的国内外相关资料,并把自己的临床经验和同志们的临床经验总结起来,编成了《肿瘤讲义》,以供当时的教学之用。

时隔40多年,肿瘤的诊断与治疗水平已不再是当年水平所能及的了。当然,那时的文章和教材,早已过时。

虽然大部分文章已显过时,但其中某些学术思想目前仍存在着重要的意义,如"扶正祛邪"仍然是中医药治疗癌症的原则;又如积极治疗乳腺增生病是预防乳腺癌发生的关键;再如每日的饮水量和食醋与胆结石形成存在着一定的关系,等等。

另外,乳增宁片/胶囊、天佛参口服液的研制,尤其是天佛参口服液的研制,对中医药人员研制开发新药,有其借鉴与参考的作用。

通观这本《文集》,以各篇文章的时间顺序为脉络,可以看出,在20世纪60年代初,仅有两篇文章见诸《中医杂志》,之后至70年代初,就很少有文章了。这一阶段其主要精力放在了临床实践上,如胆结石与胆道蛔虫以及泌尿系结石的非手术治疗,而关于这些疾病的文章却总结于70年代中期。70年代中后期,主要是乳腺增生病与高血压病的调查与普查。大部分文章都集中在80年代至90年代,因为在这个时期,李老时任学院科研处处长和研究生导师,科研课题的使然,使之相关文章大量涌现的必然。如天佛参口服液的研究、龙力胶囊的研究、沙荷蓝的研究、中医药治疗癌症以及其他抗癌药物的临床观察等。有个别文章是以集体名誉著名的。无论怎样,个人也罢,集体也罢,都集中于这本《文集》中吧,借着《文集》而归纳、收藏起来,也是一件好事。

如今,把过去的文章编成这本《文集》,一是对自己一生医学科研的总结,二是回顾医学发展的艰辛历程,三是作为医史资料收藏。

这本《文集》是仅以个人的学术思想、临床经验和集体共同实践的结晶!

在此,十分感谢《文集》中参与临床观察的同志们和进行药理实验的研究生们!

需要强调的是:文集中所有的处方不可贸然使用,一定要查清楚病症后方可对症使用。

最后,有关"乳增宁片/胶囊"以及"天佛参口服液"其他单位的Ⅳ期临床观察等文章,有兴趣的读者可从"中国知网"上查阅。

谢谢!

编者

2021年5月

目　　录

学术思想

李新民中西医结合治疗胆结石、胆道蛔虫症学术思想总结 ………………… (3)

治疗乳腺增生病的学术思想 ………………………………………………… (8)

"扶正祛邪"治疗肿瘤的学术思想 ………………………………………… (11)

李新民教授治疗肝癌学术思想 …………………………………………… (14)

中西医结合防治肿瘤研究的新进展 ……………………………………… (19)

中医中药治癌的一点体会 ………………………………………………… (33)

中西医结合防治肿瘤研究的新动态 ……………………………………… (40)

肿瘤学的新危机 …………………………………………………………… (45)

胆道疾病

急性胆道大出血 1 例治验报告 …………………………………………… (51)

中西医结合治疗胆石症 147 例临床分析 ………………………………… (54)

中西医结合治疗胆道蛔虫症临床观察与机理探讨 ……………………… (59)

急性胆道感染疗效观察 …………………………………………………… (63)

胆道 X 线检查及几点改进 ………………………………………………… (69)

胆道疾病常见压痛点 ……………………………………………………… (71)

妇科疾病

治愈 8 例急性盆腔炎的初步报告 ………………………………………… (75)

乳增宁片治疗乳腺增生病 530 例疗效观察 ……………………………… (78)

乳增宁片治疗乳腺增生病临床观察 ……………………………………… (82)

调查与普查

咸阳地区纺织工人高血压病的调查报告 ………………………………… （87）

陕西省咸阳市 251 637 人乳腺癌普查报告 ……………………………… （95）

癌　症

抗肝癌药物"龙力胶囊"研究

龙胆胶囊体内外抗肿瘤作用的实验研究 ………………………………… （103）

龙力胶囊对人肝癌细胞诱导分化及机理研究 …………………………… （107）

中药复方"龙力胶囊"（简称 DPC）诱导人肝癌细胞 SMMC－7721 程序性死亡

　　及其生化机制的实验研究 ………………………………………… （115）

龙力胶囊对人肝癌细胞部分核表型的作用 ……………………………… （138）

龙力胶囊对 S_{180} 荷瘤小鼠化疗的增效减毒作用 ……………………… （142）

龙力胶囊对环磷酰胺的增效减毒作用 …………………………………… （150）

抗癌药物"天佛参"口服液研究

天佛参口服液对 $^{60}Co\gamma$ 线增效减毒作用的实验研究 ……………… （158）

天佛参口服液对体外人癌细胞抑制效应及其细胞动力学影响的实验研究 … （165）

扶正抗癌液对移植瘤小鼠免疫功能的影响 ……………………………… （171）

天佛参口服液治疗中晚期恶性肿瘤的临床与实验研究 ………………… （175）

天佛参逆转 K_{562}／ADM 细胞株耐药性的作用及机制探讨 ………… （182）

天佛参（TFS）口服液实验研究 ………………………………………… （188）

天佛参口服液抗肿瘤机理的实验研究 …………………………………… （199）

天佛参口服液诱导人喉癌 Hep－2 细胞凋亡及机理探讨（一）………… （205）

天佛参口服液诱导人喉癌 Hep－2 细胞凋亡及机理探讨（二）………… （211）

天佛参口服液（TFS）对免疫调节作用的实验研究 …………………… （226）

天佛参口服液（TFS）对小鼠移植性肿瘤的抗癌活性和机制的初步研究 … （228）

TFS 对正常小鼠和移植瘤小鼠免疫功能影响的实验研究 …………… （234）

天佛参口服液对人和动物肿瘤细胞体外抑制效应的实验研究 ………… （241）

天佛参（TFS）口服液抑制肿瘤转移的作用 …………………………… （245）

天佛参口服液（TFS）对化疗药物治疗癌瘤增效减毒作用的实验研究 ……… （247）

天佛参口服液(TFS)对裸鼠体内人肿瘤抑制作用的实验研究 ……………… (250)

天佛参口服液(TFS)体内抗肿瘤作用的实验研究 ……………………………… (253)

中药复方"天佛参口服液"诱导人喉癌细胞分化作用及其机理实验研究 ……… (256)

其他抗癌类研究

中草药治疗大肠癌 30 例分析 ……………………………………………………… (263)

中医药对恶性肿瘤化疗毒副反应的防治 ………………………………………… (267)

鸦胆子为主治疗中晚期大肠癌 44 例临床分析 ………………………………… (284)

蟾－50 治疗恶性肿瘤 114 例临床观察 ………………………………………… (287)

安瘤乳治疗恶性肿瘤 27 例疗效观察小结 ……………………………………… (291)

其他研究

中西医结合治疗泌尿系结石 121 例疗效观察 …………………………………… (297)

"沙荷蓝"胶囊对大鼠慢性萎缩性胃炎治疗的实验研究 ………………………… (301)

学术思想

李新民中西医结合
治疗胆结石、胆道蛔虫症学术思想总结

一、胆道结石

(一)起源

1961 年,李老从全国第二批"西医离职学习中医班"毕业,回到陕西省汉中市人民医院进入中医内科工作。

1962 年 5 月 6 日,一个因"心口剧痛、眼黄"的中年人急诊入院,经西医检查,确诊为"胆道结石引起的胆道大出血"。根据病情应该行急诊手术。但患者的状况极差,右上腹持续性疼痛并阵发性加剧,寒战高热,胸闷气短,呕血等,只能先行保守治疗,待病情稳定后再考虑手术。患者入院后在西医内科住院治疗,经输血、补液、抗休克等大力抢救,只能安于一时。因患者之前曾做过"胆石摘除术"和"胆囊摘除术",故患者和家属拒绝再次手术,要求吃中药,请中医科会诊。

李老和外科医生雷明新都是"西学中"回来,他们商量先用中药排石保守治疗,外科作后盾,如果无效,再行手术。

李老接诊后,一诊结合化验报告予以中医辨证施治,给以"扶正固脱、清热利湿、解毒熄风、凉血止血"之方,按方服药后,患者面抽手颤呕血未作,病情稍安;二诊李老给以自拟的"利胆排石汤"(这是李老以《金匮要略·黄疸病》中的"硝石矾石散"为基础而自拟的)。患者服了"利胆排石汤"后,排下结石 2 枚,精神稍好;三诊、四诊、五诊并调整药方,患者逐渐由食欲稍增、精神转佳、面目黄染稍退,到精神好转、食欲增加、吃半流食嫌不饱、黄染明显减退、体温正常、肝功能明显好转,再到可下床活动、痊愈出院。李老全程使用中医诊断、中药治疗,治好了这个重症患者。

这个病例打破了"西医必手术"的定论。在当时医疗水平低下、无手术条件的地区,用中医药治疗胆石症,是有其积极作用的。

李老将这个病例报道发表在 1963 年 10 月的《中医杂志》(原文见本书"胆道疾病"篇)上。从此坚定了李老走中西医结合道路的决心,其后,李老便开始了对胆道结石病的观察研究和系统治疗。

（二）组方思路

李老分析，成人每日分泌肝胆汁量约 800～1000mL，在胆囊内浓缩成浓稠胆汁储存，在饮食刺激下，浓稠胆汁需经过胆囊 Oddi 氏括约肌周期性地进入肠内以帮助消化。故首先要给结石找出路，增液行舟，即增加稀薄的肝胆汁分泌，让结石由静到动。然后，给结石找去路，开闸放舟，即通利胆道，松弛 Oddi 氏括约肌，让结石和浓稠胆汁流入十二指肠。最后，给结石找排路，从肠道排出体外。

当时李老选用四川大叶金钱草，其后也强调一定要用大叶金钱草。在四川，民间医生流行着这样一首顺口溜，"黄痧走胆周身黄，金钱草是救命王。焙干研末冲黄酒，草药还比官药强"。即大叶金钱草有明显的消炎利胆、退黄排石作用。重用木香具有行气破气作用，木香能够解除肠肌痉挛，松弛 Oddi 氏括约肌。李老重用木香、金钱草，在当时受到了质疑，重用木香会耗气伤津，有人指责他背离了中医的指导原则，又有人因他所开药量较大给他起了"李半斤""李大包""李簸箕"等绰号。李老对此并不生气，他只是呵呵引以为乐，因为他认为，在现代临床，中有人参补气，西有葡萄糖补充能量，气是可以耗不尽的，但是量小是不足以打开 Oddi 氏括约肌的，Oddi 氏括约肌是什么？它是包绕胆管末端开口的具有抗十二指肠液返流的"阀门"作用的括约肌，这个老中医自然无法理解。其实，他恰恰是灵活地运用了中医的指导原则：六腑以通为用。胆是六腑之一，胆有"中精之腑"（《灵枢·本脏》），"清净之腑"（《千金要方》），"中清之腑"（《难经·三十五难》）之名。

硝石矾石可以起到溶石等作用，方歌有"仲景硝石矾石散，湿热血瘀结肝胆；胁痛黄疸日晡热，清消并用身痛宽"。排到肠道的结石、化脓的胆汁等，进一步以大黄、厚朴、枳实，宽肠理气，泻火解毒荡涤而出。

（三）辨证施治

辨证分型及方药。根据临床胆石症演变过程中的症状、体征、舌诊及脉象，运用辨病与辨证相结合，拟定分型与方药。

1.肝郁气滞型：症见右上腹隐痛或钝痛，向右肩背放射，胆囊区或肝、胆俞压痛。多伴口苦、纳差、恶心、厌油、善太息或低热，化验血象多无改变。舌苔多薄白或微黄腻，舌质淡多有瘀点。脉多弦细。

治则：疏肝理气、利胆排石，佐以清热。

方药：利胆排石汤Ⅰ号。

广木香 15.0g，柴胡 9.0g，郁金 15.0g，枳壳 15.0g。

厚朴 9.0g，黄芩 9.0g，金钱草 60.0g，大黄 9.0g（后下）。

香附 12.0g。

2.湿热蕴结型:症见右上腹痛或胆绞痛,右上腹肌紧张,压痛拒按及放射痛,胆囊多肿大,常恶寒发热,大便秘结,小便短赤,多半黄疸,甚或恶心呕吐,神昏气促。化验血尿及肝功多有明显的改变。舌质红紫,苔黄腻或燥起芒刺。脉多弦滑数。

治则:清热利湿、疏肝理气、利胆排石。

方药:利胆排石汤Ⅱ号。

金钱草 60.0g,黄芩 12.0g,栀子 9.0g,广木香 15.0g。

双花 30.0g,连翘 30.0g,郁金 15.0g,枳壳 15.0g。

厚朴 15.0g,芒硝 15.0g(冲),大黄 9.0g(后下)。

3.肝郁脾虚型:症见右上腹隐痛,右肩背酸困,乏力懒言,口苦纳差,胃脘胀满喜按,大便溏、小便清长,舌淡苔薄白,脉沉细。

治则:疏肝健脾、补益气血,佐以利胆排石。

方药:利胆排石汤Ⅲ号。

郁金 15.0g,佛手 12.0g,党参 12.0g,茯苓 12.0g。

白术 12.0g,丹参 30.0g,当归 9.0g,赤白芍各 9.0g。

香附 12.0g,焦三味各 12.0g,金钱草 60.0g,炙甘草 6.0g。

(四)中西医结合治疗方案"综合"疗法

时间	措施步骤
8:00	利胆排石汤 300mL,口服
8:30	盐酸吗啡 5mL,皮下注射
9:00	阿托品 0.5mL,皮下注射
9:20	33% 硫酸镁 40mL,口服
9:40	10% 稀盐酸 20mL,口服
10:00	脂餐,吃油炸鸡蛋,2 个
10:30	针刺

(1)耳针:右耳神明、交感、肝、胆、胰及右耳胆胰透十二指肠穴。

(2)体针:阳陵泉、(右)胆囊穴、足三里(双)、日月穴、阿是穴。

手法:强刺激通电留针(30~40 分钟)。

"综合"疗法,每天或隔天 1 次,5~7 次为 1 个疗程,间歇 5~7d,再继续下一疗程。

（五）病例举隅

例1：张×玲，女，38岁，住院号46134。患者1976年以右上腹部剧痛，在某医院诊断为胆石症而行胆囊摘除术，取出1cm×1cm大的结石1枚，经化验为胆固醇为主的结石。近3年来，右上腹仍经常发作性疼痛，曾2次胆管造影，均见胆管明显增粗，提示胆管残结石。1975年9月11日右上腹持续性疼痛不止，伴高热、黄疸、呕吐而入院。

查体：体温39.7℃，脉搏96次/分，血压110/70mmHg，一般可，急性痛苦病容，神清语晰，皮肤及巩膜黄染。心肺无异常，肝上界6肋间，下界剑下2cm，肋下1.5cm，右肋下可触及鸡卵大一囊性包块，莫非氏征（＋）。化验血象：血色素10g，白细胞总数13 000，中性89%，淋巴11%。尿三胆：尿胆原、尿胆素（＋），胆红质（－）。肝功：黄疸指数30单位，谷丙转氨酶500单位以上。血淀粉酶50单位。

经用利胆排石汤为主的综合治疗，于入院后第三天排出枣核形2.9cm×1cm×0.8cm淡黄色结石1枚。经化验证实为胆固醇为主的混合结石。

自此症状体征消失，痊愈出院，随访至今未见复发。

例2：秦×梅，女，38岁，住院号31632。患者于1972年4月10日因右上腹频繁发作性剧烈疼痛4月余，疼痛向右肩背部放射，伴恶心呕吐、口苦纳差、厌油等。1968年以来多次发作，于1972年3月31日在外院做胆囊造影，确诊为胆囊多个混合结石而转我院。

查体：一般情况可，巩膜无黄染，体温36.8℃，血压130/80mmHg，心肺无异常，腹软，肝肋下1cm，质软，脾未扪及，未摸及包块，胆囊区压痛（＋）。经验压痛点（＋），化验检查血象及肝功均正常。

入院后按胆石症方案治疗6个疗程，先后共排出绿豆样大小一致铅灰色结石73粒。症状及体征消失，胆道造影复查提示胆囊显影清晰，结石阴影显著减少后出院。

（六）治病求因

李老分析，胆道结石内因多在于肝气郁结，肝郁气滞，致使胆汁分泌失调，多见于女性；外因在于，我国过去生活及卫生条件差，胆道感染、胆道蛔虫症多见，故60～70年代以胆色素结石多发，80年代后，随着人们生活水平的提高及饮食习惯的改变而胆固醇结石增加，2000年后，生活节奏加快、精神压力大及作息饮食不规律等，发病年龄呈年轻化。

二、胆道蛔虫症

1966年，李老作为巡回医疗队副队长下乡到陕西省榆林市吴堡县。吴堡县是典型的黄土高原沟壑地貌,植被稀少,物资匮乏,交通不便。当时卫生技术人员才 60 余人。

李老发现当地蛔虫病相当普遍,小到 6 个月,大到 80 多岁老人都有蛔虫病,胆道蛔虫症占据了多发点,故首要任务是治蛔。蛔虫病的诊断方法除了检验大便虫卵外,李老观察临床表现,还总结了眼诊、舌诊、面诊、手诊等方法来识别蛔虫病,如何应用中医中药治疗蛔虫病,尤其是胆道蛔虫症呢?

古人云蛔虫习性为:"得酸则静、得辛则伏、得苦则下、得甘则起",酸、辛、苦、甘如何理解与应用呢? 李老首先做试验来验证其特性。他将肠梗阻手术取出的活体蛔虫,反复选择大小一致的 40 条,分别放在"酸、辛、苦、甘"不同液体的玻璃瓶子里,酸——乌梅、醋,辛——干姜、花椒,苦——大黄、黄连,甘——甘草、葡萄糖,观察到蛔虫有上钻上窜的特性,在 4 种不同的环境下"酸、辛、苦、甘"的液体中,蛔虫的表现确实如古人描述,证实了蛔虫怕酸的特性,所以蛔虫不往有胃酸的胃里钻,而喜欢钻到碱性的胆道里,但是应用《伤寒论》的乌梅丸只能使蛔虫暂时麻醉虫体使之安静,药效过后,蛔虫又恢复了活力,即乌梅丸不能麻醉蛔虫的中枢神经系统,必须加用苦味的苦楝子根的白皮才能达到麻醉中枢的作用。故在胆道蛔虫症的治疗中,李老在乌梅丸的组方基础上,加用了苦楝子根白皮,并加用了大黄、槟榔促进肠道排泄。在全县范围内开展的大面积治蛔运动中,正是用了李老的组方,当地多发的蛔虫症才得以全面控制。

从 1964 年到 1972 年,李老等人共收治胆道蛔虫症 2 000 余例,将记录较完整的 1 153 例做了临床分析,初以《中西医结合治疗胆道蛔虫症的临床观察与机理探讨》为题发表于《陕西医学杂志》1972 年 01 期,后在 1979 年全国胆道病会议上进行了交流,题为《中西医结合治疗胆道蛔虫症 1 153 例疗效分析与机理探讨》,曾获陕西省卫生厅科研成果奖。根治了胆道蛔虫症,同时明显减少了当地胆道结石的发病率。

(浙江中医药大学附属第二医院心血管内科:窦丽萍)

治疗乳腺增生病的学术思想

一、祖国医学对乳腺增生病病机的认识

中医书籍中虽无乳腺增生病名记载,但从该病的主症为疼痛和肿块,应属"乳核""乳癖"范畴。《外科大成》谓:"乳中结核,如梅如李。虽患日浅,亦乳岩之渐也。由肝脾虚及郁结伤脾而得之。"清代《伤科心得》记载:"乳癖,乃乳中结核,形如丸卵,或坠重作痛,或不痛。皮色不变,其核随喜怒而消失,多由思虑伤脾或恼怒伤肝郁结而成。"从经络学说上,乳房属阳明经脉之所过,故乳房属胃,乳头色青属肝,是厥阴之气所贯。从七情方面因思虑伤脾,脾气亏损,恼怒伤肝,肝气横逆或惊恐所致。由于阳明经多气多血,乳房是多血和乳汁流注的器官,易于气滞血瘀,逐成隐核,积于乳房。

在临床实践中,我们发现凡恼怒、忧思和经前,则乳痛加剧,说明精神因素对本病有明显的影响。临床观察中,性情急躁,因精神因素乳痛加重者占 70% ~78%。从冲任脉上,冲任虽为经络内容,但起于胞中,多与生殖器官有关,上行为乳,下为月水,乳房与子宫通过冲任的维系,二者上下相通,其需要脏腑气血来濡养。肝气不舒、气滞血瘀、肝肾亏损、精血不充、脾气虚弱、阴阳不调均可引起气血失调而影响冲任,导致生殖系统病变,而罹患此病。

二、西医对乳腺增生病病机的认识

乳腺增生的发病原因,多数学者认为与内分泌失调有关,即卵巢分泌的雌激素升高,孕酮相对减少。雌激素不仅能刺激乳腺上皮增生,也能导致乳腺管扩张,形成囊肿。因此有人认为是内分泌不平衡的表现,而内分泌失调多与不良精神、心理的反复刺激有关。在临床观察中,约有 80% ~90% 的患者反复受到过精神因素、劳累、工作紧张的刺激。由于不良精神因素经常作用于大脑皮层,致其对下丘脑的调节发生紊乱,下丘脑分泌过量的促性腺激素,而释放的激素作用于脑垂体,使促卵泡刺激素和促黄体生成素分泌过多,导致血浆 E_2 升高和孕酮浓度相对减少,是促使乳腺腺泡及腺管增生而发病的主要原因之一。而 E_3 及受体感性的变化均可能是本病发生的协同作用。

上述中西医论点,则为我们治疗乳腺增生病的理论依据。

三、中医分型

在临床观察中,我们将乳腺增生病分为以下各型:肝郁气滞型、冲任失调型、瘀血内阻型、肝肾阴虚型、脾肾阳虚型、心脾两虚型。

四、治则

以温经益肾、疏肝解郁、养心益胃、调理冲任、消核散结为主旨。

五、遣方

1. 处方:艾叶,淫羊藿,柴胡,川楝子,天门冬。

2. 方解:

(1)艾叶:性味苦辛。

散寒除湿,温经止血。动物实验证明对多种移植性肿瘤细胞具有抑制作用,可使乳腺小叶增生的肿块消失或缩小,可短期治愈抗癌化疗引起的血尿和尿路症,并且长期使用,未见肝、肾功能损害、循环系统障碍、白细胞与血小板减少等现象,亦无明显胃肠道反应,可谓抗癌药中的显效低毒之品,为方中之君。

(2)淫羊藿:性味辛甘。

温肾壮阳,祛风除湿,有雄性激素样作用,可提高 T 细胞比值,增强白细胞和网状细胞吞噬功能,能抑制肿瘤细胞的生长,可谓抗癌药中标本兼治者,故为方中之臣。

(3)柴胡:性味苦凉。

疏肝解郁,其水煎药可使动物四氯化碳所致的肝损伤,肝脏变性和坏死程度明显减轻,血清 GPT 显著下降,其皂苷可促进肝糖原合成和肝细胞核的 DNA 合成,起强壮和治疗肝脏疾患的作用,对小鼠和家兔的体液免疫和细胞免疫均有增强作用,抑制体分泌并对胆碱酯酶有特异性抑制作用。其黄酮类成分可增加胆汁总量而降低胆酸、胆红素、胆固醇的浓度。

(4)川楝子:性味苦、寒,有毒。

除湿热,清肝火,并助柴胡疏肝解郁,以畅情志。

(5)天门冬:性味甘、微苦、寒。

养阴清热,润燥生津。经动物实验证明对小鼠 S_{180} 有一定抑制作用,抑瘤率44.2%。其乙醇提取物对人体肿瘤的抑制作用,可使51% ~100%的肿瘤细胞出现改变。临床主要用于早期乳腺癌及小叶增生、白血病、肺癌等。

综上所述,全方具有益肾温经、疏肝解郁、养心益胃,调理冲任,消核散结之功效,从而达到治疗乳腺增生病的目的。

六、总结

(一)治疗中有关影响疗效的因素

1. 精神心理因素对疗效的影响。

祖国医学认为:乳腺增生病的发生与忧、怒、郁、闷及肝气横逆有关。

现代医学认为:该病和精神内分泌功能紊乱有较密切关系。特别是强烈反复的精神刺激或长期情志抑郁。我们在治疗中观察到:疗效欠佳的患者约有 80% ~ 90% 的人有反复受到不良精神心理刺激。因而在治疗时,不仅要辨证正确,而且还要给以思想开导、心理疗法,使病人注意精神卫生,尽可能保持心情舒畅,精神内守,以求取得最佳疗法。

2. 辨证分型对疗效的影响。

辨证施治是祖国医学的精髓内容之一。有正确的辨证,才有正确的治疗,故而取得较好的效果。乳腺增生病的治疗是以辨病与辨证相结合,根据其不同的病因认识,而按不同的分型进行治疗。按治法要求组成的中药复方,重在调节内分泌从而达到治疗目的。对不同证型的初步疗效观察研究表明:各证型间的疗效差异高度显著($P <$ 0.01)。肝郁气滞型、冲任失调型之疗效明显优于其他各型。

(二)积极治疗乳腺增生病是预防乳癌的关键

我们在 1980 年乳癌普查中发现 1 例 6 年前经病理证实为"乳腺增生病",本次活检,病理报告为Ⅲ级,后经手术切除,病理确诊为"乳腺癌"。

该处方在治疗 315 例乳腺增生病 4 年多来,未发现有癌变的病例,说明具有一定的临床实用价值。

乳腺增生病的癌变率,各家认为不一,但事实证明,总有癌变的可能,因此积极地治疗该病,是防治乳癌发生的有效方法之一。

参考文献:

[1]吴葆杰.中草药药理学[M].北京:人民卫生出版社,1983:91 - 93.

(原陕西中医学院:李新民)

"扶正祛邪"治疗肿瘤的学术思想

一、师古而尊古

祖国医学认为,肿瘤是一类全身疾病的局部表现,体征与特点多属于中医学所描述的"积聚""癥瘕""噎膈""反胃""乳岩""锁肛痔""茧唇""恶核"等范畴。

其发生、发展,与机体正气的强弱,气血的盛衰,脏腑功能失调有着密切的关系。

如《灵枢·刺节真邪篇》认为:"虚邪之人入于身也深,寒与热相搏,久留而内着,邪气居其间而不反,发为筋瘤、肠瘤。"

《内经》指出:"正气存内,邪不可干""邪之所凑,其气必虚""壮人无积,虚则有之"。阐明了癌瘤的形成是由于"正虚"和"邪实"两方面因素所致。

明代《景岳全书》谓:"噎膈反胃,名虽不同,病出一体,多由气血虚弱而成。"又曰:"暴症者,由脏腑虚弱,食生冷之物,脏腑虚弱不能消之,结聚成块。"

《医宗必读》更明确地指出:"积之成者,正气不足,而后邪气踞之。"

《诸病源候论》谓:"凡脾肾不足虚弱失调之人,多有积聚之病,脾虚则中焦不化,肾虚则下焦不化,脾肾亏虚则正气不足,不能化滞则成岩瘤。"所以机体气血亏虚,脏腑功能失调是癌瘤发生、发展的内因。同时中医还认识到,凡人被外邪所侵,亦能积久成瘤。如《内经九针论》曰:"八风之客于经络之中,为瘤病者也。"《灵枢·百病始生篇》曰:"积之始生,得寒乃生,厥乃成积也。"《诸病源候论》中说:"积聚者,由阴阳不和,脏腑虚弱,受于风邪,搏于脏腑之气所为也。"所谓"虚邪""风邪""寒气"等均是癌瘤发生发展的外因。

综上所述,中医学在癌瘤的发生发展上,既强调"正虚"的一面,又注意"邪实"的另一面,认为正气不足是矛盾转化的关键。正气充实就能抵御邪气,免于发病;即使发病,正气也可驱除邪气,使机体康复。若正气虚弱,不足以抗邪,或邪气过强,也可形成癌瘤。总之,古人认为癌瘤的形成是正气虚弱,脏腑功能失调,客邪入侵留滞而致气滞血瘀,痰凝毒聚,相互搏结,蕴郁于内,积久而成。因此扶正祛邪,调理脏腑功能,就成为中医药学治疗癌瘤的独特法则之一。

二、尊古且不泥

"扶正"疗法治疗恶性肿瘤的作用原理已日益被重视。它是中医治疗癌瘤独特的精华所在。机体在邪正相争过程中,必会使其内部产生一系列变化,尤其是癌瘤到了中晚期,或者通过手术,放、化疗等攻伐疗法之后,往往使机体内部造成严重的消耗和损伤,出现阴阳偏颇失衡的证候。有时出现阴虚或气虚,有时伤脾胃,有时伤肝肾或心肺等复杂的病理现象。虚证的出现意味着机体抑癌免疫能力的降低。"扶正"疗法可调理机体的内环境,激活和保护机体的免疫功能,增强机体自身的抗癌能力,表现为对某些肿瘤生长的抑制,减轻放、化疗的毒性和增强放、化疗的抑瘤作用,对于疲惫或衰败的癌细胞能继续起到接力性杀灭作用,也能调动体内组织器官产生更多的抗体,来抑制肿瘤的生长和繁殖,同时对机体增殖旺盛的细胞,如骨髓、肠上皮及增殖细胞等发挥最大限度的保护作用,或再生作用。尤其值得提出的是,中药"扶正"有明显的抗转移作用,这与现代医学认为免疫系统有防御、自稳、监视三大功能是一致的。防御是指抵抗各种感染,即祛除外邪。自稳是清除病变的细胞和衰老细胞,维持自身免疫平衡。监视则是指监视正常细胞,防止突然恶变,并能排斥已恶变了的细胞,从而防止肿瘤的发生和扩散。这在肿瘤的治疗中是非常重要的。养阴(生津)与益气(助阳)是补虚,尤其是癌瘤中晚期治疗的关键所在,资料表明,75%的患者有阴亏证候,接受放疗的病人90%有阴亏。阴血不足患者的各项免疫指标与健康人相比普遍降低。但经养阴生津治疗后,巨噬细胞吞噬率、吞噬指数、淋巴细胞转化率等免疫指标明显提高。而气虚在癌瘤患者中更为常见。"祛邪"是治疗癌瘤的又一主要途径,包括清热解毒、软坚散结、活血化瘀等。这类药物大都属于攻破的药物,可直接或间接杀灭癌细胞。有关这方面的研究给中医的"祛邪"疗法提供了科学的依据,阐明了"祛邪"疗法在治疗癌瘤中的作用。"祛邪"疗法对癌组织有选择性作用,而对正常组织无明显损害,即具有"祛邪而不伤正"的优点,有利于长期持久地广泛使用,又能改变目前恶性肿瘤放、化疗既杀癌细胞也损害机体,使正气与邪势两败俱伤的短处。因此,即使在白细胞降低的情况下,仍然可以应用"祛邪"法进行治疗,这在临床上已证实其疗效。清代程钟龄说得好:"虚人患积者,必先补其虚,理其脾,增其饮食,然后用药攻其积,斯为善治。"就是说,既要看到机体损害,抵抗力下降(正虚)的一面,又不能忽视癌组织的恶性发展(邪实)的另一面,扶正是根本,祛邪是目的,只有把扶正与祛邪有机地结合起来,方可奏效。

三、遣方求精专

综上所述,抗肿瘤新药天佛参口服液/冲剂的组方由天门冬、佛手、倒卵叶五加、西洋参、土贝母、藤梨根、蟾酥、沙棘 8 味药组成，是我院肿瘤研究室主任李新民教授遵循祖国医学理论和"扶正""祛邪"这一辨证与辨病的基本法则，经过长期的临床筛选、验证，并结合大量的临床实验研究资料，同时采用秦巴山区丰富的天然中药材，运用现代科学方法研制而成的中药复方口服液制剂。

1. 方中"扶正"药。

天门冬，甘寒，养阴清热，润肺滋肾。《千金方》认为能"治虚劳绝伤，老年虚损，羸瘦，心腹积聚，恶疮，痈疽肿癞"。

佛手，辛温，理气和痛。《本草再新》记载："治气舒肝，和胃化痰破积，治噎膈反胃，癥瘕瘰疬。"

倒卵叶五加（五加参），辛温，补中益精，强志意。《神农本草经》认为能"主痘疮阴蚀"。

西洋参，甘凉，生津补虚，气阴双补。《神农本草经》记载："主补五脏，安精神，定魂魄，止惊悸，除邪气。"

沙棘，酸温，活血散瘀，补脾健胃，祛痰生津。

五药同用，以疗正虚之本，即所谓"养正积自消"。

2. 方中"祛邪"药。

藤梨根，酸凉，清热利尿，活血消肿。《本草纲目》记载可"治反胃"，《本草拾遗》有"调中下气"之说。

蟾酥，甘、辛、温，有毒，清热解毒，消肿止痛。《景岳全书》认为"能消癖气积聚，破坚症肿胀"，《医林纂要》认为可"能散，能行，能渗，能软，而锐于攻毒"。

土贝母，甘寒，清热解毒，消肿散结。《百草镜》记载："能散痈毒，化脓行滞，解广疮结毒……敷恶疮敛疮口。"

三药协同，以攻毒邪之标，即所谓"邪去正自安"。

整个组方集中体现了"养阴益气，清热解毒，消核散结"的扶正抗癌（攻邪）的治疗原则。

（原陕西中医学院：李新民）

13

李新民教授治疗肝癌学术思想

李新民教授,生于1929年12月,是陕西中医药大学主任医师、教授、硕士生导师,国内知名中西医结合肿瘤专家;研制乳增宁片及胶囊、天佛参口服液等中药新药,获陕西省科技进步奖二等奖;在中西医结合治疗肿瘤方面有独到的见解。笔者有幸师从李老师完成硕士学业,总结李老师治疗肝癌学术思想如下。

一、对肝癌的认识

肝癌是全球最常见恶性肿瘤之一,约有一半的肝癌发生于我国[1]。手术是唯一有可能治愈肝癌的治疗方式[2],但由于肝癌发病隐匿,进展迅速,相当部分患者发现时已届中晚期,不适合手术。介入、射频乃至靶向治疗临床疗效不尽如人意,研究中医药治疗肝癌具有重要意义。肝癌临床表现复杂,可以归属于中医"伏梁""肥气""肝积""鼓胀""黄疸""积聚""胁痛"等范畴;如《灵枢·邪气脏腑病形篇》记载"肝脉微急为肥气,在胁下,若覆杯","伏梁,在心下"。《难经·五十五难》记载"肝之积名曰肥气,在左胁下如覆杯"。《济生方·癥瘕积聚门》描述"肥气之状,在左胁下,覆大如杯,肥大而似有头足,是为肝积"。

肝癌病位在肝,但因肝与胆相表里,肝与脾、肺有密切的五行生克制化关系,脾与胃相表里,肝肾同源,故与胆、脾、胃、肾、肺等脏腑密切相关。其病性早期以气滞、血瘀、湿热等邪实为主,日久可见气血亏虚,阴阳两虚,而成为本虚标实、虚实夹杂之证。由于不同阶段病机的演变,可以见到气滞、血瘀、湿热、黄疸、水肿、出血,甚则邪毒炽盛,蒙蔽心包而合并昏迷等证候。中医治疗宜根据患者的具体情况,进行辨证论治;同时由于肿瘤病邪的特殊性,宜合理应用临床或药理证实有抗癌功效的抗癌中药。

二、肝癌治疗临床用药

针对肝癌气血湿热瘀毒互结为标的虚实错杂的病机特点,治宜扶正祛邪、标本兼治。在扶正方面,常用益气、健脾、补血、养肝、滋阴等治法。由于肿瘤的特性,补宜平和,并避免滋长邪气。益气健脾常用绞股蓝、太子参、白术、薏苡仁等中药,补血常用白芍、制首乌等,滋阴养肝常用鳖甲、枸杞、女贞子、墨旱莲等肝肾同补的中药,温阳常用肉苁蓉、附子等中药。

在祛邪方面,常用疏肝理气、活血散瘀、清热利湿、利水消肿、解毒散结等治法。疏肝理气常用佛手、八月札,活血散瘀常用丹参、莪术、郁金等中药,清热利湿常用虎杖、垂盆草、田基黄等中药,利水消肿常用泽漆、半边莲、茯苓、猪苓、薏苡仁等中药,解毒散结常用半枝莲等。同时合理利用临床或药理证实有效的抗癌中药,如半枝莲、白花蛇舌草、藤梨根,但应避免过度治疗。

李老师用药极为精炼,研发的乳增宁片/胶囊及天佛参口服液药味都极少;在肝癌治疗方面也极力避免大方,以免加重肝脾疏泄、运化的负担,强调证药相应,针对具体的证择用有效的中药,同时强调抗癌中药的合理利用;针对复杂的肝癌病机,喜用攻补兼施之法,但祛邪不伤正,扶正不恋邪。

三、抗肝癌方剂——龙力胶囊

在临床实践基础上,结合相关研究进展,李老师创立了中医药治疗肝癌的方剂——龙力胶囊。龙力胶囊由仙鹤草、苦参、丹参、三七、炙鳖甲、绞股蓝、八月札等中药组成;其中仙鹤草、苦参解毒,丹参、三七散瘀,炙鳖甲养阴、散结,绞股蓝益气、解毒,八月札疏肝和胃、活血止痛、软坚散结,诸药合用,共奏解毒散瘀、养阴益气、疏肝散结之功;方中主要中药都具有抗癌作用,兼顾了肝癌的中医病机与肿瘤毒邪的特殊性。

仙鹤草,又名龙芽草、脱力草、狼牙草、金顶龙牙、黄龙尾、毛脚茵,是蔷薇科植物龙牙草 Agrimonia pilosa Ledeb. 的全草;性平,味苦、涩,归心、肝经;具有收敛止血、解毒功效。仙鹤草水提液可以抑制肝癌细胞增殖,促肝癌细胞凋亡,其作用机制与抑制 Bcl-2 表达、上调 p53 表达相关[3];仙鹤草醋酸乙酯有效部位可抑制肝癌细胞增殖,促肝癌细胞凋亡,其机制与促钙离子释放、促活性氧生成相关[4]。

苦参,又名野槐、好汉枝、苦骨、地骨、地槐、山槐子,是豆科植物苦参 Sophora flavescens Ait. 的干燥根;性寒,味苦,归心、肝、胃、大肠、膀胱经;具有清热燥湿功效。苦参具有广泛的抗癌活性,其组分苦参碱可以抑制肝癌生长,降低 Bcl-2/Bax 比值,上调 Fas 表达,活化 Caspase-3、8 和 9,促肝癌细胞凋亡[5];苦参素可以抑制肝癌细胞增殖,其机制可能与上调 MicroRNA-122、下调 MicroRNA-21 相关[6]。

丹参,又名红根、大红袍、血参根、血山根、红丹参、紫丹参,是唇形科植物丹参 Salvia miltiorrhiza Bunge. 的干燥根及根茎;性微寒,味苦,归心、肝经;具有活血散瘀功效。丹参可以抑制肝癌细胞增殖,促肝癌细胞凋亡,与降低线粒体膜电位相关[7];丹参酮 ⅡA 可以抑制细胞色素 P450,促肝癌细胞凋亡[8]。

三七是五加科植物三七 Panax notoginseng (Burk.) F. H. Chen 的干燥根;性温,味

甘、微苦,归肝、胃经;具有散瘀止血、消肿定痛功效。三七总皂苷可以抑制肝癌细胞增殖,呈时间与剂量依赖性[9]。三七组分 Panaxydol 可以促肝癌细胞分化,其机制可能与上调 p21 表达,抑制 Id-1 和 Id-2 表达相关[10]。

绞股蓝,又名七叶胆、小苦药、公罗锅底,是葫芦科绞股蓝属植物绞股蓝 Gynostem-ma pentaphyllum(Thunb.)Makino 的根茎或全草;性寒,味甘、苦,归脾、肺经;具有益气健脾、清热解毒功效。绞股蓝多糖可以抑制肝癌生长,增强荷瘤鼠免疫功能,延长荷瘤鼠生存时间[11]。绞股蓝皂苷可以诱生活性氧,通过线粒体通路促肝癌细胞凋亡[12]。

八月札,又名燕蓄子、畜蓄子、拿子、桴棪子、覆子、木通子、八月瓜、八月炸、野毛蛋、冷饭包、野香蕉、羊开口、玉支子、腊瓜,是木通科植物木通 Akebia quinata(Thunb.)Decne、三叶木通 A. trifoliata(Thunb.)Koidz. var. australis(Dies). Rehd. 的果实;性寒,味甘,归肝、胃经;具有疏肝和胃、活血止痛、软坚散结功效。八月札水提物可抑制 H_{22} 肝癌生长,提高荷瘤鼠血清中 TNF-α 和 IL-2 水平[13]。

四、龙力胶囊抗癌作用研究

选用 HCC-9204 肝癌细胞对龙力胶囊的作用进行了研究,结果显示龙力胶囊作用后,HCC-9204 细胞铺满瓶底速度变缓,部分恢复接触抑制,由对照组的成片成堆生长变为单个或分布稀疏,随药物浓度加大,细胞异型性(atypia)不同程度降低,由长梭形变为多边形、圆形或类圆形,核浓缩而深染。龙力胶囊可以抑制 HCC-9204 细胞克隆形成,呈剂量依赖性。龙力胶囊同时可以抑制 HCC-9204 细胞 γ-GT 活性,降低 AFP 分泌,促使 HCC-9204 细胞表达、分泌白蛋白;提示龙力胶囊可以诱导 HCC-9204 细胞分化。在作用机制方面,龙力胶囊可以抑制癌基因 C-Myc、C-H-ras 表达,还可降低染色体主流范围,增加二倍体比例[14-15]。

在动物模型中,以 S_{180} 荷瘤小鼠为模型;将 S_{180} 实体瘤和腹水型小鼠各分为荷瘤模型组、龙力胶囊(LLC)组、5-氟尿嘧啶(5-Fluorouracil,5-Fu)组、5-Fu+LLC 组,连续给药 10d。结果显示 5-Fu+LLC 组小鼠体重增加明显高于 5-Fu 单药组。与5-Fu 组比较,5-Fu+LLC 组 S_{180} 荷瘤小鼠生存时间明显延长($P < 0.05$)。5-Fu、LLC 和 5-Fu+LLC 均可抑制 S_{180} 荷瘤小鼠移植瘤的生长,其抑瘤率分别为 40.34%、36.25% 和 47.46%。LLC 可明显增强 5-Fu 抑制肿瘤生长的作用($P < 0.05$)。与5-Fu 组比较,LLC 组及 LLC+5-Fu 组外周血白细胞数、骨髓有核细胞数、脾指数、胸腺指数及腹腔巨噬细胞吞噬能力均明显增高;提示龙力胶囊对 5-Fu 具有增效减毒作用[16]。

在环磷酰胺(Cyclophosphamide,CTX)的联合用药中,实验分为荷瘤模型组、LLC

组、CTX 组、CTX + LLC 组，连续给药 10d。结果显示 CTX + LLC 组小鼠体质量增加量明显高于 CTX 单药组。CTX、LLC 和 CTX + LLC 均可抑制 S_{180} 荷瘤小鼠移植瘤的生长，其抑瘤率分别为 45.10%、36.12% 和 60.28%，LLC 可明显增强 CTX 抑制肿瘤生长的作用（$P < 0.05$）。与 CTX 组比较，LLC 组及 LLC + CTX 组外周血白细胞数、骨髓有核细胞数、脾指数、胸腺指数及腹腔巨噬细胞吞噬能力均明显增高；提示龙力胶囊对 CTX 也具有增效减毒作用[17]。

综上所述，李老师在中医治疗肝癌方面积累了丰富的经验，并创立了治疗肝癌的抗癌处方——龙力胶囊，前期研究已证实龙力胶囊对肝癌具有较好的抗癌作用，其作用机制与促肝癌细胞分化相关；龙力胶囊同时可增强化疗药的疗效，减轻化疗的毒副作用，值得进一步深入研究。

参考文献：

[1]Torre L A,Bray F,Siegel R L,et al. Global cancer statistics,2012[J]. CA Cancer J Clin,2015,65(2):87 - 108.

[2]Balogh J,Victor D,Asham E H,et al. Hepatocellular carcinoma:a review[J]. Hepatocell Carcinoma,2016,3:41 - 53.

[3]邹夏慧,张焜和,陈江,等.仙鹤草水提液对 SMMC - 7721 肝癌细胞的抗癌作用及其机制[J].重庆医学,2013,42(42):3929 - 3931,3934.

[4]武晓丹,金哲雄,宛春雷,等.仙鹤草醋酸乙酯有效部位体外诱导人肝癌 HepG2 细胞凋亡及其机制研究[J].现代药物与临床,2011,26(2):119 - 122.

[5]Liu T,Song Y,Chen H,et al. Matrine inhibits proliferation and induces apoptosis of pancreatic cancer cells in vitro and in vivo[J]. Biol Pharm Bull,2010,33(10):1740 - 1745.

[6]黄赞松,向发良,周喜汉,等.苦参素对肝癌细胞 HepG2 细胞增殖和 MicroRNA - 122、MicroRNA - 21 表达的影响[J].中国老年学杂志,2014,34(11):3079 - 3081.

[7]Liu J,Shen H M,Ong C N. Salvia miltiorrhiza inhibits cell growth and induces apoptosis in human hepatoma HepG(2)cells[J]. Cancer Lett,2000,153(1 - 2):85 - 93.

[8]Jeon Y J,Kim J S,Hwang G H,et al. Inhibition of cytochrome P450 2J2 by tanshinone IIA induces apoptotic cell death in hepatocellular carcinoma HepG2 cells[J]. Eur J Pharmacol,2015,764:480 - 488.

[9]文玲玲,肖斌,周辉.三七总皂苷对三种不同人肝癌细胞株增殖的影响[J].肿瘤药学,2013,3(2):100 - 103,125.

[10]Guo L,Song L,Wang Z,et al. Panaxydol inhibits the proliferation and induces the differentiation of human hepatocarcinoma cell line HepG2[J]. Chem Biol Interact,2009,181(1):138 - 143.

[11]Liu J,Zhang L,Ren Y,et al. Anticancer and immunoregulatory activity of Gynostemma pentaphyllum polysaccharides in H22 tumor - bearing mice[J]. Int J Biol Macromol,2014,69:1 - 4.

[12] Wang Q F, Chiang C W, Wu C C, et al. Gypenosides induce apoptosis in human hepatoma Huh – 7 cells through a calcium/reactive oxygen species – dependent mitochondrial pathway[J]. Planta Med, 2007, 73(6):535 – 544.

[13] 白雪, 关宝生, 孙艳男, 等. 八月札水提物对 H22 肝癌荷瘤鼠免疫功能的影响[J]. 中国老年学杂志, 2015, 4(35):1946 – 1948.

[14] 胡兵, 安红梅, 李新民. 龙力胶囊对人肝癌细胞诱导分化及机理研究[J]. 成都中医药大学学报, 2000, 23(1):46 – 48.

[15] 胡兵, 安红梅, 李丽, 等. 龙力胶囊对人肝癌细胞部分核表型的作用[J]. 陕西中医学院学报, 2000, 23(1):45 – 46.

[16] 宋长城, 张百红, 胡兵, 等. 龙力胶囊对 S_{180} 荷瘤小鼠化疗的增效减毒作用[J]. 现代肿瘤医学, 2010, 18(12):2326 – 2329.

[17] 宋长城, 张百红, 胡兵, 等. 龙力胶囊对环磷酰胺的增效减毒作用[J]. 现代肿瘤医学, 2012, 20(9):1787 – 1790.

（原陕西中医学院：胡兵）

中西医结合防治肿瘤研究的新进展

中国中西医结合研究会与四川省中西医结合研究会分会共同举办的全国中西医结合防治肿瘤、抗癌中草药学术会议,于 1987 年 9 月 22 日至 26 日在成都召开。出席会议的有来自全国 21 个省市的 142 名代表,国家中医管理局及四川省卫生厅有关领导十分关心这次会议的召开。会议共收到学术论文 136 篇,大会报告 24 篇,专题分组讨论交流 84 篇。这次会议反映 1978 年全国第一次中西医结合防治肿瘤学术会议以来近 10 年研究工作新的进展。

中西医结合的肿瘤防治研究,过去仅有临床观察报告,现在临床与基础实验研究紧密结合,治则与证型研究有了重大的进展,涌现出一系列抗癌中草药与多方的研究成果,从个案资料发展到几十、几百例的疗效观察,上万例肿瘤舌象研究,报道材料有对比分析、统计数据,有前瞻性的研究等,这些都说明了中西医结合肿瘤防治研究已进入了新的阶段。

与会代表研讨了中西医结合防治肿瘤的战略、思路,包括至 2000 年研究工作规划,对胃癌、食道癌、肺癌、肝癌、宫颈癌等主要肿瘤的中西医结合防治研究的规范化等问题。

大会还特邀了李国材教授谈中西医结合治疗肝癌的几点体会,并播放了录像。

会议分 3 个组进行专题讨论,分别为中西医结合防治消化系肿瘤组;中西医结合防治呼吸系及其他肿瘤、治则研究及肿瘤诊断组;抗癌中草药、肿瘤实验研究组。

这次会议检阅了中西医结合在肿瘤领域从病因、流行病学、预防、诊断、治疗、康复、化放疗中的减毒反应、治则研究、抗癌中草药筛选等所取得的科研成果。从代表们的发言中可看出中西医结合肿瘤防治研究工作正发挥越来越大的作用,并呈现出巨大的生命力。与会代表充满信心,认为深入研究中医、中西医结合肿瘤学,领域宽阔,大有作为,完全有理由相信中西医结合肿瘤防治研究将不断涌现新的科研成果。

现在我将会议的主要论文资料总结如下。

一、关于中西医结合防治肿瘤研究的综述

《中西医结合在肿瘤防治研究中的十大优势》,本文认为我国恶性肿瘤中西医结合的防治研究,萌芽于 50 年代,开展于 60 年代,进展于 70 年代,发展于 80 年代。由于

其思路开阔,方向正确,无论从基础到临床,从预防到治疗,从病因到诊断,都显示了独特的优势和潜在的威力,不但在国内得到公认,在国际上也有较大影响,其优势概括为:

(一)中医在肿瘤的病因及流行病学的研究方面有独特的贡献

中医认为肿瘤发生的内因与正气内虚和情志受郁有关,因而运用扶正培本,注意身心调节,成为防治肿瘤的中心环节。又根据中医"有诸内必形于外"的观点,认为人的体表一些异常的改变,如肤色异常、白斑、结合膜血管怒张等,都是内脏失衡和潜在疾病在体表的反映,这些体表改变,可作为癌症的辅助诊断及普查粗筛的指标,江西研究表明符合率86%,河南、山西等地以此普查,也发现一些早期病人。

(二)中医中药能预防癌症的发生和发展

启东县对 AFP 低持阳患者,应用中药治疗,使 1 年内肝癌出现率从27.3%下降到1.1%,陆培新以云芝糖浆治疗 AFP 低持阳115 例,治疗组转阴率86.96%,肝癌发生率云芝组0.89%,对照组11.11%。刺五加可以抑制致癌物质诱发肿瘤及转移瘤的形成,中研院以六味地黄汤治疗食管上皮重度增生,可减少癌变机会率。对进展期的癌症如配合中医中药治疗,可改善症状,减慢肿瘤生长。

(三)中西医结合对肿瘤的诊断具有思路广、方法多、指标全面的特点

(1)证型的研究为制定肿瘤的治疗方案提供了更全面、更准确的依据。

(2)中医舌诊在普查病筛、辅助诊断、辨证分型、选方指导、病情转化、疗效观察、预后估计等方面起着关键的作用。

(3)微循环及血液流变性的研究,为瘀血证型提供了更具体的指标。

(4)脉诊的研究对判断病体的素质、病情变化、辨证用药有一定的参考价值。

(5)经络穴位的探则,对肿瘤的诊断提供了辅助的指标。

(四)中西医结合治疗,能增强疗效,减少副反应,延长生存期,提高生存质量

1. 手术与中医中药的结合。

(1)术前中医的调整,纠正阴阳失衡,可扩大手术的适应证,减少手术的并发症及后遗症。

(2)手术后及时配合中医中药治疗,可加速康复,为尽早及时化疗创造条件。

(3)术后较长时间服用中药,能提高远期生存率。

2. 化疗与中医中药的结合,能减轻副反应,并有增敏增效的作用。

3. 放疗与中医中药的结合,能减轻近期副反应及远期后遗症,提高 5 年生存率。

(五)中医的心理、气功、饮食等治疗,对肿瘤病人的康复起着良好的作用

(六)中西医结合的诊断较客观,治疗措施较有力,对病情转归的判断也较准确

西医对肿瘤的局部和微观诊断较具体明确,中医从整体观念出发,对疾病证型的观察较细致全面,两者结合,取长补短,做出的诊断就更加客观。

(七)中西医结合对晚期癌症病人的对症治疗有独到之功

癌症后期,可出现各种错综复杂的症状,如单用中医或西医治疗是远远不够的,如能运用中医的辨证施治,再根据病情的主要矛盾,选择西医治疗法,就能得到较好效果。

(八)中医治疗法则的研究,为攻克癌症开阔了广阔的前景

扶正培本,能提高机体免疫力,增强内分泌的调节功能,抵抗和修复放、化疗的毒副反应,能增强机体自身控制系统的能力,调节 CAMP 与 CG MP 的比值,从而保持内环境的恒定。

活血化瘀能改善微循环,改变血液的高凝状态,增加瘤体的血灌量和氧含量,提高放、化疗的敏感性,还有清热解毒、软坚散结法等。

(九)中药治癌的研究,已成举世瞩目的课题

现代医学科学的抗癌研究,虽取得一定的成果,但也暴露了它不少的弱点,由于化疗药物及其他攻伐疗法所带来的创伤,人们对其顾虑较大,因此,无创伤性,无或少副反应的天然药物,成为当今国际医药重点攻克的方向,在这方面,祖国医学为我们创造了得天独厚的条件。

(十)中西医结合治疗癌症的研究成果,将会对世界医学做出卓越的贡献

20 多年来,肿瘤的中西医结合研究硕果累累,如早期诊断,病因、证型和治则的研究,特别是对中晚期患者的治疗,都显示出独特的优越性,引起了国际学者的钦佩和重视,迫切希望能同我们合作进行研究。

大会交流的这方面论文还有《中医药防治癌症病人放化疗副反应的新进展》《中西医结合防治恶性肿瘤战略探讨》《抗肿瘤中草药研究的一些近况》等主要论文。

二、放、化疗中常见的一些主要证候、中医辨证、治疗原则、常用方法及临床实验研究分述

会议代表们认为,30 余年来,据我国一些主要医疗科研单位报道,通过临床实践,观察到运用中医中药对减少或控制癌症病人在放射治疗与化学药物治疗中所出现的副反应,有较好的治疗效果,已使 600 余例癌症病人在放化疗中能较顺利地完成各个疗程的治疗,文章中就放化疗中常见的一些主要证候、中医辨证、治疗原则、常用方药及临床实验研究分述如下:

(一)放化疗中常见的主要证候及中医辨证

(1)消化障碍:多数病人在放化疗 1～2 周后常出现胃部饱胀、食欲减退、恶心、干

呕、腹胀及腹泻等症。

（2）骨髓抑制主要表现为白细胞下降，血小板减少及贫血等症。

（3）机体衰弱：于放化疗1～2周后常见全身疲乏，四肢无力，精神不振，甚或心慌，气短失眠，出虚汗，咽干、口干、舌燥及脱发等症。

（4）炎症反应：常见发热，患部疼痛，发生口腔炎，口腔溃疡，食管黏膜充血，水肿及溃疡等。

（5）舌苔、舌质及脉象：舌苔多见薄黄，黄苔、黄腻苔或灰腻苔。舌质多见淡红或红绛。脉象多现沉细、弦细或弦数。

以上证候可在放化疗中或放化疗后出现，亦可因患者之病变部位和体质之不同而出现不同程度的副反应，中医认为这些证候的出现，主要是由于癌症病人在接受放化疗后造成机体内热毒过盛，津液受损，气血不和，脾胃失调，气血损伤以及肝肾亏损所致。

（二）放化疗副反应的治疗原则

1. 放疗副反应的治疗原则。

癌症病人在放射治疗中所出现的副反应证候群因热象较重，热毒伤阴的证候较多，因此其主要治疗原则为：①清热解毒；②生津润燥；③凉血补血；④健脾和胃；⑤滋补肝肾。

2. 化疗副反应的治疗原则。

癌症病人在化疗中随着化疗药物在体内累积量的增加，其副反应主要表现为气血亏损，脾胃失调及肝肾亏损等证候群，而毒热及伤阴之症不如放疗副反应那样严重，因此其主要治疗原则以扶正为主，即：①补气养血；②健脾和胃；③滋补肝肾。如出现炎症反应时，可酌情增加清热解毒之剂。

（三）常用药物

1. 清热解毒：主要适用于放、化疗过程，预防或出现高热和各种炎性反应时用之。常用清热解毒药有：银花15～30g，连翘15～30g，山豆根9～15g，射干9～15g，板蓝根15～30g，蒲公英15～30g，黄连6～9g。

2. 生津润燥：主要适用于放疗中出现咽干、口干、舌燥等热毒伤阴，津液受损之患者。常用药物有：生地15～30g，元参9～12g，麦冬9～12g，石斛15～30g，天花粉15～30g，芦根30～60g。

3. 补气养血：

（1）凉补气血：主要适用于气血虚弱而证候偏热者，如在放疗中因热毒过盛，造成癌症病人气血亏损时即可采用凉补气血之药物治疗。常用凉补气血药有：生黄芪

15～30g,沙参 15～30g,西洋参 3～6g(另包单煎单服),生地 15～30g,丹参 15～30g 等。

(2)温补气血:主要适用于放、化疗中气血双亏,形体虚弱而证候偏虚寒之病人。常用药物有:党参 15～30g,太子参 15～30g,红人参 6g,白人参 6g(以上诸参每次用药时选用一味即可),阿胶 9g(烊化冲服),三七粉 2～3g[冲服(每日 1～2 次)],黄精 15～30g,紫河车 6g,龙眼肉 9g,红枣 5～7 枚等加减。

(四)健脾和胃

在放、化疗中病人出现消化障碍时用之。

(1)饮食不香:饮食不香,脾胃虚寒,喜热饮者以香砂六君子汤加减,如有胃脘饱胀、胸胁窜痛等肝胃不和之症者,宜以逍遥散加减。

(2)恶心呕吐:一些癌症病人在放疗和化疗中,常出现恶心呕吐等症,如呕吐酸水、苦水者,多属胃热之症,宜以炒陈皮、清半夏、茯苓、竹茹、黄连、麦冬、枇杷叶等煎服。如呕吐清水、凉水者,多为脾胃虚寒之症,宜用炒陈皮、姜半夏、茯苓、炙甘草、党参、丁香、柿蒂等加减。

(3)滋补肝肾:主要适用于机体衰弱、全身疲乏、精神不振、心悸、气短、白细胞下降及血小板减少等症,常用药物有:枸杞子 9～15g,何首乌 9～15g,菟丝子 9～15g,杜仲 9～15g。

(五)中医药防治放疗副反应的临床观察

中国医学科学院与中国中医研究院对食管癌 102 例病人曾开展了中西医结合的腔内放射治疗,治疗方法是采用有效长度为 5～7cm 的线形钴放射源,每次照射时间为 6h,每周 1 次,全疗程共 3～4 次,在治疗中或治疗后有不少病人发生局部疼痛,严重者不能进食,需靠输液来维持营养。在单纯放射治疗组的 48 例病人中,有 9 例病人发生了严重的局部疼痛,而在中西医结合组的 54 例病人中,因采用清热解毒、生津润燥、凉补气血和健脾和胃等治则,经中医药治疗后无一例因严重副反应需靠输液来维持营养的病例发生。

福州市第一医院采用"扶正生津汤"——麦冬、天冬、沙参、元参、生地、玉竹、银花、白术、丹参等加减,对 150 例鼻咽癌患者在放疗中进行了配合治疗,自放疗开始即配合服药,至放疗结束后又同时服药 2～3 年或更长的时间,一般平均每例服药 400 剂左右,通过临床观察到中西医结合治疗后,不但减轻了病人的近期和远期放疗副反应,而且也明显地提高了各期平均的 5 年生存率,其 5 年生存率为 58%,10 年生存率为 30.8%,较国内有关单位同时期所报道的生存率为高。

湖南医学院附一院报道,为了探讨川芎、红花的活血化瘀作用及鼻咽癌放疗中的增敏疗效,曾对 80 例经病理证实为鼻咽癌之患者分为 2 组进行治疗,即川红组及对照组。川红组病人在每次放疗前静脉滴注川芎红花液(自制)5mL(每毫升含生药川芎1g,红花0.6g),住院后半小时内进行放疗,对照组仅做常规治疗。结果表明:鼻咽癌原发灶消失所需放射剂量:川红组较对照组为优,所需之放射剂量为少,两组有显著差异($P < 0.01$)。

(六)中医药防治化疗副反应的临床观察

癌症病人在化疗中加服中药后,一般都能较顺利地完成各个疗程的化疗。中日友好医院中医肿瘤科自 1984 年 11 月至 1986 年 10 月共收治各类癌瘤病人 115 例,其中化疗加中药 59 例,单纯化疗者 56 例,观察结果表明:中西医结合组之病人化疗疗程完成率较单纯化疗组之完成率为高,中西医结合组为 88.1%,对照组为 55.4%,$P < 0.005$。中国中医研究院广安门医院胃癌研究协作组自 1974 年以来,在辨证论治的基础上选用健脾益肾方治疗晚期胃癌术后化疗患者 326 例,近期观察对化疗的减毒效应,远期观察治疗生存率,在化疗中加服扶正冲剂之病人,95% 的病人(171/180)都能顺利完成化疗,而对照组仅有 75% 的病人(116/146)能完成疗程。

恶性肿瘤在我国已成为目前极为常见的多发病之一,某些癌瘤不但没有减少,反而有继续上升的趋势。由于多数病人于就诊时病情已属中晚期,因此只有少数病人可行早期手术治疗,多数病人均需进行放射及化学药物治疗。从临床资料中可看出中西医结合治疗常见肿瘤明显减轻了癌症病人在放化疗中的副反应。

大会讨论了抗肿瘤中草药研究的近况,我国虽从 1955 年开始进行抗癌中草药研究,但高潮起于 1970 年,据不完全统计,近 15 年来,发表的中医中药防治肿瘤的临床和实验研究论文估计在 2 000 篇以上,筛选了近 3 000 种抗癌中草药和复方,实验研究和临床验证 3100 种制剂,已经鉴定投产的近 20 种,这 15 年中,中医中药防治肿瘤的研究,出现了 2 个高峰,一在天津全国肿瘤会议以后的 1971 ~ 1972 年,另一在 1977 ~ 1981 年间,中医药防治研究的对象主要是十大肿瘤,依次为食管癌、肝癌、宫颈癌、肺癌、胃癌、皮肤癌、绒癌、乳癌、肠癌和白血病。其中,起步较早的是食管癌、宫颈癌和皮肤癌,其次为肝癌、肠癌和白血病。近些年对肺、胃癌的中医药防治研究备受注意,从趋势看,中医药防治女性肿瘤的研究势头在下降,对食管、肺、胃、肝癌等的防治研究则在继续深入发展。

在研究药物的选择上,过去较多的是单方、单药、单体的研究,到 1983 年,从中草药中分得具有不同抗瘤活性的单体 59 个,其中 25 个(2 个为新结构,16 个为老结构,7个为衍生物)作为抗癌药物进行了研究开发。近年来,复方研究受到了更多注意,这些复方除了多数的时方、经验方外,经古方在防治肿瘤中的作用也引起了兴趣,据不完全统计,1983 ~ 1986 年研究治疗肿瘤的 43 个方药中,复方 25 个,占 58%;1979 ~ 1984

年的 20 篇抗肿瘤中药复方药理研究论文中,经古方即达 6 个。

防治肿瘤研究是中医药研究中重要而活跃的领域,先后有 7 项抗癌中草药研究获全国医药卫生科技重大成果奖励。

抗癌中草药研究,主要是围绕着以下 4 个方面进行的。

(1)寻找对癌瘤组织细胞有直接杀伤作用的药物,这是抗癌中草药研究工作的主要方面。实践经验表明,为了更好地探求杀伤癌细胞的药物,我们已有 5 种有成效的途径:①从前人遗留的浩瀚典籍文献中进行挖掘(如斑蝥的斑蝥素及其衍生物的发现);②从群众实践和民间验方中寻找(如莪术的莪术油及其成分);③从中医临床实践提供研究线索(如当归芦荟丸到青黛、靛玉红);④实验筛选及借鉴国外的发现(如喜树碱、三尖杉酯碱及它们的衍生物);⑤从亲缘中草药中探索有效抗癌药物(如云南丽江山慈姑中的秋水仙碱及其衍生物)。10 余年来,研究和发现了一批有效的,或值得继续研究的单味药或成分,如冬凌草和冬凌草甲乙素,白花蛇舌草和白花蛇舌草素等,它们的作用机理与化疗药物基本相同,有的作用于核酸和核酸代谢,有的作用于蛋白质代谢,有的作用于膜系结构从而影响了癌细胞的结构和功能,抑制或破坏了肿瘤组织的增殖或生存。近年来也探索发现了一些治疗肿瘤的复方,如莲花片治肝癌,人参香茶片治胃癌等。

(2)研究增强化疗、放疗等疗效,降低其毒副反应的方药。如一些清热解毒药组成的复方同争光霉素、环磷酰胺伍用治疗食管癌,显效率从单用化疗的 22% 分别提高至 44% 和 50%,丹参与喜树碱合用,大大增强了后者的抗癌活性,汉防己甲素伍以小剂量放疗治肺癌,可使 20% 的患者瘤体退缩一半以上。

(3)探索提高肿瘤患者生存质量的方药。已经发现,有些具有抗肿瘤活性的方药能促进免疫功能,可提高患者的抗癌防病能力,如猪苓多糖、白山云芝、莪术、白术挥发油等。有些方药能改善荷瘤机体的病理生理状态和防治并发症,如黄芪升高血色素,山豆根等增强肾上腺皮质功能,补中益气汤增加白蛋白和体力。

(4)挖掘抑制诱癌作用和防治癌前病变的药物。中医药对一些癌前病变的治疗,已积累不少经验,如小建中汤治萎缩性胃炎等。中草药抑制致癌物诱癌作用的实验工作已在开展。如六味地黄汤,小柴胡汤能抑制自发性、化学性致癌物对动物的致癌作用,降低肿瘤发生率。中草药的抗突变作用研究也在起步,已经发现某些中药共同含有的鞣花酸等,有较强的抗诱变剂作用。总之,寻找作用于癌瘤组织细胞的药物,是当前抗癌中草药研究的重点。

会议上还交流了气功防治癌症、活血化瘀抗肿瘤的经验。气功能提高机体免疫机能,气功锻炼改善了 CAMP 和 CGMP 的相互关系,气功外气有治疗癌症的作用。

活血化瘀药对抗肿瘤有增效作用,调整机体的免疫功能,调整神经和内分泌功能,能预防放射性纤维化,减少副反应,对肿瘤细胞有直接的破坏作用。

三、临床研究的情况

(一)肺癌方面

中国中医研究院广安门医院肿瘤科在 1976 年 6 月至 1984 年 12 月间共收治晚期原发性肺癌 391 例。因均为Ⅲ、Ⅳ期患者,伴有纵隔淋巴结、胸膜及远隔脏器的转移,而失去了手术治疗或放射治疗的机会,故多数用中药加化学治疗,探索和总结了对晚期原发性肺癌的疗效与中医辨证分型之间的关系。

391 例中,男性 309 例,女性 82 例,最大年龄 78 岁,最小年龄 19 岁,30 岁以下 8 例,31～59 岁 283 例,60 岁以上 100 例,全部病例均经细胞学及或病理学检查证实,其中鳞癌 142 例,腺癌 108 例,小细胞未分化癌 110 例,鳞腺癌 7 例,不定型癌 24 例。在治疗前除做全面体检外,全部病例均做 X 线胸片,B 型超声检查,部分病例做了纤维支气管镜检查及 CT 等检查,并根据 1978 年 2 月昆明肺癌会议制定的临床分期标准划分,391 例共进 516 个疗程。

治疗方法:中医辨证论治,肺脾气虚型,用六君子汤加减;肺阴虚型,用沙参麦冬汤加减;气阴两虚型,用生脉散加味;痰湿瘀阻型,用瓜蒌薤白半夏汤加味。单方:猪苓多糖注射液 40mg,肌肉注射,每日 1 次,连用 2 周,停 1 周,再用 2 周,总量为 1 120mg。复方:复方生脉针注射液 5 支(10mL),静脉滴注,每周 3 次,总量 60～90 支。

西医治疗:根据患者全身情况,77% 的病例采用了化疗,多数做 1 个疗程,少数 2～4 个疗程。化疗方案:鳞癌:MCV(氨甲蝶呤,环磷酰胺,长春新碱);腺癌:MFV(丝裂霉素,5－氟尿嘧啶,长春新碱)。小细胞未分化癌:COPP(环磷酰胺,长春新碱,甲基苄肼,强的松),PCV(氨氯顺铂,环磷酰胺,长春新碱);鳞腺癌和不定型癌:COF(环磷酰胺,长春新碱,5－氟尿嘧啶)。

剂量及用法:氨甲蝶呤 20mg/周,静脉;环磷酰胺 800～1000mg/周,静脉;长春新碱 1mg/周,静脉;5－氟尿嘧啶 1000mg/周,静脉;丝裂霉素 4mg/周,静脉;甲基苄肼 50.0mg/次,3 次/d,口服;强的松由 40mg/d 递减,口服;氨氯顺铂 100～150mg/3 周,静脉,4～6 周为 1 个疗程。

治疗结果:391 例晚期原发性肺癌,肺脾气虚型 147 例,占 37.60%;肺阴虚型 70 例,占 17.90%;气阴两虚型 116 例,占 29.67%;痰湿瘀阻型 58 例,占 14.83%。虚证患者共占 85.17%,通过扶正祛邪为主的辨证论治对各型患者均能起到减轻痛苦、改善症状、提高生存质量的作用。肺癌气虚型对化疗相对敏感,而痰湿瘀阻型则对化疗最不敏感。以巨噬细胞吞噬功能的变化来看,治疗后各中医辨证分型的吞噬率均明显升高($P < 0.001$),391 例原发性肺癌,Ⅲ 期占 41.69%,Ⅳ 期占 58.31%。治疗结果表明:1 年、2 年、3 年、4 年、5 年生存率分别为 46.29%、16.41%、10.16%、3.98% 和 2.42%。并认为今后在中西医综合治疗晚期原发性肺癌中,除了进一步寻找更有效的化疗方案,科学地设立对照组外,应加强中医证型的研究。

会上宣读了肺癌时间节律分析的文章,通过对 166 例晚期肺癌临床主要症状的昼夜时间节律进行系统分析,发现肺癌的临床症状存在相对的昼夜时间节律,这对进一步探讨肺癌的治疗有重要的临床意义。

中国中医研究院广安门医院通过 349 例肺癌病人的治疗前后巨噬细胞吞噬功能的分析,观察了在不同中医分型,不同治疗方法及不同疗效病人中的变化,其结果是:①吞噬功能试验证明经过中医辨证治疗吞噬率明显升高。②吞噬功能的高低与西医病理分型无关。③采用中药治疗对于免疫功能的提高明显优于不用中药的化疗组,因此中西医结合治疗有着独特的优越性。④通过疗效比较说明,吞噬作用的提高能够反映治疗效果,它的提高与疗效呈正相关,恶化病人虽用中药但因病情不断发展,免疫功能不能升高。而治疗有效,病情稳定的病人,吞噬功能可以明显提高。从生存期段,生存期长的病人吞噬功能不但治疗前多高于生存期短的病人,且经过合理治疗后,吞噬功能提高的幅度也大,生存期长短不同,治疗前后免疫功能恢复的程度有很大差异,这些均说明了吞噬功能测定的可靠性以及和临床疗效、病情转归的一致性。⑤此试验方法简单,无须更多的设备和条件,易于被人们所掌握,巨噬细胞功能的测定经过长期临床观察,证明了它的可靠性、敏感性,宜在临床推广。

会议交流了中西医结合治疗晚期肺癌的疗效的经验。

(二)食管癌方面

河北省肿瘤研究所,通过 64 例食管贲门癌患者和 51 例正常人血清,同时观察了他们的舌色,对血清铜、锌和铁的含量的测定,食管贲门癌患者血清铜含量比正常人血清铜含量高,而血清锌、铁含量均较正常人低。并认为舌色不同与血清铜、锌、铁含量无明显关系。这对临床诊断和治疗有一定参考价值,有待进一步研究。

上海医科大学华山医院应用丹参改善食管贲门癌手术后的甲皱微循环与血液流变性。认为手术并用丹参,可改善术后仍然存在的甲微与血黏度异常,起到补充手术效果的作用。

江苏中医研究所报道了应用南京中医学院研制的 494 冲剂治疗食管癌 127 例,服药方法为每日 3 次,每次 1 包,以温开水冲服,服药期间最长者达 5 年未见毒性反应,对肝、肾功能及骨髓功能均未见有损害和抑制,仅 3 例有腹泻稀水便,每日 5~8 次,停药后好转。治疗结果:127 例中完全缓解没有,部分缓解 9 例,稳定 78 例,进展 40 例,有效率为 68.5%。临床症状于服药后多数有所改善,以梗阻症状好转尤为显著(70/127),此外体重增加者 69 例,食欲增加者 89 例,患者服药后生存质量较好。

(三)胃癌方面

北京中医医院肿瘤科观察了 81 例胃癌病人化疗加中药的临床情况,在这些病人中采用抽样随机分组,分为单纯化疗组以及化疗加升血汤组(方药:生黄芪、太子参、白术、云苓、鸡血藤、枸杞子、女贞子、菟丝子、陈皮),各组化疗前及化疗后做各项观察指标的检查和记录包括体重测定、心肝、肾功能检查、血象检查、血清胃泌素测定,免疫功能测定包括巨噬细胞吞噬活性,淋巴细胞转化率,血浆免疫球蛋白(IgA、IgG、IgM)测定,观察小肠吸收功能的木糖吸收试验,测定肾上腺皮质功能的血浆皮质醇以及化疗时的全身和消化道毒副反应等。以该项治疗前后资料完整者统计。

观察结果:单纯化疗组,化疗毒副反应数比较多,而化疗加升血汤组出现毒副反应较少,而且在临床观察中发现用升血汤后出现副反应也比较轻,经统计学处理后升血汤组体重明显增加,胃泌素水平有所提高。化疗加升血汤组,化疗后木糖吸收功能较化疗前明显提高,单纯化疗组木糖吸收较化疗前明显下降。中晚期胃癌患者化疗时配合中药升血汤一般情况良好。全部疗程顺利完成。

中国中医研究院广安门医院肿瘤科采用健脾和胃、益肾填髓扶正中药合并小剂量化疗对收住院Ⅲ、Ⅳ期胃癌患者进行了临床远期疗效观察,在 200 例患者中,男性 163 例,女性 37 例,其中Ⅲ期 103 例,Ⅳ期 97 例(姑息手术 63 例,未手术者 34 例)。治疗方法以中药健脾和胃,益肾填髓,如太子参、白术、枸杞子、菟丝子等,化疗方案选用"MFV"和"MF"方案,每个疗程 5~6 周,化疗结束后门诊给予调理脾胃、补益肾元及抗癌中草药,远期疗效观察这些病例经治疗后存活患者中生存质量较好,1 年生存率Ⅲ期为 98.06%(101/103),Ⅳ期为 92.06%(58/63);3 年生存率Ⅲ期为 70.59(72/102),Ⅳ期为 23.64%(13/55);5 年生存率Ⅲ期为 51.65%(47/91),Ⅳ期为 10%(3/30)。

上海市杨浦区肿瘤防治院用萎胃方(生黄芪、生地、生甘草、生苡仁、白芍、白术、木香、黄芩、乌梅、山楂)治疗 65 例萎缩性胃炎伴肠上皮化生,不典型增生,取得较好疗效,肠上皮化生消失者 27/65 例,占 41.5%;程度转轻者 20/65 例,占 30.8%;总有效率为 72.3%。

辽宁省肿瘤医院中医科通过临床观察到:晚期胃癌患者在术后应用"Ⅲ号养血汤"是恢复机体创伤,改善消化吸收功能,提高机体自身抗癌能力的重要治疗方法,给进一步化疗打下良好基础,从而提高生存质量和延长生存期,因此认为胃癌术后进行有计划、有步骤的中西医结合治疗是胃癌综合治疗不可缺少的组成部分,是一种有效的治疗方法。

（四）肝癌方面

上海中医学院曙光医院肿瘤科用中医中药治疗原发性肝癌 308 例，通过临床疗效分析认为，多数病例症状改善，生命获得延长。

湖南中医药研究院用中药肝复方治疗中、晚期原发性肝癌，认为中药肝复方有明显延长中、晚期原发性肝癌患者生存期及稳定癌体的作用。

丹东市中医研究所用复方木鸡汤综合疗法治疗原发性肝癌 50 例，收到较好疗效，复方木鸡汤基本方由木鸡、核桃树皮、山豆根、菟丝子等组成，每日 1 剂，水煎分 2 次服，随证加减。气虚加人参或党参、元芪等益气之品；阴虚加沙参、杞果、生地等养阴清热之品；脾虚泄泻加党参、白术、山药、五倍子等健脾固涩之品；积块坚硬加丹参、赤芍等活血化瘀之品；肝区剧痛加丹参、元胡、郁金等行气、平肝、活瘀之品；呕血、便血加木鸡炭、藕节炭、三七粉等止血之品；黄疸加茵陈、金钱草等清热利湿之品；腹水可用一般逐水通利之品。蛇粉，主要以本地区产鸡脖子蛇、白带子蛇及少量蝮蛇，烘干研粉，每次 3~5g，每日 2~3 次，用黄酒或白开水送服。化疗：坚持少用或不同的原则，根据病情可用氟尿嘧啶 250mg/d，或噻嗜哌 10mg/d，单独或交替静注，每周 2~3 次，治疗期间可根据患者周身状况及白细胞数适当停药。经复方木鸡汤综合疗法治疗原发性肝癌 50 例，治后 1 年生存率为 32%，其中肝癌 I 期 7 例中，治后 1 年、3 年、5 年生存率分别为 100%（7/7）、57.10%（4/7）和 28.5%（2/7）。治疗后 AFP 阴转率 11.1%（5/45），其中肝癌 I 期治后 AFP 阴转好率为 33.3%（2/6），肝癌 II 期治后 AFP 阴转率为 10%（3/30），肝癌 III 期治后 AFP 阴转率为零。从治后生存率及 AFP 阴转率看，疗效与病期密切相关，即治疗越早，疗效越好。

空军成都中心医院肿瘤科用人白细胞（精制）干扰素经肝动脉插管治疗肝癌 15 例观察，此疗法能提高机体的体液及细胞免疫功能，同时促进了 AFP 由阳转阴及肝脏体积变小，此法有白细胞升高、发热等副作用。

（五）乳腺癌

中国中医研究院广安门医院通过中西医结合治疗乳腺癌 216 例病例分析认为：中西医结合治疗乳腺癌是提高生存率的有效途径。

陕西中医学院报道，应用祖国医学理论为指导，结合临床实践，以温经益肾，疏肝解郁，调理冲任为主旨，研制了中药复方片剂"乳增宁"，治疗乳腺增生病 530 例，总有效率为 90.76%。对照组用乳康片治疗 125 例，总有效率为 68%，两组总有效率比较，差异非常显著（$P<0.01$），同时对 E_2 所致家兔乳腺增生病作用的实验研究，与临床取得一致的结果。乳增宁片有提高家兔体液免疫与细胞免疫的作用，并能调节雌激素水平，使之达到平衡，对 CAMP 与 CGMP 及比值影响不大。因而各项检测指标提示，乳

腺增生病的主要病因可能是 E_2 升高,孕酮相对减少,IgA 降低所造成,而与 CAMP、CGMP 关系不大。

会议代表认为:中西医结合防治乳腺癌有独特功效。中医药能防治乳腺囊性增生病等乳癌易感因素的患者,能收到较好疗效。

癌症患者舌象研究:由 30 个单位协作观察了 12 448 例癌症患者,非癌症患者 1 628 例,健康人 5 578 例。经统计分析,癌症患者病舌象中,以暗红舌、紫舌、舌脉异常等项明显严重于非癌症患者及健康人。并进行了癌症舌象与有关因素的分析,癌症患者舌象原理研究,如癌症舌象与血液流变性,癌症舌象与免疫功能,癌症舌象光镜与电镜观察,癌症舌象与微循环,癌症舌象与血色分析,癌症舌象与微量元素。

会议还交流了其他恶性肿瘤中西医结合治疗的经验,如上海中医学院龙华医院用"蟾酥膏"治疗恶性肿瘤疼痛的临床疗效,附 332 例随机分组双盲治疗对照观察,结果表明:对各种肿瘤的疼痛均可使用,尤其对实体瘤的肿瘤更为显著,对脏器深部肿瘤疼痛和胸膜转移引起的疼痛疗效较差。

四、实验研究方面

中国医学科学院肿瘤研究所做了黄芪多糖 F_B 对人血淋巴细胞免疫功能影响的实验,结果证明黄芪多糖 F_B 具有肯定的提高正常人和肿瘤病人淋巴细胞免疫功能的作用,表现为局部移植物抗宿主反应(GVH)的明显增强和淋巴细胞体外增殖作用的显著提高,经过实验证实了"扶正固本"的中药大多数有增强机体免疫功能的效用。

上海中医学院龙华医院在会上报道了中医治则在二乙基亚硝胺致肝癌过程中的作用,结果表明,中医中药不但能对二乙基亚硝胺诱发肝癌发生影响,而且其作用较维生素 A、维生素 E、维生素 C 组成的西药组强。

上海医科大学肿瘤医院报道了几种中药和中药加化疗对荷瘤动物自然杀伤细胞活性的影响,实验表明,中药和化疗药物适当配合,有可能提高对瘤体的杀伤效果,同时又最大限度地保护宿主,恢复其免疫功能,可先用健脾理气药物,再用化疗药物,则效果最好。

会上报道了益气养阴方对肿瘤细胞抑制作用的实验研究,实验结果证实益气养阴方除有提高荷瘤小鼠机体的免疫监视功能外,对肿瘤细胞具有一定的直接抑制作用,提示我们在研究中医扶正法治疗肿瘤的作用机理方面,除了探索扶正中药对荷瘤机体的免疫监视功能的影响外,更应注意扶正中药对瘤细胞的直接抑制作用的研究,这对于提高临床疗效,探讨中医扶正法治疗肿瘤的机理是十分重要的。

武汉市第一医院报道了抗胃癌中药对胃腺癌细胞学的细胞作用,实验结果表明,中药方剂不仅有较明显的抑制细胞分裂的作用(虽然是缓慢的),同时对细胞的膜结构(质膜、核膜、线粒体等)有渐进的损伤作用,因此癌细胞分裂受到抑制的同时,细胞由于膜结构的损伤(质膜、核膜的松弛解体)而死亡,一般副作用较小。至于中药方剂为什么能导致细胞膜结构的损伤,尚待进一步的研究。

抗癌中草药的研究,中国中医研究院中药所报道了中药燕山蚤抗肿瘤成分的研究,燕山蚤系山蚤科山蚤目的干燥全虫,实验证明燕山蚤的醚、醇提取物对 ui4A 小鼠的腹水有显著抑制作用,对癌细胞有直接杀伤、破坏作用。其有效成分棕色油有显著抑癌活性,抑癌率达 99%。实验还证明,燕山蚤有效成分在荷瘤小鼠体内具有吸收快、分布广、无蓄积的特点,且对肿瘤组织有较强的亲和力。

南京中医学院做了蟾酥水溶性总成分的抗炎、抗癌实验研究。

会上报道了刺五加多糖的免疫增强作用及抗肿瘤作用的实验研究。刺五加多糖(ASPS)系从五加科植物刺五加根中提取的一种有效成分,初步研究发现,ASPS 能抑制小鼠移植肿瘤生长及具有一定程度的免疫增强作用。并进一步证实了 ASPS 的免疫增强作用与抑瘤作用的关系。

会上还报道了冬虫夏草抗肿瘤原理的研究,认为冬虫夏草抗癌机理的问题值得进一步研究。

五、开创中西医结合治疗肿瘤研究的新局面

会议代表认为,中西医结合肿瘤治疗研究已进入新阶段,我们还必须了解中、西医治疗肿瘤的优缺点,以便取长补短,更好地发挥各自优势。肿瘤防治研究的目的是:提高治疗效果及远期生存率,防止肿瘤的复发和转移,搞清肿瘤发生发展原因,最终预防和根治癌症。根据中西医结合治疗肿瘤的特点,要开创新局面达到新水平,要从以下几个方面入手:

1. 提高肿瘤临床治疗效果,提高远期生存率。目前,就诊的癌症患者中 70% ~ 80% 都是中晚期病人,已失去了早期根治性治疗机会,常常只能以姑息手术、放射线治疗或化疗药物为主要手段。但是这些方法常伴有明显的毒性反应和副作用,使治疗效果受到限制,坚持用中西医结合治疗的患者,其远期疗效较好。

2. 防止肿瘤的复发和转移的研究。恶性肿瘤的复发与转移,是个复杂的过程,常与病灶局部或全身的状态密切相关,防止肿瘤复发和转移是肿瘤治疗能否获得长期疗效的关键。所以我们研究的一个主要问题是利用现代科学方法,从局部和整体相结合的观点,研究出中西医结合的抗转移有效方法。从而提高肿瘤患者的远期生存率。

3. 进一步探讨肿瘤与宿主之间的内在关系,以指导中西医结合扶正祛邪治疗。肿瘤不但对人体局部组织产生影响,而且对宿主整体也带来一系列的功能失调和病理变化。在接受放化疗时,机体免疫功能进一步被抑制,癌瘤常因此而得以发展、扩散,而

机体免疫功能失调通过中医扶正治疗或扶正祛邪治疗后得以恢复时,肿瘤的生长又受到一定控制,所以肿瘤与宿主抵抗力之间存在着彼此互为影响的辩证关系,充分利用中西医结合扶正祛邪的手段和治疗方法,就能恰当地制定相应的治疗对策,提高治疗效果。

4. 研究肿瘤患者不同证型的规律和本质。目前中西医结合工作者都主张辨病与辨证治疗相结合。那么对各种恶性肿瘤的中医辨证分型就要进行深入细致的研究。各种癌症有其常见的证型规律,而在综合治疗后还可发生新的证型变化,所以,在研究某个癌症的证型分类时一定要分别不同情况,手术过的和未做手术的,是否合并过放疗、化疗等来加以对比研究。

5. 努力阐明中医药治疗肿瘤常用理法方药的作用机理。如六味地黄汤有对食管上皮重度增生癌变的阻断作用。

关于研究途径和方法:

(1)提高临床疗效,选择突破口,集中兵力攻关。①中医药及中西医结合治疗肝癌占有优势;②中医药对中、晚期肺癌的1年生存率较之单纯化疗患者的效果好;③要攻的突破口是乳腺癌,中医药对癌前的乳腺病有较好疗效;④胃癌的中西医结合治疗研究已取得一定进展。

(2)继续探讨中医药配合手术、放疗、化疗相结合的规律,达到减毒增效。目前,这些方面虽做了一些研究,但效果仍有待进一步提高。

(3)深入肿瘤患者的证型研究。制定统一的证型诊断标准。

(4)深入有效抗癌复方和单味药的研究。目前,高效、广谱的中医药抗肿瘤制剂还很少,疗效重复性差,有些所谓有效药物尚缺乏严格验证。

(5)大力提倡实验研究,临床观察是确定疗效的基础,而实验研究是证实疗效的依据。

(6)充分利用现代科学方法和手段来进行中西医结合治疗肿瘤的研究。从宏观来说,我们要研究中医药对机体整体的调整作用,特别是中医药对机体器官和机能的双向调节作用,它很能反映和说明中医药对免疫功能、内分泌代谢以及神经系统功能的调节作用,但双向调节的物质基础是什么?它对肿瘤细胞在微观的分子水平、细胞水平上又起了什么作用?它和宿主机体内环境的关系又是怎样?这些都是值得研究的问题。

(7)组织协作攻关,避免重大研究项目缺漏或低水平重复。

(8)培养技术骨干。

(9)加强国际交流。

综上所述,可以设想,在不久的将来,中西医结合肿瘤防治研究工作一定会有突破,做出它应有的贡献,造福于人类。

(原陕西中医学院:李新民、陈凯)

中医中药治癌的一点体会

积极防治恶性肿瘤,是关系到保护劳动人民身体健康,关系到社会主义革命和社会主义建设的大事。

祖国医学对肿瘤的认识和防治已有好几千年的历史。早在殷墟甲骨文中就有"瘤"的记载。公元前 12 世纪《周礼》一书中就有专治肿疡的医生,当时称之为疡医。"岩"字的记载首见于宋《卫济宝书》。祖国医学对肿瘤的病因、症状和治疗在历代医笺中累有记述。隋朝巢元方《诸病源候论》一书对病因、病机、症状的描述就更系统和具体了。在此后的医书中对某些肿瘤疾病,如噎膈、反胃、乳岩、茧唇、舌菌等已作为一个独立的疾病而予以记述。至于流传于民间的单验方更是多不胜举,祖国医学对于恶性肿瘤的防治,保护劳动人民的生命健康,做出了巨大的贡献。

我科自 1970 年以来,运用祖国医学对肿瘤的病因病机的认识和辨证施治理论,以专方癌零九[1]和蟾蜍[2]为主治疗几种常见恶性肿瘤,收到了一定临床疗效,总有效率为 50.9%。其中食管癌为 50%,胃癌为 36.3%,肝癌(加单味药斑蝥[3]、莪术)为 20%,肠癌(加鸦胆子[4]液灌肠)为 66.6%,乳腺癌(加土贝母[5])为 42.8%,宫癌(加宫颈局部敷药)为 68.4%。见下表:

病　种	例　数	疗　效		
		显　效	有　效	无　效
食管癌	32	6	10	16
胃　癌	22	2	6	14
肝　癌	5	0	1	4
肠　癌	18	2	10	6
乳腺癌	14	2	4	8
宫　癌	19	0	13	6
合　计	110	12	44	54

注:①我们选择的 110 份病例,均为以中草药治疗为主,疗程在 2 个月以上者。②疗效标准除肠癌外,均按 1972 年全国抗癌药物经验交流学习班拟定的"肿瘤的诊断和疗效标准"进行统计。

一、祖国医学对肿瘤病因病机的认识

祖国医学对肿瘤病因病机的认识，历代各家虽说法不一，但归纳起来可概括为：七情不和、六淫为患、饮食失调、起居不节；在病机上可概括为：气、血、痰、毒和脏腑功能失调。

七情不和，在肿瘤发病原因中占有重要地位。七情太过或不及都能直接或间接损伤气血的正常功能。如《内经》谓："百病皆生于气，怒则气上，喜则气缓，悲则气消，思则气结，恐则气下，寒则气收，热则气泄，劳则气耗。"《医宗金鉴》谓："癥为气病，瘕为血病，夫病皆起于气，气聚而后血凝。"《医林改错》也谓："肚腹结块必有形之血。"说明气和血，与肿瘤的发病是有关系的。因气受损而郁结，气郁则血淤滞或淤结。正如《内经》所说："气为血帅，血为气母，气行则血行，气滞则血凝。"气郁血凝则壅涩，经络不能宣畅，脉窍不通，结聚而成癥积。七情蕴结，又可化火，火毒内蕴，消耗气机、燔灼脏腑，气郁则结，血淤则凝，气血紊乱，堵塞经络，孔窍不通，久而久之，凝结成块，而成癌瘤。

古人认为六淫为患是肿瘤发生的主要因素之一。风寒湿火等毒邪侵入人体，留滞日久而化火。壮火食气，性炎，气迁火则滞，血迁火则凝涩，气滞血凝，阻塞经络，凝结成块，则为肿瘤。如《内经·九针论》曰："时者，四时八风客于经络之中，为瘤病者也。"《内经·百病始生篇》谓："积之始生，得寒乃生，厥乃成积也。"《内经·刺节真邪篇》谓："寒与热相搏，久留而内着……邪气居其间而不反，发为筋瘤、肠瘤、昔瘤、骨瘤、肉疽。""邪气不适……寒热不时，邪气胜之，积聚已留。"六淫之邪还可导致脏腑气虚而成瘤，如《诸病源候论》谓："癥者，由寒湿失节，致脏腑之气虚弱，而食不消，聚结在内，染渐成块，盘牢不移为癥也。"

恶性肿瘤的发生和"痰"有着内在的联系。脾是生痰之源，脾主湿，主运化水谷精微。饮食失调，起居不节都可直接或间接地损及脾肾的正常功能。脾虚不能运化水谷，湿壅中焦，则津液凝聚悉化痰。痰，尚可因肾阳虚导致脾阳不运而生痰。故丹溪谓："凡人身上下，有块者，多是痰。"中医临症中的"脱疽、夭疽、痰核、失荣、马刀"等症多属现代医学中的肿瘤范畴，而古人悉称为"痰"。说明痰湿在肿瘤的发病上是有一定关系的。

癌瘤的发病机制与脏腑功能失调的基本因素也有密切的关系，《内经》谓："正气内存，邪不可干，邪之所凑，其气必虚。""壮人无积、虚则有之。"正气不足，脏腑功能皆可失调。《诸病源候论·积聚篇》谓："凡脾肾不足，虚弱失调之人多有积聚之病，脾虚则中焦不化，脾肾亏虚则正气不足，不能化滞则成癌瘤。"

饮食失调,寒温不适,过度的饥饱劳碌暴饮暴食,尤其对消化器官的肿瘤发生有一定影响。如张路玉说:"好热饮人,多患膈症。"《外科正宗》谓:"茧唇,因饮食煎炒过食炙煿,痰随火行,留注于唇,初结似豆……"起居不节与肿瘤的关系,古代医笈亦多有记载。如《诸病源候论》谓:"下血未止,而合阴阳,邪气结因,漏治不止,壮如腐肉。"《医学大辞典》谓:"骨瘤由于淫欲伤肾,肾火郁遏,骨无荣养所致,其瘤坚如石,推之不移。"

七情不和,六淫为患,饮食失调,起居不节等致病因素的特点及途径虽有不同,但它们之间互相影响,互为因果,与此同时就患者来说,在疾病的各个阶段中,情况也在不断地变化着,故在运用中医理论指导恶性肿瘤的治疗实践中,同样也应同时做到"审证求因",及时掌握病情的演变过程,辨证施治,这样就能收到较好的临床治疗效果。

有关恶性肿瘤的病因病机略图示意如下:

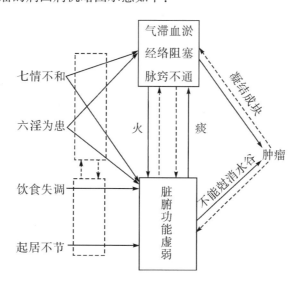

二、中医治癌基本原则

理法方药的"法"一般是"上承理、下定方"。故根据以上对肿瘤病因病机的认识,临床运用中草药治癌常遵循的原则是:活血化淤,清热解毒,软坚散结,扶正培本,同时在辨证施治的过程中自始至终贯穿着"邪去则正安,养正积自消"的指导思想。

如在疾病早期,以攻为主,攻中有补,早期机体一般情况较好,瘤体局灶较小,辨证多属正强邪弱,此期一般选用具有抗癌或抑癌针对性较强的大剂量解毒、化淤、软坚和小量扶正药物组方,进行"攻"治,所用"攻"药易耗气伤阴,损伤脾胃,因而,在"攻"方中,应适当加一些补益气血、健脾和胃的药物,以免耗伤正气,降低对疾病的抵抗能力。

在中期,机体情况一般较差,体力较弱,瘤体局灶较大,此时多属于邪正相当,或正略强于邪或邪略胜于正,在此阶段治疗的原则应该是攻补兼施,至于具体方法可根据当时机体情况先集中攻一段,后集中补一段,或先补后攻,或攻补兼施。癌症到了晚期是患者全身出现恶病质,临床辨证多属邪盛正衰,扶正应为治疗大法,以增强机体抵抗病邪能力,待情况稍好转后,再根据具体病情确定施治原则。

目前,恶性肿瘤病因未明,缺乏早期确诊的有效手段,各种治疗措施远期疗效多不满意,大部分病例存活时间有限。

就祖国医学观点来看,疾病的演变就是邪正消长的过程,所以就大部分恶性肿瘤患者的转归来看,病邪在疾病整个演变过程中,一般说来始终处于主导地位,也就是矛盾的主要方面。因此,我们还认为在恶性肿瘤治疗的整个过程中,应该始终贯穿着以祛邪为主的思想,这和上述有关祖国医学在治疗恶性肿瘤过程中运用以攻为主(早期),攻补兼施(中期),扶正培本(晚期)的辨证施治法则并不矛盾,亦谓"治病必求于本"之理。我们在组方中除按祖国医学的辨证论治的传统方法外(如上述),还在处方内始终选用认为有效的抗癌中草药物,这样就把现代医学的辨病和祖国医学的辨证有机地结合起来了。

三、院病案 4 例

1. 李××,女性,43 岁,工人,住院号:29193。

大便带血,排便习惯性改变,日便 6～7 次,下坠,小腹疼痛,头晕、乏力等日渐加重。曾以"慢性肠炎"治疗无效。于 1971 年 8 月经西安某医院病理确诊为"直肠乳头状腺癌",于同年 9 月 1 日住我院治疗。

查体:神志清,发育营养佳,心肺(-),肝脾未扪及,腹软,未扪及包块,左下腹部有压痛。肛镜检查:进肛 8cm 处 8 点、10 点各有枣大瘤体 1 个,压痛(+),有血迹;大便化验:黏液(+++),脓球(++),红细胞(+);钡剂灌肠拍片示:直肠上约 7～8cm 处见肠管有 4～5cm 之狭窄迹,该处肠袋消失,边缘黏膜不整齐。

舌苔腻,舌质红少津,脉弦滑略数。

证属:下焦湿热,气机不畅。

治则:清利湿热,疏理气机,佐以扶正。

方药:"癌零九"加味。

清利湿热加白头翁、秦皮、黄芩、黄柏、鸦胆子。

疏理气机加木香、玉片、陈皮。

体虚、头晕、乏力加党参、黄芪、白术。

"癌零三"4mL,加生理盐水 10mL 保留灌肠,每晚 1 次,2 个月为 1 个疗程,根据病情可继续疗程或间隔 2~4 周。经治 4 个疗程,全身情况好转,大便次数明显减少至每日 2 次,无脓血,下坠感消失,共住院 234d。随访观察至今,一般情况良好,检查无复发征象。

2. 杜××,女,49 岁,住院号:38253。

患者于 1973 年春无意发现左腋前起一豆大肿块,渐增大,2 个月前发现左乳头下起一肿块,渐增大,乳头向内凹陷,乳房较对侧上提,右乳隐痛,发胀,可摸到小结节,于 1973 年 9 月在××医院诊断为"乳腺癌Ⅲ期",左锁骨上淋巴结活检为"转移性单纯腺癌",不宜手术,而来我院服中药治疗。

查体:神志清,发育营养佳,心肺(-),肝脾未扪及,腹软,未扪及包块,左乳头内陷,乳晕呈橘皮样改变,乳房上提 1.5cm,乳头下可扪及 5cm×4cm 包块,质中等硬,活动,左腋前淋巴肿大约 3cm×3cm,质硬,不光,压痛,左锁上区淋巴增大,活动受限。

舌苔薄白,舌质紫有淤点,脉弦迟。

证属:肝郁气滞,血淤为核。

治则:活血化淤,软坚消核,佐以扶正。

方药:"癌零九"加味。

活血化淤加丹参、赤芍、桃仁、莪术。

软坚消核加穿山甲、土贝母、王不留、牡蛎、夏枯草等。

扶正加党参、黄芪、当归等。

肌注"癌零五"每次 1 支,每日 1 次。

共住院 146d,乳房肿块消失,锁上淋巴可触及黄豆大小,全身情况好转,尚有轻度贫血,存活 2 年 8 个月复发,1976 年 5 月死亡。

3. 薛××,女,46 岁,住院号:48074。

患者于 1973 年 7 月始阴道突然出血,淋沥不断,即去西安××医院检查。8 月 2 日行"宫颈癌"手术。术后病理送检为"宫颈鳞状细胞癌"。1975 年 12 月复发,在西安××医院放疗期间,胃肠道反应较重,而中断来我院,小腹以下及两腿内侧发麻,腰痛腹胀,不能进食,白带腥臭,小便清长。以宫颈癌术后复发,放疗反应及腰骶转移收住院治疗。

查体:神志清,发育可,营养欠佳,心肺(-),腹软,肝脾未扪及。

舌淡苔黄,脉沉而缓。

证属:脾肾虚弱,胞宫湿热。

治则:健脾益肾,清利湿热。

方药:"癌零九"加味。

补肾加补骨脂、巴戟天、仙茅等。

脾虚加陈皮、茯苓、焦渣等。

气虚加党参、黄芪、白术。

血虚加鸡血藤、丹参、白芍、当归等。

蟾蜍皮注射液每次 1 支,每日 2 次,肌注。

共住院 93d,诸症减轻出院,随访至今,一般状况良好,再无复发之象。

4. 李××,男,38 岁,住院号:43221。

1973 年 11 月发现右上腹有一包块,约鸡蛋大,无压痛,未引起重视。1974 年包块逐渐增大,于同年 9 月份在××医院超声波提示:肝实质呈较密微小波形及丛状波形,剑突下可见 7cm×9cm×6cm 包块。以肝癌收住院治疗。

查体:发育正常,营养差,巩膜轻度黄染,心肺(-),腹部膨隆,腹壁静脉曲张,腹水(+),肝上界五肋间,剑下 7cm,肋下 6cm,肝左叶可扪到 5cm×6cm×3cm 大之包块,质硬,压痛不明显,边缘不整齐。脾侧卧可及,两侧腹股沟淋巴结如花生米样大,无压痛,双下肢及足呈凹陷性水肿。黄疸指数 8U,射浊 4U,锌浊 12U,谷丙转氨酶 134U,高田氏(+),碱性磷酸酶 25U。

舌紫有淤点,苔厚微黄,脉沉弦。

证属:淤血阻滞,积久成癥。

治则:活血化淤,软坚散结。

方药:"癌零九"加味。

活血化淤加三棱、莪术、丹参、郁金。

软坚散结加生牡蛎、夏枯草、龟板、鳖甲、山甲等。

腹水加车前、木通、白茅根等。

纳差加焦三味。

肌注蟾蜍皮注射液,每次 2 支,每日 1 次。

共住院 209d,出院时病情稳定,腹水消失,饮食正常,肿块比前缩小4/5,出院后继服"癌零九",存活 2 年 10 个月后复发,死于肝昏迷。

四、小结

本文对我科几年来在运用祖国医学辨证施治理论指导治疗恶性肿瘤的实践中,坚持以中药为主,对治疗在 2 个月以上病案 110 例做了初步整理。

简要综述了祖国医学对恶性肿瘤的病因病机的认识。

文中还对在恶性肿瘤治疗中,如何具体运用扶正祛邪的基本原则谈了一些初浅的体会。

五、附方

1."癌零九":

(1)藤梨根二两,山豆根一两,水杨梅根一两,蚤休五钱,凤尾草一两,野葡萄根一两,半枝莲一两,半边莲一两,白术三钱,白茅根一两,每日 1 剂,2~3 次服。

(2)藤梨根二两,瘦猪肉四两,炖 1~2h 后,食肉服汤,每日 1 剂。

2.蟾蜍:

(1)20% 蟾蜍皮注射液,每次 2~4mL,肌肉注射,每日 1~2 次。

(2)干蟾皮 1~2 个研末、装胶囊,分 2~3 次服,每日 1 剂。

(3)蟾蜍 1 个,去内脏,用凉水洗净,炖 1h,去肉分 2~3 次饮汤,每日 1 剂。

3.斑蝥 1~2 个,鸡蛋 1 个。

将斑蝥放入事先打开小口的蛋内,外用纸封煮半小时,去蛋内斑蝥后,食蛋饮汤,每日 1 剂。

4.莪术 3~5 钱,加入"癌零九"内,每日 1 剂,或单味药莪术 3~5 钱,煎后 2~3 次服。

5.鸦胆子:

(1)20% 鸦胆子水溶液 2~6mL,加生理盐水 10mL,晚 8~10 时用导尿管灌注于瘤体以上,每日 1 次。

(2)猪胆汁 2~4mL 加生理盐水 10mL,每晚 8~10 时用导尿管注于瘤体以上,每日1 次。

以上灌肠可交替使用。

6.土贝母:

(1)25%"癌零五"注射液 2mL,肌注,每日 1 次。

(2)土贝母研末装胶囊内,每次服胶囊 5 个,每日 3 次(5 个胶囊约含生药一钱半)。

肠癌疗效标准见《陕西新医药》1975 年第 6 期第 16 页。

(原陕西中医学院附属医院肿瘤科)

中西医结合防治肿瘤研究的新动态

中西医结合防治肿瘤已历40多个春秋,这几十年中走过了一条从简单到复杂,从肤浅到深刻,从不完善到渐趋完善的发展道路。例如,从20世纪50年代对抗癌单偏验方的研究到70年代辨证论治的复方研究,再到八九十年代的中西医结合综合治疗研究,从回顾性的病例分析到有计划的定向的前瞻性专题协作研究,从简单的临床观察到相当规模的基础实验研究,并过渡到研究肿瘤的证和辨证论治的实质;从抗癌复方制剂的研究到抗癌单体有效成分的提取及剂型改革的研究等方面已取得丰硕成果。现就目前中西医结合防治肿瘤的最新进展及对今后工作的设想做以综述和浅谈,以求同道指正。

一、中西医结合防治肿瘤治则的研究进展

中、西医是两个不同的医学体系,二者观察角度和思维方式不同,理论意识和临床思路大相径庭,从而形成不同的理论体系,但它们都是从不同侧面反映人体生命运动的客观规律,故既有差别又有关联。为了更好地发挥两者特色和优势,我们应该把中西医间的证和病、微观和宏观、综合与分析之间的关系和连接点作为研究的重要目标,进而揭示某些规律。同时,按认识互补理论,使具有互斥性和相济性的双方实现整合,以互补为归宿,扬弃差别而不是消融差别,在整合中实现某种意义的创新。因此,要结合两者,单靠自身有时难合符节,但可以通过它们都依赖于现代科学技术的参与,以其桥梁作用在更深层上得到科学阐明,而且通过临床实践来验证,所以,中西医结合不仅仅限于现存中医长处和西医长处的结合,而是运用现代科学理论和方法进行研究,把中、西医都提高到现代科学水平的结合。在这一思想的指导下,广大医学工作者开展了对中西医结合防治肿瘤治则的研究,并取得一定成绩,具体包括以下几个方面。

(一)辨病与辨证的有机统一

辨病和辨证是中西医结合防治肿瘤的重要途径之一。西医通过各种实验室检查、影像学诊断、病理组织学检查,对肿瘤发生的部位、大小、性质及细胞类型有了较为明确的认识,从而对肿瘤病理类型及临床分期做出准确判断,然而,不同肿瘤患者或同一肿瘤不同个体之间或同一患者在疾病不同阶段存在着明显的差异,加之发病时间、地域之不同,使其病理生理表现不一致,此时可通过中医辨证施治弥补西医之不足,从而

在整体上对疾病有一个较为全面的认识,为有效治疗方案的确定奠定坚实的基础。

(二)扶正和祛邪的相互配合

所谓扶正,即提高机体抗病能力,调整和改善全身状况,具体方法包括中医补益法、气功、导引、按摩、西医生物反应调节剂(BMR)治疗和高能营养支持治疗。祛邪即直接作用于局部瘤体,抑制或杀灭肿瘤细胞,并修复病理损害,具体包括中医攻法、西医手术、放疗、化疗、介入、冷冻、高温、微波、激光等治疗方法。在临床上,根据肿瘤所在部位、大小及性质不同,以及全身状况之差别,分别施治,以求更高疗效。目前将整个治疗过程分为 4 个阶段:

(1)早期邪盛阶段:此期以肿瘤生长较快,瘤体较大,而患者免疫功能及全身状况未见衰退为特点,所以治疗以祛邪杀灭肿瘤细胞为主,同时酌情扶助正气,保护机体免受太大的损伤,达到"扶正不留邪,祛邪不伤正"之目的。

(2)重建正气阶段:经过有效抗癌方法的实施,使肿瘤负荷明显缩小。此时以扶正为主,辅以攻邪或先扶正后祛邪,最大限度地恢复和促进骨髓造血功能,提高机体免疫能力,改善患者生存状况。

(3)巩固治疗阶段:经过上述阶段的治疗,体内肿瘤细胞有可能尚未完全消除,存在一些亚临床病灶和微小病灶,以至于采用目前的检查手段无法检测,所以需要进一步巩固治疗,加大祛邪力度,力求消灭最后一个残存的肿瘤细胞。

(4)间歇治疗阶段:在攻邪的间歇期或攻邪之后可长期进行扶正治疗,协调机体阴阳气血,保持内环境稳定。通过以上各个阶段有序治疗,达到顿挫病势,缓解病性,改善症状,减轻痛苦,提高生活质量,延长生存期之目的。

(三)局部和整体的综合认识

西医注重于在细胞水平、分子水平和基因水平探讨肿瘤发病机理,寻找特异性较强的治疗靶点,而中医趋向于在个体水平、环境水平上总结发病情况,探求治疗措施。所以,中西医结合是宏观和微观、整体和局部的结合,调节机体内环境的稳定及增强患者自身抗癌能力与抑制肿瘤细胞增殖密切结合起来,既符合辨证逻辑的推理,又有客观实验数据对照分析,充分体现了生物-心理-社会医学模式,二者紧密结合,有力地推动了肿瘤防治工作向前发展。

(四)预防和治疗二者兼顾

预防历来是中西医结合防治肿瘤的一项重要内容,经过大胆临床实践及深入的实验研究,中西医结合在治疗癌前病变,预防肿瘤发生方面已取得重大成绩。例如上海第二医科大学王冠庭用胃炎 1 号方治疗幽门螺旋杆菌(HP)阳性的慢性萎缩性胃炎(CAG)伴肠化(IM)异型增生灶(ATP)的研究,并以西药 De-No.1 作对照,结果提示,两组 CAG 逆转率分别为 85.7% 和 74.99%,IM 逆转率分别为 72.72% 和 81.81%。由此得出,胃炎 1 号方可促进胃黏膜上皮生长、分化及更新作用,并促进异型增生逆转,有效地降低了胃癌发病率。其次,其他单位用六味地黄丸防治食道上皮增生,用乳增宁胶囊防治乳腺囊性增生,以及应用中西医结合防治病毒性肝炎及肝硬化均取得成功经验。

中西医结合治疗肿瘤的目的在于预防病情恶化,抑制肿瘤发展,降低复发率和转移率,提高患者生存率。通过 40 年的临床实践,现已摸索出一些成功经验,例如中医药与手术、放疗、化疗的有机结合;中医药在原发性肝癌介入治疗中的应用,传统中医药与电化学治疗的有机结合;西医诊疗手段与气功、针灸、按摩相结合形成新的无创伤性疗法等;这些方法的应用明显缓解了肿瘤患者的症状,延长寿命,提高生活质量,对手术和放化疗有明显的减毒、增效、增敏作用。

二、抗癌中草药的研究进展

在积极开展临床研究的同时,中西医结合工作者应用现代科学技术,筛选和研究具有抗癌作用的中草药。目前,全国已筛选出 300 余种抗癌中草药和 200 多个复方,对抗癌药物的药理、毒理、药效及作用机制做了深入研究,现根据其作用机理综述如下:

(1)影响细胞膜的完整性或直接损伤瘤细胞 DNA 及与新陈代谢和细胞增殖相关的蛋白酶,从而杀伤或抑制肿瘤细胞的分裂增殖。如阻止微管蛋白解聚、干扰有丝分裂的紫杉醇、拓朴异构酶 1 抑制剂羟基喜树碱,酪氨酸蛋白激酶抑制剂半枝莲单体成分红花素,抑制 DAN、RNA 生物合成的新型抗慢粒新药甲异靛。

(2)促进机体免疫活性细胞增殖分化及有效细胞因子的释放,从而提高机体细胞免疫水平,增强肿瘤细胞对机体免疫机制的敏感性,间接调节肿瘤细胞的生长和分化。例如目前临床应用的真菌多糖,包括香菇、茯苓、猪苓、银耳、灵芝、虫草等,以及大多数扶正补益药物。

(3)抑制肿瘤血管形成,改善微循环,改善肿瘤局部缺氧状态,调节凝血和抗凝血系统,化解肿瘤周围形成的纤维蛋白网络,对抗瘤细胞引起的血小板聚集和瘤栓形成,从而降低肿瘤的复发和转移。例如水蛭素、赤芍 801 等。

(4)抑制致癌物和促癌物的作用,防止机体正常细胞发生突变。如对抑促癌剂姜黄素的研究及抗突变冲剂的应用。

(5)刺激机体造血功能,改善造血微循环,促进骨髓抑制的恢复,减轻放化疗毒副反应,如大多数活血补血药。

(6)调节细胞内环磷酸腺苷(CAMP)含量及环磷酸腺苷和环磷酸鸟苷(CAMP/CGMP)的比值,从而抑制肿瘤细胞生长,并促进其分化。

（7）通过对神经－内分泌－免疫网络系统的调节，促进各种有活性的细胞因子、内分泌激素、应激因子的产生，从而稳定机体内环境平衡，更有利于发挥抗癌作用。如大多数抗癌复方均通过此途径发挥效用。

（8）为机体提供必需的氨基酸、必需的脂肪酸及微量元素，调节机体物质代谢水平，改善患者营养状况，提高其生活质量，保证其他抗癌手段的顺利实施。例如双相广谱抗癌新药康莱特，不仅具有高效抑制癌细胞增殖的作用，又可显著提高机体免疫功能，还可提供高能营养。

（9）诱导肿瘤细胞发生程序性死亡（programmed cell death）即细胞凋亡（apoptosis）。大量实验证明肿瘤坏死因子（TNF）在体外可引起肿瘤细胞凋亡，而体内所发生的 APO 乃因浸润在肿瘤组织内部巨噬细胞释放 TNF 所致，中药真菌多糖及许多具有抗癌作用的复方均可诱生 TNF，高 TNF 活性，从而诱导 APO 的发生。

（10）抑制癌基因的激活和过度表达。例如大黄素有抑制癌基因 C－myc 表达的作用，并对已经表达的 G－myc 蛋白具有减弱作用。

（11）诱导肿瘤细胞向正常细胞转化。实验证明全反式维甲酸（RA）、高三尖杉酯碱（HHT）、莪术醇衍生物等均能诱导 HL_{60} 细胞向粒细胞转化。

另外，目前对抗癌中药复方的研究，也达到空前的程度。例如上海中医药大学研制的抗肺癌新药"金复康"；中国中医研究院开发的治疗肺癌新药"肿瘤平"；上海中医药大学研制开发的"反突变冲剂"；深圳海王药业公司研制开发的"安替可胶囊"；以及我们自行研制开发的"天佛参口服液"和"龙力胶囊"等。以上新药的研制开发标志着我国抗癌中草药研究达到新的水平。

三、对中西医结合防治肿瘤的瞻望及对以后工作的设想

中西医结合防治肿瘤萌芽于 20 世纪 50 年代，开展于 60～70 年代，发展于 80～90 年代，尤其在近 20 年内有了长足发展，并显示出独特优势和丰厚的潜力。

（一）中西医结合防治肿瘤的理论建设

中西医结合是西医传入中国以后两种医学体系相互渗透的产物，也是传统医学为适应新的医疗需求而做的一种探索。然而中西医结合肿瘤学是一门年轻的新型学科，其总体性学说尚不够深刻和完善，还未形成系统结构。所以，要想最大限度地发挥中西医结合防治肿瘤的作用，首先必须致力于提高中西医结合肿瘤防治理论的清晰性、构造性、规范性，建立中西医结合防治肿瘤学术体系，使其理论和学术成果对临床具有确定的指导意义，经得起实践的反复检验。

（二）临床实践的多样性

在中西医结合肿瘤防治理论的指导下，开展多学科、多途径、多方法、多层次的综

合性运用研究,从而确定中西医结合防治肿瘤比较合理的治疗规范,即有序地综合运用中西医两法最佳的治疗方案。同时,必须制定规范化的诊断、治疗及疗效判定标准,强化临床观察研究的科学性,提高临床科研成果可信度。

(三)基础实验研究

充分利用现代科学技术,从整体动物水平、细胞水平、分子水平和基因水平多层次、多角度研究中西医结合防治肿瘤的治则及肿瘤各证实质,同时根据中医理论及方药特色,更新和创建新的敏感实验指标,寻找新的治疗靶点,研制和开发高效低毒的抗癌新药。

(四)文献情报研究

目前,此项工作明显滞后,亟需加强。力争系统而全面地整理、归纳、分析历代和现代肿瘤防治文献,探求有关肿瘤防治的前人经验,从而获得新的思路和方法,为进一步临床和实验研究提供理论基础和研究方向及设计依据。另外,有必要创办中西医结合肿瘤杂志,建立肿瘤文献情报研究中心,加快信息交流。

(五)人才培养

众所公认,杰出的研究人才是促进学科发展的重要因素之一。目前,我国中西医结合肿瘤防治队伍人员匮乏,而且青黄不接。所以,亟需加强专业人才的培养,尤其是既可胜任临床工作、又有较强科研能力的高层次人才培养,使他们成为具有较高素质的中西医结合肿瘤防治专家。另外,需要建立正规的人才培训基地,创办中西医结合肿瘤医院或肿瘤科室,训练一批素质较高的青年中西医结合肿瘤防治人才。

(六)组织协作攻关

建立和健全中西医结合防治肿瘤中心,在上级医政部门统一领导和部署下,组织多学科、多单位进行全国性协作攻关,找出突破口,深入研究,把此工作提高到新水平。

(七)加强国际间交流

积极对外宣传,组织多种形式的学术活动,争得国外同行的重视,开展多层次合作研究,加快此工作的发展步伐。

中西医结合防治肿瘤仅有40多年的历程,尚未至善至美,有很多难题尚待解决克服。加之恶性肿瘤为多因素、多阶段形成,所以其防治研究将是一个渐进的过程,但我们相信随着新技术、新理论、新概念的迅速发展,并经过中西医结合肿瘤防治工作者的艰苦努力,必将探索出中西医结合防治肿瘤的特有规律,创立较好疗效的治疗方法,找出各种肿瘤中西医结合治疗的最佳方案,在此基础上深入研究疗效机理,有可能创立新的理论和认识,从而推动我国肿瘤防治工作迈向新的台阶。

(原陕西中医学院:李新民、李丽、宋长城)

肿瘤学的新危机

摘　要：肿瘤学的发展似乎进入了新危机。对肿瘤起源的认识缺乏统一理论，而肿瘤的治疗也面临诸多问题。细胞纠缠是肿瘤起源的一个好理论，而通过大脑调控免疫系统实现肿瘤的免疫治疗可能真正治愈肿瘤。

关键词：肿瘤学；细胞纠缠；精准医学；危机

A new crisis of oncology

Abstract：Oncology seemLy enters into a new crisis. The theories of the origin of cancer lack unique theory，and this make the use of traditional cancer treatments problematic. Cell entanglement may be a good theory. Immunotherapy modulated by brain indicates the potential application in future.

Key words：Oncology；Cell entanglement；Precision medicine；Crisis

肿瘤学的发展进入了新危机。对肿瘤起源的认识，科学家认为是 DNA 复制中的随机突变或者说"坏运气"是人类癌症产生的主要原因[1]；以分子靶向药物和免疫检查点抑制剂为代表的肿瘤治疗使许多肿瘤患者临床受益[2]。但是，分子靶向药物因肿瘤代偿通路的建立而很快耐药，免疫检查点抑制剂可持续诱导免疫反应但仅对一小部分患者有效。肿瘤学的大厦已近乎完美了吗？答案是否定的。我们需要新的思考。

一、肿瘤起源

（一）肿瘤起源的误区

肿瘤起源的诸多理论莫衷一是，一些基本问题仍有争议，这些问题包括：肿瘤起源于胚胎细胞或成熟细胞？[3] 干细胞或体细胞？[4] 单细胞或多细胞？[5] 遗传或环境？[6] 进化或突变？[7] 传染或复制？[8-9] 躯体或心理？[10] 内因或外因？[11] 局部或整体？ 必然或偶然？ 为了避免犯错，答案是二者皆有可能。但是如果确实存在一个确定答案，我认为细胞纠缠可能是一个好的候选者。

(二)细胞纠缠

肿瘤细胞之间可能通过细胞纠缠(cell entanglement)相互影响。我们推测,肿瘤遗传特质中包含有两个或多个相互纠缠的细胞,即一个细胞状态变化,生物系统中有相同来源或遗传特质的另一细胞即刻发生相应的状态变化[12-13]。干细胞可能是细胞纠缠的来源,单细胞分析(single - cell sequencing, SCS)和活细胞成像(live cell imaging)可观察到细胞基因组和细胞行为的微妙变化,寻找细胞纠缠的证据。如果细胞纠缠理论被观测所证实,它就将是长达2 000年以上肿瘤探索的成功终结。

二、肿瘤治疗

(一)肿瘤为非精准治疗疾病

精准肿瘤学认为基因指导的精准治疗可使肿瘤治疗大幅度提高,然而目前这种方法似乎并不成功,至少在成功前还需要足够的调整,精准肿瘤学是否可行尚待证明[14]。肿瘤是一类异质性很高的疾病,每个肿瘤患者都有唯一的特征和分子标签,这使基于组织学的传统治疗模式面临困难[15]。肿瘤的异质性和克隆进化决定了肿瘤的复杂性。我们似乎可以这样理解,肿瘤并非精准治疗疾病。

肿瘤的异质性是肿瘤分子分型的基础,即使同一患者的同一瘤体内也无法寻找到两个一模一样的肿瘤细胞[16]。另外,肿瘤生长时会产生新抗原,这种新抗原异质性可以影响免疫监视,既提供了治疗靶标,又显示了实现精准治疗的困难[17]。预测个体肿瘤的未来行为是实现肿瘤精准治疗的关键,肿瘤异质性和克隆适应进一步支持了肿瘤克隆进化的观点[18]。

(二)通过大脑调控免疫系统实现免疫治疗

即使在肿瘤的特征中,也不考虑脑功能失调在肿瘤发生发展中的作用。即使机体能够免疫识别肿瘤、识别后有精准免疫反应的双抗体T细胞[19]或个性化肿瘤疫苗[20],如果忘记了大脑对免疫系统的调控,那也无法实现对"失控复制"肿瘤细胞的免疫治疗。虽然一些肿瘤疫苗已经用于临床,如治疗性树突状细胞疫苗sipuleucel - T和重组病毒前列腺疫苗PSA - TRICOM[21],但免疫治疗仍未发挥其治愈肿瘤的作用。

大脑其实就像其他组织一样,可通过脑膜淋巴管与外周免疫系统连通,提示大脑可能通过免疫系统调控肿瘤的发生发展[22]。另一方面,神经元通过营养因素调控代谢,维持器官特异且持续的血管结构,间接影响肿瘤的生长[23]。如何实现大脑对免疫系统的调控?光遗传学利用光照射细胞快速启动或终止目的基因表达,从而操纵神经元活动。Berglund等将光遗传学探针和荧光素酶融合产生了融合蛋白luminopsins,体外底物存在时通过生物光激活神经元,体内除了物理光还可由生物光控制神经元活性,使光遗传学在肿瘤治疗的临床应用成为可能[24]。研究发现,神经元通过分泌 Neuroligin-3 蛋白促进脑胶质瘤生长,提示大脑活性对肿瘤生长的影响[25]。通过大脑调控免疫系统才可能真正实现肿瘤的免疫治疗并治愈肿瘤。

三、结语

基因组学和转录组学提供了个体肿瘤患者的全面信息,有助于实时治疗决策[26]。肿瘤学的基础和临床研究似乎已完美,然而诸多问题的存在提示了肿瘤学面临的新危机。为什么一些重要的变量并不能很好地预测肿瘤预后?[27]为什么免疫治疗有诸多限制? 为什么肿瘤仍存在? 我们需要新的思考来改变肿瘤的预防和治疗策略。

参考文献:

[1]Tomasetti C,Vogelstein B. Cancer etiology. Variation in cancer risk among tissues can be explained by the number of stem cell divisions[J]. Science,2015,347(6217):78-81.

[2]Sharma P,Allison J P. Immune checkpoint targeting in cancer therapy:toward combination strategies with curative potential[J]. Cell,2015,161(2):205-214.

[3]Ma Y,Zhang P,Wang F,et al. The relationship between early embryo development and tumourigenesis[J]. J Cell Mol Med,2010,14(12):2697-2701.

[4]Zhang D,Park D,Zhong Y,et al. Stem cell and neurogenic gene-expression profiles link prostate basal cells to aggressive prostate cancer[J]. Nat Commun,2016,7:10798.

[5]Navin N,Kendall J,Troge J,et al. Tumour evolution inferred by single-cell sequencing[J]. Nature,2011,472(7341):90-94.

[6]Rozhok A I,DeGregori J. Toward an evolutionary model of cancer:Considering the mechanisms that govern the fate of somatic mutations[J]. Proc Natl Acad Sci U S A,2015,112(29):8914-8921.

[7]Tomasetti C,Marchionni L,Nowak M A,et al. Only three driver gene mutations are required for the development of lung and colorectal cancers[J]. Proc Natl Acad Sci USA,2015,112(1):118-123.

[8]Zomer A,Maynard C,Verweij F J,et al. In Vivo imaging reveals extracellular vesicle-mediated phenocopying of metastatic behavior[J]. Cell,2015,161(5):1046-1057.

[9]Zomer. In Vivo imaging reveals extracellular vesicle-mediated phenocopying of metastatic behavior[J]. Cell,2015,161(5):1046-1057.

[10]Sottoriva A,Kang H,Ma Z,et al. A Big Bang model of human colorectal tumor growth[J]. Nat Genet,2015,47(3):209-216.

[11]Wu S,Powers S,Zhu W,et al. Substantial contribution of extrinsic risk factors to cancer development[J]. Nature,2016,529(7584):43-47.

[12]Zhang B H,Yue H Y. Cell entanglement:a new hypothesis of the origin of cancer[J]. Journal of Modern Oncology,2015,23(20):3048-3049.

［13］Zhang B H,Yue H Y. Evidences of cell entanglement［J］. Journal of Modern Oncology,2016,24 (14).

［14］Prasad V,Fojo T,Brada M. Precision oncology:origins,optimism,and potential［J］. Lancet Oncol,2016,17(2):e81 – 86.

［15］Klement G L,Arkun K,Valik D,et al. Future paradigms for precision oncology［J］. Oncotarget. 2016 May 19. ［Epub ahead of print］

［16］Wang Y,Waters J,Leung M L,et al. Clonal evolution in breast cancer revealed by single nucleus genome sequencing［J］. Nature,2014,512(7513):155 – 160.

［17］McGranahan N,Furness A J,Rosenthal R,et al. Clonal neoantigens elicit T cell immunoreactivity and sensitivity to immune checkpoint blockade［J］. Science,2016,351(6280):1463 – 1469.

［18］Lipinski K A,Barber L J,Davies M N,et al. Cancer Evolution and the Limits of Predictability in Precision Cancer Medicine［J］. Trends Cancer,2016,2(1):49 – 63.

［19］Roybal K T,Rupp L J,Morsut L,et al. Precision Tumor Recognition by T Cells With Combinatorial Antigen – Sensing Circuits［J］. Cell,2016,164(4):770 – 779.

［20］Miao D,Van Allen E M. Genomic determinants of cancer immunotherapy［J］. Curr Opin Immunol,2016,41:32 – 38.

［21］Thomas S,Prendergast G C. Cancer Vaccines:A Brief Overview［J］. Methods Mol Biol,2016, 1403:755 – 761.

［22］Louveau A,Smirnov I,Keyes T J,et al. Structural and functional features of central nervous system lymphatic vessels［J］. Nature,2015,523(7560):337 – 341.

［23］Linneweber G A,Jacobson J,Busch K E,et al. Neuronal control of metabolism through nutrient – dependent modulation of tracheal branching［J］. Cell,2014,156(1 – 2):69 – 83.

［24］Berglund K,Clissold K,Li H E,et al. Luminopsins integrate opto – and chemogenetics by using physical and biological light sources for opsinactivation［J］. Proc Natl Acad Sci U S A,2016,113(3): E358 – 367.

［25］Venkatesh H S,Johung T B,Caretti V,et al. Neuronal Activity Promotes Glioma Growth through Neuroligin – 3 Secretion［J］. Cell,2015,161(4):803 – 816.

［26］Roychowdhury S,Chinnaiyan A M. Translating cancer genomes and transcriptomes for precision oncology［J］. CA Cancer J Clin,2016,66(1):75 – 88.

［27］Lo A,Chernoff H,Zheng T,et al. Why significant variables aren't automatically good predictors ［J］. Proc Natl Acad Sci U S A,2015,112(45):13892 – 13897.

（原兰州军区兰州总医院肿瘤科:张百红;陕西中医药大学:李新民）

胆道疾病

急性胆道大出血 1 例治验报告

急性胆道大出血,临床较罕见,我们曾治 1 例,采用西医治疗效果不显著,辨证选用中药获得了良好效果,并随访观察 1 年无恙。现介绍如下,仅供同道参考指正。

一、病案摘要

患者李×安,男,34 岁,干部,住院号 62563,于 1962 年 5 月 6 日以心口剧痛、眼黄急诊入院。患者于 6 日前突然右上腹部持续性疼痛,阵发性加剧,同时向腰背及右肩部放射,伴有寒战高热,全身不适,胸闷气急,恶心呕吐,吐物初为饮食,继为黄绿色苦水,自发病第二天始眼球发黄,皮肤瘙痒,日渐加重,大便稀溏,2~3 日解 1 次,色黄褐不爽利,小便短赤。6 日来连续发作,经当地治疗无效。曾于 1956 年 11 月有类似发作,入本院做过"胆石摘除术"。1957 年 2 月因急腹痛、呕吐、便秘而二次入院,手术诊断为"肠粘连所致肠扭转"。1958 年 4 月又因类似第一次发作而三次入院,做了"胆囊摘除术"。既往体健,否认冶游史。

体检:神智清醒,消瘦,呈急性痛苦病容,坐卧不安,弯腰打滚、额汗淋漓,皮肤黄染,无蜘蛛痣。体温 39℃,脉搏 120 次/min,呼吸 26 次/min,血压 120/80mmHg。巩膜深黄,瞳孔等大,反射正常,颈静脉不怒张。心肺(-),右上腹部稍紧张,压痛明显,Murphy 氏征阳性,无包块,腹正中脐旁有长约 15cm 手术切口疤痕,腹壁静脉不曲张,肝大在右季肋下 2 横指,中等硬,边缘锐,压痛显著,脾(-),腹水征(-),肠鸣音正常。

化验:血色素 80%,红细胞 404 万,白细胞 22 100,中性 85%,淋巴 14%,大单核 1%。黄疸指数 70 单位,凡登白直接、间接均强阳性 +++,碘(-),高田氏(-),脑絮(+),锌浊 5 单位。出血、凝血时间均为 1min30s。血小板 11 万。尿常规(-)。粪常规及隐血均(-)。

X 线检查:胸腹部透视及上消化道钡造影均(-)(系 5 月 22 日请外科会诊时所查)。

入院诊断:急性阻塞性胆管炎胆石症?

治疗经过:入院后因患者一般情况很差,即进行保守治疗,饮食管制,增进胆汁排泌,消除胆石绞痛,保肝,大力抗感染,纠正水与电解质紊乱,企图待病情改善再考虑手术,然 5 天来急性发作毫无好转。从 5 月 11 日始,在右上腹绞痛之后,烦躁不安,突然大量呕血,呕出紫色血块约有3碗,血压60/40mmHg,大便呈柏油样,量多,余症未减,以后每当血压上升至100/60mmHg左右时,就有上述同样发作,大量出血,8天来连续发生5次,都经输血、补液、抗休克等大力抢救,只能安于一时,患者及家属拒绝手术,要求吃中药,故请中医科会诊。

5月19日中医所见:患者面色苍白,神识欠清,目肤正黄如橘色,额汗淋漓,四肢不温,时而面抽手颤,间歇高热,胸脘痞满,痛而拒按,呕恶不舒,连日呕血,口干苦而不思饮,小便短赤,大便每日一两次,呈柏油状,舌质赤苔黄厚而燥,脉弦细而数。时血压60/40mmHg,红细胞184万,血色素35%,白细胞11 200,中性84%,淋巴16%。黄疸指数100单位,凡登白立即直接、间接均强阳性(++++),碘(++),高田氏(+++),锌浊18单位,脑絮(++)。

中医辨证:此属湿热之邪,久蕴脾胃,郁于肝胆,熏蒸三焦,胆汁溢于皮表目系。又因郁久化火,胆火内炽,迫血妄行,热极动风,当属急黄范畴。然血脱正虚,邪势鸱张,急宜扶正固脱,清热利湿,解毒熄风,凉血止血。

处方:党参六钱,生芪六钱,焦栀四钱,茵陈二两,连翘六钱,白芍四钱,玄参三钱,丹皮三钱,胆草二钱,地榆炭四钱,槐花炭三钱,青皮三钱。

水煎频服,不拘时;冲服安宫牛黄丸,每日3次,每次1粒。

5月21日:前方连进2剂后,面抽手颤呕血未作,病情稍安,他症如旧,舌脉同前,又鉴于西医诊断为胆石症所致急性阻塞性胆管炎,当以逐邪安正为急务。治宜利胆排石,清热泻火,渗湿退黄。

处方:广木香四钱,厚朴三钱,枳实三钱,枳壳三钱,郁金四钱,茵陈二两,黄连一钱,连翘六钱,焦栀四钱,黄芩三钱,大黄三钱,芒硝六钱。水煎,分3次服。

5月22日:昨服药2次,黎明前阵发性脘部绞痛2次,每次三五分钟,但未呕吐,今晨服3次药后1h,自行排稀便2次,色黄褐,并排出约1.2cm×1cm×0.8cm大小之椭圆形色素结石2枚。精神稍好,余症未减,舌脉同前,又恐结石尚未排净,再拟昨方减芒硝为四钱,再服1剂。

5月23日:服药后排黄褐色稀便2次,未再见结石排出,腹痛呕吐未作,能进流汁饮食,唯午后仍发热,精神萎靡,头昏乏力,巩膜皮肤黄染未减,口干苦,溲赤。脉沉细数,舌质红微紫,苔黄厚微燥。治宜扶正祛邪,清热渗湿,佐以凉血止血。

处方:党参四钱,生芪四钱,茯苓四钱,茵陈二两,薏仁六钱,连翘六钱,广皮三钱,当归三钱,赤芍三钱,焦栀三钱,丹皮三钱,地榆炭三钱,槐花炭三钱,水煎,分3次服,每日诊察,连服3剂。

5月26日:精神转佳,食欲稍增,面目黄染稍退,溲黄量多,大便成形,色黄褐,每一两日一次,舌质红,黄厚苔稍退,脉沉细微滑数,仍予23日处方去当归,易赤芍为白芍,连服 3 剂。

5 月 29 日:精神好转,食欲增进,吃半流食嫌不饱,黄染明显减退,体温正常,尿黄量多,大便正常色黄,隐血(-),舌质淡红,苔渐退,脉细缓,血压 104/60mmHg,肝功能明显好转。再拟健脾渗湿,清热退黄。

处方:党参四钱,生芪四钱,茯苓四钱,薏仁六钱,当归三钱,白芍三钱,茵陈八钱,连翘四钱,焦栀三钱,郁金三钱,广皮三钱,砂仁钱半,水煎,每日 3 次,连进 8 剂。

6 月 7 日:一般情况逐渐好转,口和食增,二便正常,可自行下床活动,唯双下肢轻度可凹性水肿,舌质淡,苔根部仍黄厚,脉细缓,仍以 29 日处方基础上随症加减,每日 1 剂,连服至 7 月 30 日,痊愈出院。

出院复查:一般情况好,黄染退净,心肺(-),腹软,无压痛,肝刚触及,质软,无压痛,脾(-)。红细胞 290 万,血色素 60%,白细胞 4600,中性 72%,淋巴 25%,大单核 3%。黄疸指数 10 单位,碘(+),凡登白直、间接弱阳性,高田氏(±),脑絮(-),锌浊 9 单位。出院诊断:①急性阻塞性胆管炎胆石症;②续发上行性肝炎并胆道大出血。

二、讨论与体会

(1)本例先有右上腹绞痛,伴有黄疸、寒战和高热,随后即呕血、黑便。经以输血为主的非手术治疗得以暂时缓解,但出血仍呈周期性复发,这点符合上述诊断的临床主要特点,加之肝功能严重损害,故诊断当无疑义。

(2)胆道出血,虽有希望在非手术疗法下获得痊愈,本例先由西医治疗半月,效果不显著。笔者认为若由于胆石、蛔虫所致上行感染者,必须排出结石、虫体,疏通胆道,才有助于控制感染,辨证选用中药在这方面提示了新的苗头。诚然西医配合输血、补液、保肝、抗休克和抗生素等治疗,也是不可缺少的。

(3)本例治验,主要从其临床脉证所见,辨证选用中药起了一定的作用,此例虽为热证实邪,却因久受煎熬,失血过多,体羸已极,又当内火炽盛,迫血动风,血脱正虚,病情险恶之时,处方必须面面顾及,待病情稍安,按其"本"为结石所致,逐邪安正,当为急务,选习用利胆排石①之广木香、厚朴、枳实、枳壳、郁金、大黄、芒硝等以行气逐邪,软坚导滞。由于阳黄为湿热蕴邪,从始至终选用茵陈、山栀、连翘、薏仁、茯苓等清热、利湿、解毒之品,获得满意效果;这类药物是否对胆汁分泌和排泄、胆管蠕动及 Oddi 氏括约肌弛缓等有所影响? 仅提供作进一步研究。

(原陕西汉中市医院:李新民、雷明新)

---

①利胆排石汤,系我们自拟习用方,临床使用于 17 例患者,除 1 例因结石过大而手术治疗外,余均获满意效果。

中西医结合治疗胆石症 147 例临床分析

胆石症是胆道常见病,祖国医学对胆石症的论述历史源长,疗法颇多,给我们留下了宝贵的遗产。遵照伟大领袖和导师毛主席"中国医药学是一个伟大的宝库,应当努力发掘,加以提高"的教导,以毛主席的光辉哲学思想指导临床实践,我院从 1959 年以来,积极从祖国医学的伟大宝库中发掘治疗该病的有效方法,开展中西医结合,通过非手术疗法治疗胆石症。初步取得了较好的疗效。本文就 1975 年 6 月底止,共收住院治疗的 147 例胆石症,现小结如下:

一、临床资料

(一)病例选择

凡经胆道造影证实为胆石症或虽经胆道造影,显影不满意,但经治疗排出结石,并符合以下条件者。

(1)胆囊及胆管结石。

(2)胆管残留结石及泥沙结石。

(3)胆道阴性结石。

(二)一般资料

本组 147 例,其中女性 103 例,男性 44 例,男:女 = 1:2。工人 56 例,农民 14 例,干部 72 例,军人 3 例,其他 2 例。20 ~ 30 岁 25 例,31 ~ 40 岁 64 例,41 ~ 50 岁 32 例,51 ~ 60 岁 24 例,60 岁以上 2 例。最大年龄 62 岁,最小年龄 20 岁。阳性结石(阳性结石直径不超过 1.2cm 者)132 例,阴性结石 15 例。胆囊结石 128 例,胆管结石 19 例(包括胆管残留结石 2 例),并发胆道感染者 73 例,胆道大出血 1 例。

(三)主要症状及体征

右上腹痛 141 例(96%),放射痛 123 例(83.7%),厌油 84 例(57%),恶心呕吐 39 例(26.5%),胆绞痛 29 例(20%),恶寒发热 15 例(10.2%),黄疸 37 例(25.2%),胆囊区压痛 122 例(83%),胆囊肿大 21 例(14.3%)。

(四)化验检查

入院时白细胞计数 <10.000 者 73 例,10.000 ~ 15.000 者 49 例,>15.000 者 25

例;中性<75%者74例,75%~80%者47例,>80%者26例。

肝功能共做136例,其中黄疸指数15单位以上36例,谷丙转氨酶200以上36例。凡登白直接迅速阳性29例。

(五)超声波检查

共做87例,其中有单高波28例,进出波毛杂的67例。胆囊平段<2cm的41例,>2cm的46例。

(六)结石成分化验

10例胆结石化学成分分析:

表1 胆结石化学成分分析

编号	姓名	性别	年龄	结石部位	化学成分						
					胆色素	胆固醇	磷酸盐	高铁	低铁	钙	氟
1	张××	女	47	胆囊	+	+				+	+
2	张××	女	45	胆囊	+	+				+	+
3	赵××	男	43	胆囊	+	+					
4	闵××	女	62	胆囊	+	+	+	+	+	+	
5	张××	女	43	胆囊	+		+	+	+	+	+
6	魏××	男	29	胆囊	+	+		+		+	+
7	艾××	男	38	胆囊	+		+	+	+	+	
8	薛××	男	45	胆囊	+	+				+	+
9	王××	男	51	胆囊	+	+				+	
10	秦××	男	30	胆囊		+				+	

注:系青岛市医院协助化验。

(七)疗效标准

(1)痊愈:经胆道造影结石全部排出,症状及体征消失。

(2)显效:经胆道造影结石部分排出,症状及体征消失。

(3)有效:虽症状缓解,体征消失,造影胆囊功能改善,但结石未排出者。

(4)无效:症状、体征改变不明显,结石未排出者。

二、治疗方法及疗效

(一)分型及方药

根据临床胆石症演变过程中的症状、体征、舌诊及脉象,运用辨病与辨证的知识,拟定分型和方药。

(1)肝气郁滞型:症见右上腹隐痛或钝痛,向右肩背放射,胆囊区或肝、胆俞压痛。

多伴口苦、纳差、恶心、厌油、善太息或低热,化验血象多无明显改变。舌苔多薄白或微黄腻,舌质淡多有瘀点。脉多弦细。

治则:疏肝理气、利胆排石,佐以清热。

方药:利胆排石汤Ⅰ号。

广木香15g,柴胡10g,郁金15g,枳壳15g,厚朴10g,黄芩10g,金钱草60g,大黄10g(后下),香附12g。

(2)湿热蕴结型:症见右上腹痛或胆绞痛,右上腹肌紧张,压痛拒按及放射痛,胆囊多肿大,常恶寒发热,大便秘结,小便短赤,多伴黄疸,甚或恶心呕吐,神昏气促。化验血尿及肝功能多有明显的改变。舌质红紫,苔黄腻或燥起芒刺。脉多弦滑数。

治则:清热利胆、疏肝理气、通腑排石。

方药:利胆排石汤Ⅱ号。

金钱草60g,黄芩12g,栀子10g,广木香15g,双花30g,连翘30g,郁金15g,枳壳15g,厚朴15g,芒硝15g(冲),大黄10g(后下)。

表2　利胆排石汤随症加减法

症状与体征	加减用法
高热口渴舌质红、苔黄腻、脉洪数	地丁15g,败酱草30g,蒲公英30g,薏苡仁30g
黄疸重	茵陈30g,黄柏10g,焦栀10g
胸闷、胁痛	川楝子10g,元胡10g,瓜蒌15g,赤白芍各10g
恶心、呕吐	半夏10g,竹茹10g,生姜10g
食欲不振	砂仁10g,蔻仁6g,佛手12g
阴性结石	姜黄10g,鸡内金6g,郁金12g,佛手12g,陈皮10g
腹泻日达4～5次	减少芒硝、大黄用量

注:以上加减用药,应根据具体情况,选择其中数味。

表3　胆石症"综合"疗法方案

时　间	措施步骤
8:00	利胆排石汤,300mL,口服
8:30	盐酸吗啡,5mg,皮下注射
9:00	阿托品0.5mg,皮下注射
9:20	33%硫酸镁,40mL,口服
9:40	10%稀盐酸,20mL,口服

表3(续)

时 间	措 施 步 骤
10:00	脂餐吃油炸鸡蛋 2 个
10:30	针刺:①耳针:右耳神明、交感、肝、胆、胰及右耳胆胰透 12 指肠穴。②体针:阳陵泉(右)胆囊穴、足三里(双)日月、阿是穴。手法:强刺激通电留针(30~40min)

注:"综合"疗法,每天或隔天 1 次,5~7 次为 1 个疗程,间歇 5~7d,再继续下一疗程。

(3)肝郁脾虚型:"综合"疗法间歇期或体虚者,症见右上腹隐痛,右肩背酸困,乏力懒言,口苦纳差,胃脘胀满喜按,大便溏,小便清长,舌淡苔薄白,脉沉细。

治则:补益气血、舒肝健脾,佐以利胆排石。

方药:利胆排石汤Ⅲ号。

党参 12g,茯苓 12g,白术 12g,丹参 30g,当归 10g,赤白芍各 10g,郁金 15g,佛手 12g,香附 12g,焦三味各 12g,金钱草 60g,炙甘草 6g。

(三)治疗效果

本组 147 例,痊愈 33 例(胆囊结石 28 例,胆管结石 5 例),显效 56 例(胆囊结石 42 例,胆管结石 14 例),有效 42 例,无效 16 例。排石率 60.5%。

三、典型病例

例一:魏×平,男性,39 岁,住院号:34174。患者于 1971 年 3 月 3 日在西安××医院做胆囊切除手术取出玉米粒大小结石 22 块。术后半年右上腹部经常发作性剧痛,并向右肩部放射,进脂餐后加重,于 1972 年 6 月 23 日胆道造影,胆管未显影,但在第二腰椎右侧处可见黄豆大小不规则之致密阴影。查体一般情况佳,巩膜无黄染,体温、血象均在正常范围。腹软,肝脾未扪及,墨菲氏征(+),经验压痛点(+),超声波提示胆石症。于 1972 年 10 月 27 日以胆管残留结石肝郁气滞型收住院治疗,治疗 4 个疗程,先后排出绿豆大及砂粒状结石多枚,症状及体征消失,胆管显影,原结石消失,痊愈出院。

例二:张×玲,女,38 岁,武功农学院工作,住院号 46134。患者 1970 年以右上腹部剧痛,在某医院诊断为胆石症而行胆囊摘除术,取出 1cm×1cm 大的结石 1 枚,经化验为胆固醇为主结石。3 年多来,经常右上腹仍发作性疼痛,曾 2 次胆管造影,均见胆管明显增粗,提示胆管残留结石。1975 年 9 月 11 日,右上腹持续性疼痛不止,伴高热、黄疸、呕吐而入院。查体:体温 39.7℃,脉搏 96 次/分,血压 110/70mmHg。一般可,急性痛苦病容,神清语晰,皮肤及巩膜黄染。心肺无异常。肝上界 6 肋间,下界剑下 2cm,肋下 1.5cm,右肋下可触及鸡卵大囊性包块,墨菲氏征(+)。经验压痛点(+)。化验血象:血色素 10g,白细胞总数 13.000,中性 89%,淋巴 11%。尿三胆:尿胆原、尿胆素（＋），胆红质（－）。肝功：黄疸指数 30 单位，谷丙转氨酶 500 单位以上。血淀粉酶 50 单位。经用利胆排石汤为主的综合治疗，于入院后第三天排出枣核形，2.9cm×1cm×0.8cm，淡黄色结石 1 枚。经化验证实为胆固醇为主的混合结石。自此症状体征消失，痊愈出院，随访至今未见复发。

例三：秦×梅，女性，38 岁，住院号 31632。患者于 1972 年 4 月 10 日因右上腹频繁发作性剧烈疼痛 4 月余，疼痛向右肩背部放射，伴恶心呕吐、口苦纳差、厌油等。1968 年以来多次发作，于 1972 年 3 月 31 日在外院做胆囊造影确诊为胆囊多个混合结石而转我院。查体：一般情况可，巩膜无黄染，体温 36.8℃，血压 130/80mmHg，心肺无异常，腹软，肝肋下 1cm，质软，脾未扪及，未摸及包块，胆囊区压痛（＋），经验压痛点（＋）。化验检查血象及肝功均正常。入院后按胆石症方案治疗 6 个疗程，先后共排出绿豆样大小一致铅灰色结石 73 粒。症状及体征消失，胆道造影复查提示胆囊显影清晰，结石阴影显著减少后出院。

例四：张×英，女，45 岁，住院号 31367。于 1972 年 3 月 22 日以右上腹发作性疼痛 3 月余，伴向右肩背部放射，并有恶心呕吐。从 1971 年始有多次类似发作史。查体：一般情况可，巩膜无黄染，体温 36℃，血压 110/80mmHg，腹软，未摸及包块，肝大肋下 1cm，质软，墨菲氏征（＋），经验压痛点（＋）。化验检查血象及肝功均正常，经胆囊造影诊为胆囊炎胆石症收住院，按胆石症方案治疗 6 个疗程，先后共排出结石 64 枚，体积多为 1.0cm×1.0cm×0.9cm 左右，化验证实为胆色素、胆固醇及钙盐为主的混合结石。后因胃癌手术，探查胆囊，结石全部排出，仅胆总管尚有残留结石 1 枚。

四、体会与小结

本文报告以辨病与辨证相结合选用利胆排石汤为主的综合疗法，治疗胆石症 147 例，其中胆囊结石 128 例，胆管结石 19 例，阳性结石 132 例，阴性结石 15 例，说明我省以胆囊混合结石为多。初步取得了一定的效果，排石率为 60.5%。

通过临床观察，初步认为本方案具有行气、导滞、清热利胆、涤腑退黄的作用，从而起到解痉、止疼、排石、抗感染及调理消化系统机能的协同功效。

通过临床观察，我们认为诱导发作，务使结石由静而动，因势利导，往往能收到事半功倍的效果。

目前对排石时间长、排石不彻底及排石规律、溶石等问题，还认识得不够清楚，有待今后努力在实践中进一步探索。

（原陕西中医学院附属医院结石科研组：李新民）

中西医结合治疗胆道蛔虫症临床观察与机理探讨

蛔虫进入胆道,引起胆道及奥狄(Oddi)氏括约肌痉挛,患者感觉剧烈疼痛,称为胆道蛔虫症。本症是肠蛔虫病的常见并发症,也是临床最常见的急腹症之一,尤以农村更为多见。约占胆道疾病的8%～12%。

本症颇似祖国医学的蛔厥症。早在2 000多年前,《内经》中即有"蛔厥"的记载。汉·张仲景在《伤寒论》中对蛔厥的病因及症状做过明确的描述,并拟定乌梅丸作为治疗本症的主方。该书谓:"蛔厥者,其人当吐蛔,今病者解而复时烦者,此为藏寒。蛔上入其膈,故烦,须臾复止。得食而呕。又烦者,蛔闻食臭出,其人常自吐蛔。蛔厥者乌梅丸主之。"在上述基础上,后世医家对蛔厥的认识与治疗不断有所发展。

1958年以前,西医因受机械唯物论的影响,认为蛔虫一旦钻入胆道,就不能退出或排出,故一经确诊,多采用手术治疗,手术率曾高达90%以上,手术死亡率达3%～9%。1958年以来,全国各地广泛采用中西医结合治疗,大大地降低了手术率,提高了治愈率。综合国内近10年来的部分报告,在9192例中,非手术疗法治愈率平均为95%,死亡率降至0.87%,临床疗效显著提高,并发症明显减少。我们从1963年以来,辨证选用以利胆驱蛔汤为主治疗本症1153例,获得满意的效果。现做一临床分析,并对其机理进行初步探讨,介绍如下。

一、诊断依据

(1)症状:突然右上腹阵发性剧烈绞痛和放射右肩及腰背痛,常伴恶心呕吐(食物及胆汁)或吐蛔虫,多数有四肢厥冷,发作间隙期挛痛基本消失,如有并发症则恶寒发热。

(2)体征:剑突下或稍偏右侧有局限性恒定的压痛点,早期很少有腹肌紧张。如有并发症右下腹部绞痛则成持续挛痛,阵发性加剧,压痛及腹肌紧张增强且扩大。

(3)化验室检查:早期血象无大改变。有并发症时,则有白细胞、血清转氨酶、血及尿淀粉酶增高等。多数粪便镜检可发现蛔虫卵。

(4)病史:既往有便蛔虫或呕蛔虫史。

(5)中医辨证依据:胆道蛔虫症与中医文献里的蛔厥症颇相吻合,本组病例辨证,视其临床病症及四诊资料,参见虫症(眼结膜蓝斑、面部虫斑、舌表面红点、下唇内膜颗粒),结合其他证候(如肝胆俞穴区压痛)及经验点压痛(+)辨析病机及影响的脏腑,作为依据。

(6)辅助诊断:视病情需要与条件可能,可配合一些辅助诊断和探查(如超声波探查、十二指肠液引流检查、钡餐造影及胆管造影等)。

二、临床资料

(一)一般情况

本病可发生于幼儿后的任何年龄,尤其青壮年农民为多发。

本组计,男 317 例,女 836 例,男女之比为 1:2.6,女性高于男性。年龄最小者 7 岁,最大者 75 岁。18~50 岁者最多,共 1153 例。

其中农民 814 例,工人 71 例,干部 34 例,学生 26 例,其他 208 例。

(二)病例分析

(1)就诊时间:1d 内就诊者 377 例,3d 内就诊者 584 例,3d 后就诊者 192 例,既往有类似发作者 182 例。就诊越晚并发症越多,本组有并发症者 411 例,其中 3d 以后就诊者 305 例。

(2)症状和体检:本组病例的主要症状为右上腹阵发性剧烈挛痛,并放射右肩及腰背部,发作时患者坐卧不安,弯腰弓背,以拳顶按,出冷汗,面苍白,四肢冷等,并常伴有恶心、呕吐或吐蛔虫,有并发症时则恶寒发热,右上腹压痛增强,腹肌紧张。本组有并发症者 411 例,其中胆道感染者 394 例,胰腺炎 4 例,肝炎及右肺底反应性炎变 2 例,大肠杆菌败血症 1 例。

症状和体检统计表

项目	典型腹痛	放射痛	恶心呕吐	吐蛔虫	四肢厥冷	恶寒发热	腹肌紧张	墨菲氏征	肝大压痛	胆囊肿大	黄疸
例数	1153	1094	988	478	574	594	645	514	91	54	23
%	100	95	86	41.5	49.8	51.5	56	44.6	7.9	4.7	2

(3)化验室检查:白细胞增高,计 1 万以上者 754 例(65.4%),大便检见蛔虫卵者 908 例(占 78.8%),为了观察中医药的机转,我们对 16 例患者做了十二指肠液引流,结果证明治疗前该液均为碱性或中性反应,治疗后均为酸性反应,11 例该液内查见蛔虫卵。

(4)其他检查:21 例做了超声波探查,胆囊区均有异常反射波,其中 7 例胆囊增大,治疗后复查 19 例,该异常反射波消失,胆囊正常。6 例做了十二指肠稀钡造影,结果 3 例有痉挛现象,1 例上段空肠有多数蛔虫影,1 例蛔虫从胆道正在退缩。

（三）中医药治疗情况

117 例在中医药治疗前曾在其他医院接受抗感染、解痉、止痛、驱蛔等治疗，症状未能缓解，后入本组治疗。

（四）治疗效果

本组 1153 例，经治疗后症状全部缓解，并发症消除。936 例驱出蛔虫，便出蛔虫最多者 70 余条，一般均在 10～30 条左右，其中 7 例因驱蛔不彻底或再感染 2 次或 3 次入院。服药最少者一次症解，最多者 12 剂，一般 3～5 剂。如服药 3～5 剂后，症状仍无明显缓解往往有并发症或其他疾患，务宜精辨，病情重者可日服 2 剂，分 4～6 次服，收效方捷。

三、治疗方法

（一）基础方

乌梅 15～30g，苦楝根皮 15～30g，黄连 3～10g，或黄柏 10～12g，槟榔 10～18g，广木香 6～10g，花椒 6～10g，细辛 3g，干姜 10g，使君子 12～15g，大黄 10g（后下）。

（二）加减法

（1）虚：身体衰弱，脉沉细者或久病正虚，酌加党参 12～18g，当归 12g，芍药 12g，甘草 6g，蜂蜜 30～60g，以益气养血。

（2）寒：肢厥冷汗，面色苍白或青，脉沉迟者酌加制附片 10g，桂枝 6g，以温中助阳，调和营卫，散达气血。

（3）热（实）：此二症临床常同时出现，如右上腹持续性疼痛阵发加剧，拒按，恶心呕吐，恶寒发热，白细胞增高，脉弦滑而数，舌质红，苔黄厚腻或伴黄疸者为肝胆郁热，湿遏于胃，则须重用连翘 30g，金钱草 30～60g，茵陈 30～60g，栀子 10～15g，黄芩 10～12g 之类，以清热解毒，利胆消黄（观察胆囊手术后引流患者，此类药物可使胆汁排泄增加 2～3 倍），便秘者加芒硝 10～18g（冲），枳实 10～15g，以宽肠通便，软坚散结。

（三）方药分析

综上用药，根据蛔虫"得酸则静、得辛则伏、得苦则下、得甘则起"的特性而辨证选制。方中以乌梅、川椒、细辛、干姜、黄连、黄柏、苦楝根皮、大黄为主，泄肝、清热、荡腑，取其酸、苦、辛、辣之味，使蛔静伏而下，佐以木香、槟榔，理气消滞止痛，同时苦楝根皮、槟榔、川椒等具有驱蛔麻虫之功，虽然该症临床表现虚、实、寒、热错杂，务于临症时，更应审因求症，严重的并发症不可不警惕。

（四）辅助疗法

腹痛呕吐剧烈时给针刺合谷、内关、足三里、阴陵泉、肝俞、胆俞或耳针等穴，强刺激,留针 30～40 分钟。或痛点局部皮下卧针 1～2 天。或用阿托品 1 支在上述主穴封闭。在治疗过程中,为防止再发,对所有患者均在症状缓解后 2～3 天给用驱蛔灵治疗。其中数例并发症较严重者,给加用抗生素及补液等对症治疗亦属必要。

本组其中 100 余例因乌梅缺乏,我们分别用食醋二两(100g)或阿司匹林 6 片,每日 3 次分服,或山楂 15g 替代,均取得同样效果。

四、典型病例

姚××,女,21 岁,农民,住院号 49914。

患者于 1965 年 6 月 28 日以右上腹部阵发性绞痛 1 天而入院,痛作时全身麻木,肌肉紧张,呕吐频作,且吐蛔虫 1 条,痛向右肩部放射,面赤颧红,口干苦,舌质红,苔薄黄,脉弦滑数,曾在当地卫生所注射阿托品及服西药无效。

体查:体温 37.5℃,白细胞 10 200,中性 90%,大便镜检蛔虫卵(+),超声波提示胆道蛔虫症。十二指肠液治疗前为中性反应,有格兰氏(-)杆菌及蛔虫卵。治疗后该液为酸性反应。诊断为胆道蛔虫症。用本汤剂,每日 1 剂,分 4 次,每 6h 服 1 次,连进 2 剂后痛止,便出蛔虫 20 余条,继同上方加减调理,5 日痊愈出院。

五、机理探讨与体会

(1)胆道蛔虫症的中医治疗,虽有古人治蛔厥症的理法方药可循,但毕竟蛔厥症与本病不尽全同,尤当有并发症时,历代医籍少有类似描述,1958 年以前,西医一贯认为胆道蛔虫症一经确诊,多为手术治疗,手术率高达 90% 以上,死亡率约 3%,复发率约 5%,患者痛苦很大。

1958 年以来,在毛主席中医政策的光辉照耀下,中西医结合治疗胆道蛔虫症取得了一定疗效,治疗率提高到 93%～97%,无效改用手术者占 3%～5%,我们遵照毛主席"古为今用,洋为中用"的教导,从临床实践出发,选用利胆驱蛔汤为主进行辨证论治,疗效为满意。本文报告 1153 例,单纯胆道蛔虫症 742 例,并发胆道感染 394 例,胰腺炎 4 例,肝炎及肺底部炎变者 2 例,败血症 1 例,全部治愈。

(2)胆道蛔虫症的根本病因,中西医均认为是蛔虫引起胆道痉挛所致剧烈疼痛、感染、坏死等重要并发症。因而在治疗过程中主要是解除痉挛。我们认为该方剂具有麻醉虫体(体外实验证实),增强胆汁排泄,可使胆囊及管壁收缩力增强蠕动,奥狄氏括约肌松弛可使十二指肠液逐渐趋于酸性,破坏了蛔虫停宿的条件,促使蛔虫从胆道退缩而去,从而便于冲利胆道。具有解痉、止痛、驱虫、抗感染的协同作用,故而疗效满意,而不受条件的限制,便于农村推广使用,具有简便、价廉的优点。

(原陕西中医学院附属医院:李新民)

急性胆道感染疗效观察

（附 528 例临床分析）

提要： 急性胆道感染多因蛔虫（72.7%）、结石（13.8%）、其他（13.5%）等侵犯胆道而导致梗阻、感染等引起。我们以辨证与辨病结合，本着标本缓急，审因求治，紧守病机，处理好控制感染。解除病因、恢复功能是取得疗效的关键，而这些关键环节又是互为因果、相互联系、相互渗透、相互依存，但又有区别的。

我们分为气滞血瘀型 176 例（33.3%）、湿热蕴结型 267 例（58.7%）、毒热炽盛型 45 例（8.5%），并拟制了利胆消炎汤为主的治疗。扩大了非手术治疗范围，降低了手术率，提高了治愈率。528 例中治愈 522 例，有效率 98.69%，6 例无效，改用手术治疗 1.13%，治愈率较国内报告为 86.5%~90% 为高。

急性胆道感染乃胆囊炎、胆管炎等之总称，有急、慢之分，慢性者常有反复急性发作。多由结石、寄生虫（占 85%~95%）等侵犯而导致梗阻、感染等病变。以往多采用手术治疗，然实难以彻底解决，终因感染、肝功损害、中毒性休克而后果严重，是临床常见的急症之一。

根据本病的临床表现，一般有疼痛、发热、黄疸及倦怠、纳差、大便不调等不同程度的症状。它与祖国医学中的"胁痛""胆胀""癖黄""结胸""蛔厥"等证候相近似。如《灵枢·经脉篇》记载："少阳经是动……则痛、口苦、善太息，心胁痛不能转侧。"又在《胀论篇》记载："……胆胀者，胁下痛胀，口中苦、善太息。"《金匮要略》记载："按之心下满痛者，此为实也，当下之，宜大柴胡汤。"《伤寒论》有关结胸的叙述为："隔内拒按、心下硬、身发黄。"又巢氏《诸病源候论·癖黄候》记载："气水饮停滞，结聚成癖，因热气相搏，则郁蒸不散，故胁下满痛而身发黄。"

综上所述，认为本病主要是由于气血郁积在胆腑，湿热淤结于中焦，影响胆的"中清"和"通降"等功能。本病多属热证、实证，因此其主要治则是舒肝、理气、止痛、清利肝胆湿热。我院从 1959 年以来，用辨病与辨证相结合的方法，对急性胆道感染做了一些治疗和探索，拟定了临床分型，制定了方药，现对 528 例进行分析如下：

一、临床资料

（一）一般情况

528 例中,男 161 人,女 367 人。

年龄:20 岁以下者 8 例,20~30 岁者 124 例,30~40 岁者 237 例,40~50 岁者 127 例,50~60 岁者 23 例,60 岁以上者 9 例。

职业:工人 175 人,农民 193 人,干部 144 人,其他 16 人。

（二）临床诊断

528 例中,394 例合并胆道蛔虫症,占 74.62%;73 例合并胆石症,占 13.8%;其他感染者 61 例,占 11.5%。诊断依据症状及体征,腹痛的性质及部位、压痛点,肌紧张的位置及范围,以及胆道造影、化验检查、超声波检查,胃及十二指肠引流等而确定。

（三）中医分型

528 例中,气滞血淤型 176 例,占 33.3%;湿热蕴结型 307 例,占 58.1%;毒热炽盛型 45 例,占 8.5%。

（四）临床表现

见表 1。

表 1　症状及体征统计表

项目	右上腹痛	剑下痛	剑下及右上腹痛	放射痛	发热	恶寒肢冷	腹肌紧张	肝大压痛	胆囊肿大	恶心呕吐	黄疸
例数	418	79	31	514	528	309	518	94	275	497	305
%	79.17	14.96	5.87	97.35	100	58.52	98.1	17.8	52.08	94.13	57.77

（五）化验检查

1. 入院时白细胞计数及分类,见表 2、表 3。

表 2　白细胞计数

10 000~15 000	159
15 000~20 000	277
20 000 以上	92

表 3　中性白细胞计数

75% 以上	173
75%~80%	214
80%	141

2.肝功能检验:共做 338 例,其中黄疸指数 15 单位以上 207 例,谷丙转氨酶 200 以上 194 例,凡登白直接迅速阳性 93 例,双相反应 41 例。

(六)超声波检查

共做 168 例,其中进出波毛杂 164 例,有单高波 28 例,中高波 74 例,胆囊平段 <2cm 以上的 142 例。

(七)疗效分析

1.疗效标准。

痊愈:病因消除,症状体征消失;显效:症状及体征消失,病因未彻底消除;有效:症状或体征缓解,病因未除;无效:症状或体征持续或加重,改行手术治疗者。

2.治疗结果。

在 528 例中,痊愈 443 例,占 84%;显效 54 例,占 10.2%;有效 25 例,占 4.7%;无效 6 例,占 1.1%。

二、治疗方法

(一)分型论治

1.气滞血淤型:多为胆道结石,胆道蛔虫梗阻,痉挛不著,仅有轻度或单纯性炎症者。

脉证:低热,胁或心下为胀痛、窜痛或绞痛,黄疸不著,纳差或厌油、呕恶,或吐蛔虫,气滞偏重则疼痛走窜,时隐时显。血淤偏重则痛有定处,拒按,或右上腹包块,大便多秘结,脉弦数,苔薄白或微黄。

治宜:疏肝理气,活血清热。

方药:利胆消炎汤Ⅰ号。

柴胡 12g,黄芩 9g,金钱草 30g,广木香 6g,枳壳 12g,郁金 9g,川楝子 9g,赤白芍各 9g,乳香 9g,没药 9g,甘草 3g。

用法:水煎服,每日 1 剂,分 3 次服。

2.湿热蕴结型:多为胆道结石、胆道蛔虫引起梗阻、感染化脓者。

脉证:右上腹或心下疼痛显著,多为持续性,或伴有阵发性加剧,和放射痛,发热或寒热往来,口苦咽干,不思饮食,多有黄疸,且呈橘黄,色泽鲜明,大便秘结,小便短赤,白细胞明显增高,肝功损害。热偏重则腹胀满,口干渴喜饮,舌质红绛,苔黄燥或芒刺,脉弦洪数。湿偏重,则头昏闷如裹,热不扬,呕恶重,胸胁痞闷,全身乏力,大便不爽,尿黄浊,脉弦滑数,舌质红,苔黄厚腻。

治宜:清热利湿,解毒通腑。

方药:利胆消炎汤Ⅱ号。

黄芩9g,柴胡9g,金钱草30g,木香9g,枳壳9g,丹参8g,银花30g,连翘30g,半夏9g,败酱草30g,大黄9g(后下),苡仁30g。

3.毒热炽盛型:多为胆道梗阻、痉挛、感染化脓严重者。

脉证:高热,或寒战高热交替,腹痛拒按,腹肌紧张,大便秘结,小便短赤而涩,脉洪数或弦数,舌红绛,苔黄燥或灰黑芒刺。常出现突变(中毒性休克,肝昏迷),热厥则有内热外寒,热深厥亦深的表现,四肢厥冷,出冷汗,高热或体温不升,脉细微,血压下降等症状。

治宜:清热解毒,通腑泻火。

方药:利胆消炎汤Ⅲ号。

黄连6g,黄芩9g,栀子9g,柴胡9g,金钱草30g,半夏9g,二花30g,连翘30g,赤芍9g,木香9g,枳壳12g,大黄9g(后下),芒硝15g(冲)。

(二)其他治疗

(1)按急症热病护理。

(2)及时纠正水电解质紊乱,保持足够的尿量,供给必要的糖量,注意支持疗法。

(3)止痛解痉:耳针或体针,以及止痛、镇静、解痉的中西药物。

(4)严重病人,应严密观察,积极抢救休克,抗感染等中西药物,如抗生素、激素、升压药、安宫牛黄丸等。

(5)在临诊时,病因是邪之本,逐邪安正,乃当为急务,结石者利胆排石,蛔虫者利胆驱蛔是其治本也。

三、典型病例

例1:王×竹,男,50岁,住院号38160。

右上腹部疼痛2年多,经常发作,1周前发作,疼痛剧烈,在当地经中西医治疗效果不明显,前来本院就诊。

查体:体温37.6℃,神志清楚,巩膜无黄染,两肺(-),心尖区间可闻及SSmⅡ°。腹部平坦,全腹未扪及包块,右上腹部有压痛。墨菲氏征(+),经验压痛点(+)[①],肝在剑下2cm,质软,脾未扪及,白细胞16 200/mm²,中性88%,脉弦细而数,舌质红,苔白腻,诊为慢性胆囊炎急性发作。

证属:湿热炽盛,阻滞气机,胆失疏泄。

---

①右前二肋、胸前旁2cm。

治则:清热解毒利湿,佐以理气。

方药:金钱草60g,二花30g,黄芩15g,连翘30g,栀子15g,广木香12g,郁金12g,枳实12g,厚朴9g,芒硝12g,大黄18g,蒲公英30g,苡仁30g。

例2:范×九,男,24岁,住院号39653。

初诊日期:1974年2月24日。

患者自1973年元月起,上腹部出现阵发性疼痛,有时呈钻顶样疼,痛时向背部放散。本月19日右上腹突然剧痛,恶寒发热,欲吐,在当地以胆囊炎治疗无效,于2月24日来本院就诊,既往有便蛔虫史。

查体:体温39.2℃,脉搏104次/分,神志清楚,急性病容,巩膜有轻度黄染,两肺(-),心率104次/min,律齐,腹软,全腹未扪及包块,肝脾未触及,剑突下压痛(+),中脘偏右有明显压痛点,经验压痛点(+),脉弦数,舌质红,苔薄白,白细胞15 100/mm²,中性90%。

方药:乌梅18g,川椒6g,川楝根皮18g,细辛3g,黄连9g,玉片15g,黄柏9g,白芍9g,栀子9g,酒军6g,干姜9g,败酱草15g,公英30g,二花15g。

上方加减治疗,体温下降,症状消失,共住院20d痊愈出院。

例3:薛×让,男,45岁,干部,住院号32828。

患者于1972年7月5日以突然右上腹剧痛,寒战,继之高热40℃左右,黄疸伴恶心呕吐,小便短赤,大便溏黑不爽,经本单位卫生所治疗无效,急诊转来收入我院。

既往史:自1963年以来曾多次有类似上述病情发生,每次发作均以消炎、止痛、解痉、输液等治疗后缓解。10年前有吐蛔虫史。

查体:急性热病,痛苦病容,神志清,体温39.4℃,脉搏114次/min,血压90/60mmHg,巩膜深度黄染,面部及全身皮肤均黄染。心肺(-),腹软,肝上界5肋下,下界剑下2cm,肋下刚及,质软,脾未扪及,墨菲氏征(+),经验压痛点(+),于右乳中线肋下缘可扪到4cm×6cm×3cm大小之胆囊,压痛拒按,局部腹肌紧张。舌质红绛,苔灰黄腻,脉弦洪数。

辅助检查:化验检查,白细胞总数22 300/mm²,中性92%,淋巴8%。肝功能:黄疸指数34单位,麝浊4、锌浊14,高田氏(++),谷丙转氨酶480单位。超声波检查:提示胆石症并急性胆囊炎。胆囊静脉2次造影均未显影。诊断为胆石症并急性胆囊炎。中医辨证为热毒炽盛,蕴结肝胆。治则:清热解毒,疏肝利胆,方用利胆消炎汤Ⅲ号加减,当服7剂后,右上腹疼痛缓解,黄疸渐退,精神及饮食增加。治疗中淘洗大便滤物,化验为胆固醇结晶。在治疗中并配合对症及支持治疗,继续服利胆排石汤及调理脾胃等,血象及肝功2次复查正常,诸症消失,痊愈出院。

四、讨论与体会

（1）通过临床实践，急性胆道感染多因结石（13.8%）、蛔虫（72.7%）、其他（11.5%）等侵犯胆道而导致梗阻、感染等病理生理方面的改变。因此在治疗过程中务必在辨病与辨证的基础上，对于临床之脉症本着标本缓急，审因求治，紧守病机控制感染，解除梗阻，清除病因，恢复功能等是取得疗效的关键，而这些关键环节又是互为因果，相互联系，相互渗透，相互依存，但又有区别的。

（2）以中医为主治疗急性胆道感染，实践证明，疗效是满意的，扩大了非手术治疗范围，降低了手术率，提高了治愈率，而治疗中控制感染，解除梗阻，而又针对病因，是结石还是蛔虫，抑或它因和兼证并病之有无，是解决患者急迫的痛苦、生命的威胁则是当务之急，我们辨证选用的利胆消炎汤、利胆驱蛔汤、利胆排石汤，即是基于此而制定的。诚然对症及支持治疗也是不可缺少的。

（3）临床观察实验证明，这类方药及措施具有明显的利胆作用，较广的抑菌作用，推动胃肠的排泄作用，解痉止痛作用，驱蛔排石作用，调整胃肠、肝、胆功能作用和提高机体抵抗力，从而达到邪去正自安的目的。

（4）粗略叙述了祖国医学对本病的认识。认为多因生气、劳累、着冷、饮食不节而导致胃肠、肝胆功能紊乱，所致肝胆气血郁结和脾胃湿热内蕴而发病。在治疗中因胆为"中清"之腑，以洁净、通利为顺。

（5）528 例中 522 例有效，占 98%，6 例经中西医结合非手术治疗无效，改为手术治疗。对于胆结石大于 1.2cm 者，不列入本治疗范围。

（6）胆道感染为常见病、多发病，病因及治疗国内外均未彻底解决。虽中西医结合治疗国内较国外为优，但是还有很多问题没有解决，有待同道们共同探讨和提高。

（原陕西中医学院科研处：李新民）

胆道 X 线检查及几点改进

近 10 多年来,胆道造影剂的发展以及胆道 X 线检查技术的改进,提高了胆道疾病诊断的正确率。常用的有肝胆区平片,钡餐胃肠检查,口服法和静脉法胆道造影,胆结石造影,肝穿刺胆道造影,选择性腹腔动脉造影,脾、脐门静脉造影,术中、术后胆道造影等,这些检查方法的应用范围,供选择应用时参考。

一、附表

检查方法	临床意义
平片检查	观察肝、胆区钙化、结石、积气,肝、胆大小,胆囊肿大
钡餐检查	观察食管、胃底静脉曲张,胰腺肿瘤,肠道胆管逆流
口服法胆囊造影	观察胆囊的形态与功能,胆管情况
静脉胆囊造影	观察胆管的形态与功能,胆囊的情况
胆结石造影	显示肝内、外胆管结石,尤其是肝胆管结石
肝穿刺胆道造影	观察肝内、外胆管梗阻,尤其是有阻塞性黄疸者
选择性腹腔动脉造影	观察肝、胰的肿瘤
脾、脐门静脉造影	观察门脉高压,门静脉的狭窄与梗阻部位,肝内占位病变
术中胆囊造影	观察胆管病变,及时决定手术措施
"T"形管逆行胆道造影	观察术后胆道残留结石、胆道管通畅情况

二、静脉法胆道造影

(一)适应证

(1)胆囊已经切除者。

(2)口服法胆囊造影不显影者。

(3)有胃肠道疾病,不适合口服法胆囊造影者。

(4)需要了解胆管情况者而无严重阻塞性黄疸者。

(5)肝、肾功能良好,无碘过敏反应者。

(二)注意事项

1.造影前必须做碘过敏实验。

方法有皮内注射、眼结膜囊点滴及静脉注射 3 种。皮内注射法假阳性较多,可靠性不大,我们常采用眼结膜囊点滴与静脉注射双重实验法。即先将 1～2 滴造影剂滴入眼结膜囊内,观察 3～5min,若无结膜充血、水肿、发痒等反应,再从静脉缓慢注入造影剂 1mL,然后观察 10～15min,如无头昏、心慌、恶心、呕吐、风疹等反应,即可在实验后 1 周进行造影检查。

2. 碘过敏反应的处理。

常见的反应,轻度者为头昏、恶心、皮肤发痒与风疹,一般于 10min 后自行消失,少数注射非那根或盐酸苯海拉明后数分钟即消失。重度者有全身热感、颜面潮红、头昏、皮肤发痒、风疹、恶心、呕吐等。个别病人可产生寒战、呼吸困难乃至呼吸停止、休克、昏迷等严重反应。极少数病人在检查后发生肾小管坏死和急性肾功能衰竭,即便是碘过敏试验阴性病人亦应严密观察,提高警惕,并必须有急救准备。如 50% 葡萄糖注射液、去甲肾上腺素、输液、给氧,然后根据病情采取其他急救措施。

(三)方法选择

对于体质虚弱、平素血压偏低、肝功能较差、血清胆红素含量偏高者,并在适应证范围内可选择下列方法进行胆囊造影。

1.50% 葡萄糖 40mL 与造影剂混合,慢速、均匀静脉注射甚为重要(20 分钟左右),不仅可以减少反应,同时也可提高显影率。

2. 加倍量造影剂(即 50% 胆影葡胺 20mL)加入 5%～10% 葡萄糖溶液 200～250mL 中做静脉点滴注射,于 60～120min 内滴完。此法可用于常规静脉造影胆管未显影或显影不满意、黄疸、低血糖、低血压等患者。

3. 九克五日分服法 *:此法对胆色素结石显影良好。

(1)第 1～4d,每次口服碘番酸 0.5g,饭后,每日 3 次,共 6g。

(2)第 5d,饭后各服 1g,每日 3 次,共 3g。

(3)第 6d 晨 8 时空腹拍肝、胆区平片。服药期间,嘱病人少进脂肪饮食,多量饮水,以减少毒性反应。

4. 六克五日分服法加静脉点滴法:此法对胆囊、胆管显影率高。其具体步骤:

(1)第 1～3d,每日饭后服碘番酸 0.5g,每日 3 次,共 1.5g。

(2)第 4d,每次饭后口服碘番酸 0.5g,每日 3 次,共 1.5g。

(3)第 5d,每次饭后口服碘番酸 1.0g,每日 3 次,共 3g。

(4)第 6d 晨 6 时用静脉造影剂 10mL 加入 10% 葡萄糖溶液(200～250mL)中做静脉点滴注射,于 60～120min 内滴完。

* :①严重肝肾功能损害者不宜用此法。

②凡静脉点滴法造影,均与静脉造影顺序时即 20min、40min、60min 拍片。

③肝功能较差的病人,胆道造影的最高密度往往向后推移到 60～120min。因此拍片应延迟。

(原陕西中医学院附属医院:李新民　李文德　魏景秀)

胆道疾病常见压痛点

名　称	位　置	好发病名
波氏(Boas)点	第十二胸椎稍右侧部	胆石症
琼氏(Jones)点	右第九肋软骨弓附着处	胆囊炎
麻氏(Mackengie)点	右第九肋软骨部	胆石症
孟氏(Mendel)点	猛叩前腹壁,右上腹胆囊区痛	胆石症
中树氏点	右第十二肋骨上肩胛线与肩胛骨内缘间拇指头大的一点	胆囊及胆管疾病
小野寺氏点	右第六、十肋间近肋弓处(肋间点)右侧乳头线与肋弓交叉点,以手指向里压	胆囊炎胆石症
罗氏(Robson)点	脐与右乳头连接线上,由下而上之1/3点	胆囊炎
墨氏(Murphy)点	病人深呼气时压胆囊区,即右腹直肌肋弓交界处,深呼气时疼痛加重	胆囊疾病
经验点	右第二前肋胸骨旁2cm压痛点	胆囊疾病

(原陕西中医学院附属医院:李新民)

妇科疾病

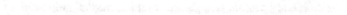

治愈 8 例急性盆腔炎的初步报告

我们根据辨证论治的原则,治愈急性盆腔炎患者 8 例,疗效满意。兹简介如下:

一、临床资料

8 例女性患者,均已婚,年龄最大者 42 岁,最小者 27 岁。4 例因慢性盆腔炎急性发作所致,其中 1 例产后感染、1 例宫外孕手术后感染、1 例子宫颈瘤手术后感染,1 例术前诊断为阑尾脓肿穿孔,经剖腹探查确诊为本病。主要症状为:发热、少腹胀满疼痛放射至腰背、二阴部结坠感、少腹包块、推揉不移散、痛而拒按,或阴道有血性分泌物、小便短赤、大便干结或溏而不爽等。全部患者均经西医妇科确诊,并经 1 周以上治疗,效果不著,改用中药治疗后,全部治愈。一般服药 7~10 剂,最多 15 剂,症状完全消失。我们并进行随访观察,其时间长者 1 年,短者 1 个月,均月经正常,亦未复发。

二、治疗方法

遵照古方义,自拟"香棱通经汤"为主随症加减,每日 1 剂,至症状消失为止。恢复期则以益气活血、调理脾胃而收功。

处方:丹参、当归、赤芍、川芎、桃仁、红花、三棱、莪术、牛膝、香附。

加减法:

(1)发热、口渴、大便燥结,小便短赤者,酌加连翘、银花、栀子、黄柏、酒芩、川连、泽兰、花粉、酒军等。

(2)腹痛甚者酌加延胡索、砂仁、木香等。

(3)有化脓情况者酌加败酱草、蒲公英、薏仁等。

本组 3 例已化脓,2 例后穹窿穿刺抽出脓液,其中 1 例并发有脓毒血症。时神昏谵语,有邪毒弥漫三焦,侵犯心包之兆,与汤剂同时加服局方牛黄清心丸。1 例剖腹探查,包块化脓穿孔,引起急性局限性腹膜炎。

三、病例举例

例1:张××,女,29 岁,已婚,工人,住院号602。三胎三产,有慢性盆腔炎史,近 2

年来人工避孕,周前上了一次避孕环,于1961年6月24日因发热,小腹持续性疼痛,并阵发性加重1周,二便下坠感,大便溏而不爽利,小便短赤3天,阴道流血性分泌物1天而入院。检查:体温38.6℃,阴道有血性分泌物,子宫前倾,约鸡卵大,活动尚可,宫口稍开,宫体有压痛,后穹窿部饱满触疼。附件右侧有约12cm×12cm×10cm大小较硬之肿块。白细胞计数18 300,中性82%,淋巴18%。西医妇科诊断:急性盆腔炎。经用青霉素、四环素、磺胺类等治疗1周未效。乃于6月30日请中医治疗,患者发热口渴,少腹胀满,右侧尤著,坚硬有块,推之不移,揉之不散,痛而拒按,舌质红暗,苔黄厚,脉沉实有力而数。证属热毒内蕴,气滞血瘀,结为癥块,治宜破气祛瘀、活血止疼、清热解毒法。

处方:丹参、当归、赤芍、川芎、桃仁、红花、三棱、莪术、牛膝、延胡、连翘、泽兰、香附。连服3剂。

7月2日二诊:仅留少腹胀满感,稍有隐痛,包块显著缩小,食欲增,二便正常,原方去延胡加砂仁再服3剂。7月5日三诊:腹软,包块摸不到,自觉症状消失,继给以丹栀逍遥散加减2剂而收功。经妇科检查:包块消失,子宫体正常,活动自如,宫颈圆滑,附件(-),痊愈出院。随访1年,月经正常,未再复发。

例2:王××,女,42岁,已婚,主妇,四胎一产,住院号1028。于1961年11月1日因阴道持续性出血3个月,经妇科诊断为子宫颈肿瘤而入院。11月4日行肿瘤蒂结扎术,5d后肿瘤脱落,术中患者体温略波动,阴道流血止。8d后少腹突然剧痛,肚胀,腹泻水样便3次。当时检查体温39.5℃,脉搏136次/min,血压105/60mmHg,心律稍快,心前区有Ⅱ级收缩期杂音,腹部膨胀,稍紧张,右下膜可扪到如拳头大之包块,压痛明显,边界不清,肠鸣增强。化验检查:白细胞13 100,中性87%,淋巴11%,单核2%;红细胞190万,血色素34%。经内、外科会诊,诊断:急性盆腔炎(术后感染),继发脓毒血症。经妇科使用大量多种抗生素及对症处理等约3周无效,病情逐渐恶化,乃于11月27日兼用中药治疗。中医会诊所见:腹部胀满,少腹为甚,右下腹有拳头大之包块,疼痛拒按,气短难平卧,时壮热,神昏偶而谵语,大便五日未解,小便短赤,脉沉细而数,舌质红微紫,苔黄少津,证属热毒久蕴,血瘀气滞,结为癥块,将弥漫三焦,侵犯心包。治宜清热解毒,镇惊清心,破气祛瘀,活血止痛。

处方:丹参、当归、赤芍、川芎、桃仁、红花、三棱、莪术、延胡、川连、泽兰、酒军。服牛黄清心丸,每日3次,每次1粒。连服3剂。

12月1日复诊:已热退神清,腹胀痛减轻,少腹仍压痛拒按,包块略缩小,口干苦,大便已解,小便仍短赤,脉沉细微数,舌质红,黄苔稍退。原方去川连、酒军及牛黄清心丸,加连翘、香附,再继服3剂。12月4日三诊:唯头昏乏力,思食,腹痛已基本消失,按之软,包块亦消大半,能下床活动,脉沉细无力,舌尖红质淡,苔黄而少津,再拟原方去泽兰,加花粉,又服 6 剂。继服益气活血、调理脾胃之剂 6 剂而收功。于同年 12 月 13 日经妇科检查:包块消失,子宫正常,活动较差,附件(－),翌日出院,随访 8 个月,月经正常,亦未复发。

四、讨论

祖国医学文献中虽无盆腔炎的病名,但从本病症状表现有发热、少腹胀满、坚硬有块、推之不移、揉之不散、痛而拒按、痛有定处、舌质红暗、脉沉数等来看,似属于妇科"癥"的范畴。本文 8 例均有上述症状表现,证属邪热蕴久成毒,冲任瘀阻,结为癥块。采用破气祛瘀、软坚消块、清热解毒等法而获显效。治疗后均经妇科复查,包块消失,宫体正常,附件(－)。并随访观察,月经准期,无后遗症。

通过 8 例的治疗,观察到方中根据辨证而选用的银花、连翘、栀子、黄柏、黄芩、黄连、泽兰、败酱草、蒲公英、花粉、酒军等清热解毒之品,对许多化脓性细菌感染,似有良好的制菌和消炎作用。

我们又体会到先贤"理血先理气,气为血帅,气凝则血滞"等理论的临床指导意义。方中之三棱、川芎破理血中之气;莪术、桃仁、红花破行气中之血、软坚消块;加之丹参、当归、赤芍活血祛瘀,香附、延胡、木香、砂仁行气止痛,使腹痛、包块逐渐消失。是否这一类药物有促进炎症的吸收,恢复生理功能的作用,尚有待于进一步观察。

(原汉中市医院:李新民)

乳增宁片治疗乳腺增生病 530 例疗效观察

摘　要： 本文用乳增宁片治疗乳腺增生病 530 例，痊愈 128 例，显效 176 例，有效 177 例，总有效率 90.76%。对照组用乳康片治疗 125 例，痊愈 7 例，显效 31 例，有效 47 例，总有效率 68.0%。两组总有效率比较，差异非常显著（$P < 0.01$），说明该药对乳腺增生病有较好的疗效。

乳腺增生病是中年妇女常见而多发的疾病之一，患病率约 10%，尤其是囊性增生普遍认为有癌变倾向[1-5]。我们应用中医学理论原则，结合临床实践，以温经益肾、疏肝解郁、调理冲任为主旨，研制了中药复方片剂乳增宁。从 1980 年 10 月至 1986 年 3 月共治疗乳腺增生病 530 例，取得了满意的效果。现将临床结果报告如下。

一、临床资料

（一）一般资料

本组病例（治疗组 530 例与对照组 125 例）之选择以普查和门诊为主[1,8]，均有系统检查和表格登记。扩大临床验证 3 个医院共 156 例，其中我院对某厂 119 例进行随机分组（治疗组 64 例，含住院 22 例；对照组 55 例，含住院 20 例），进行对照观察，其余按厂分片观察（治疗组 429 例，对照组 70 例）。两组病例均为女性。治疗组 530 例，发病年龄 20～57 岁，其中 31～50 岁者 356 例，占 67.17%。对照组 125 例，发病年龄 21～57 岁，其中 31～50 岁者 107 例，占 85.60%。

（二）病变部位

治疗组右侧 179 例，左侧 138 例，双侧 213 例，其中外上象限 298 例，占 56.23%；对照组右侧 46 例，左侧 40 例，双侧 39 例，其中外上象限 66 例，占 52.8%。

（三）中医分型

治疗组 379 例进行中医分型，其中肝郁气滞型 224 例，占 59.10%；瘀血内阻型 83 例，占 21.89%；肝肾阴虚型 41 例，占 10.81%；心脾两虚型 16 例，占 4.22%；冲任失调型 13 例，占 3.43%；脾肾阳虚型 2 例，占 0.52%。对照组共 125 例进行中医分型，其中肝郁气滞型 76 例，占 60.80%；瘀血内阻型 28 例，占 22.40%；肝肾阴虚型 8 例，占 6.40%；心脾两虚型 3 例，占 2.40%；冲任失调型 10 例，占 8.00%。两组均以肝郁气滞型为多,瘀血内阻型次之。两组发病年龄、部位、象限、中医分型等方面经统计学处理,差异均不显著($P > 0.05$)。说明两组在治疗前条件基本一致。全部病例均有经前、生气、劳累后乳房疼痛,查体发现有片状、条索状或点粒状包块,并经乳腺钼靶拍片、脱落细胞学检查[1,3,4]确诊,其中44例做过病理活检符合增生样改变。

二、治疗方法

治疗组:乳增宁片(由艾叶、淫羊藿、柴胡、川楝子、天门冬等药物加工制成片剂,每片重0.5g,相当生药1.5g)4~6片口服,每日3次,20天为1个疗程,疗程间间隔5天,连服3个疗程。

对照组:乳康片(安康中药厂产,由黄芪、丹参、乳香、没药、浙贝、鸡内金制成)5~8片口服,每日2次,20d为1个疗程,疗程间间隔5d,连服3个疗程。

三、结果

(一)疗效标准[1,4,8,9]

两组均于每疗程结束后观察疗效,服完3个疗程后统计效果。

痊愈:乳房疼痛及肿块消失,钼靶拍片包块消失。显效:经前、生气、劳累后乳痛较服药前明显减轻,肿块变软,体积缩小一半以上,钼靶拍片包块缩小1/2以上。有效:经前、生气、劳累后乳痛较治疗前减轻,肿块变软,缩小不及一半,钼靶拍片包块缩小不足1/2。无效:症状、体征及钼靶拍片均无明显变化。

(二)结果

治疗组痊愈128例,占24.15%;显效176例,占33.21%;有效177例,占33.40%;无效49例,占9.25%;总有效率90.76%。对照组痊愈7例,占5.6%;显效31例,占24.8%;有效47例,占37.6%;无效40例,占32.0%;总有效率68.0%。两组间总疗效经统计学处理,差异非常显著($P < 0.01$),说明治疗组疗效明显优于对照组。

辨证分型与疗效的关系,见附表。

经统计学处理,不同辨证类型间总有效率差异非常显著($P < 0.01$)。治疗组肝郁气滞、肝肾阴虚、冲任失调三型疗效明显优于其他型。对照组肝郁气滞、瘀血内阻二型明显优于其他型。

不同疗程与疗效的关系:治疗组、对照组3个疗程总有效率经统计学处理,差异不显著($P > 0.05$),但临床观察服药3个疗程的疗效优于服药1个疗程和2个疗程,远期疗效待随访。

本文对部分病例进行年龄与疗效关系的分析,发现年龄与疗效有一定的关系,两组均以40岁以前为好。

附表　辨证分型与疗效的关系

	治疗组					对照组				
	痊愈	显效	有效	无效	合计	痊愈	显效	有效	无效	合计
肝郁气滞型	38	89	82	15	224	2	17	32	25	76
瘀血内阻型	9	29	29	16	83	3	8	12	5	28
肝肾阴虚型	9	6	12	14	41	1	2	1	4	8
心脾两虚型	3	3	3	7	16	—	—	2	1	3
冲任失调型	2	9	2	—	13	1	4	—	5	10
脾肾阳虚型	2	—	—	—	2	—	—	—	—	—
合　计	63	136	128	52	379	7	31	47	40	125

四、讨论

乳腺增生的发病原因尚不甚清楚,多数学者认为与内分泌失调有关,即卵巢分泌的雌激素升高,孕酮相对减少[1,5],雌激素不仅能刺激乳腺上皮增生,也能导致乳腺管扩张,形成囊肿。因此有人认为是内分泌不平衡的表现[7,9],而内分泌失调多与不良精神心理的反复刺激有关[1,8]。本组病因中经统计约有 80% ~90% 的患者反复受到精神因素、劳累、工作紧张的刺激,与上述论点相一致。由于不良精神因素经常作用于大脑皮层,致其对下丘脑的调节发生紊乱,下丘脑分泌过量的促性腺激素释放激素,作用于脑垂体,使促卵泡刺激素和促黄体生成素分泌增多,导致血浆 E_2 升高和 P 浓度相对减少,是促使乳腺腺泡及腺管增生而发病的主要原因之一[1,10],而 E_3 及受体敏感性的变化均可能是本病发病的协同作用。中医书籍中虽无乳腺增生病名的记载,但从该病的主症为疼痛和肿块,则属"乳核""乳癖"范畴,多由思虑伤脾或恼怒伤肝郁结而成。经络学说认为乳房属阳明经脉所过,故乳房属胃,乳头色青属肝,厥阴之气所贯。七情方面因思虑伤脾,脾气亏损,恼怒伤肝,肝气横逆或惊恐所致。我们临床亦发现该病凡恼怒、忧思则乳痛加剧。由于阳明经多气多血,乳房是多血和乳汁流注的器官,易于气滞血瘀,遂成隐核积于乳房。冲任之脉起于胞中,多与生殖器官有关。以上说明导致机体阴阳气血失调,均可罹患此病。上述中、西医论点,则为我们研制乳增宁片的理论依据。

乳增宁片是以温经益肾、疏肝解郁、调理冲任为主旨研制的中药复方片剂。临床疗效观察表明,肝郁气滞、冲任失调型疗效明显优于其他各型,证型间的疗效差异非常显著($P<0.01$)。对照组乳康片疗效观察表明,肝郁气滞、瘀血内阻型疗效明显优于

其他各型。证型间的疗效差异非常显著（$P<0.01$）。说明两组辨证选药,各有针对性较强的证型,疗效结果各有所长。

我们在1980年乳癌调研中发现1例6年前病理证实为"乳腺增生病",本次活检细胞学为Ⅲ级,后经手术切除,病理确诊为"乳腺单纯癌"。乳腺增生病的癌变率各家认识不一,差异较大,但事实证明,总有癌变的可能,因而积极地治疗该病,是防止乳癌发生的有效方法之一。

本药经药检、药化分析、毒性测试、实验研究、免疫测定、质控标准的研究结果证明,安全效佳,质量稳定,无明显毒副作用,且可提高实验动物的细胞免疫、体液免疫机能和调节机体内分泌的功能。

在观察治疗530例乳腺增生病的过程中,本药未发现任何不良反应,疗效可靠,效果稳定,使用方便,经济低廉。

（本文病例为陕西中医学院附属医院、陕西省纺织二院、西橡医院、咸阳市二院、西安医科大学二附院共同观察。对上述参与此项工作的单位和个人在此一并致谢）

参考文献:

[1]郭诚杰.乳腺增生病的研究进展[J].陕西中医,1981(5):29.

[2]全国中西医结合防治研究肿瘤协作规划[Z].1978.

[3]中山医学院.病理学（上册）[M].北京:人民卫生出版社,1978:492.

[4]北京中医学院病理教研室.519例乳腺疾病病理分析——乳腺增生症与乳腺癌之关系初步探讨[J].北京中医学院学报,1980(2):21.

[5]黄家驷.外科学[M].北京:人民卫生出版社,1979:367-433.

[6]中国医学科学院肿瘤研究所.肿瘤病理学图谱[M].北京:人民卫生出版社,1975:193-201.

[7]钱礼.乳腺疾病[M].杭州:浙江科学技术出版社,1982:63-66.

[8]陈松旺.中药740-2治疗乳腺增生疾患（动物模型制作药物对比试验部分）[G].陕西中西医结合资料汇编（1978—1983）.

[9]岩佐善二.用"诊断—治疗内分泌疗法"诊断微小乳癌[J].癌症临床,1986,32(4):345.

[10]谭景莹.雌激素和抗雌激素对乳癌作用的研究进展[J].国外医学（肿瘤学分册）,1986,13(3):133.

（原陕西中医学院:李新民、郭廷信、陈光伟、王希胜、张耀林、李丰先、李石蓝、王益民、马宗慧、管永伟、郝川生）

乳增宁片治疗乳腺增生病临床观察

关键词:乳腺增生病;乳增宁片

我们乳增宁片协作组以乳增宁治疗乳腺增生病 1490 例,取得较好疗效,现报道如下。

一、一般资料

1490 例患者均为女性,年龄最大 59 岁,最小 19 岁,平均 35.78 岁;病程最短 2 个月,最长 10 年,平均 3.4 年。全部患者均有单侧或双侧乳房疼痛或胀痛、刺痛,大多与月经及情感改变相关。症状可伴有心烦易怒、失眠多梦、情绪急躁等。舌苔薄白,脉弦或弦细。必要时配合红外热像仪、乳腺 X 线钼靶摄片、B 超、肿块细针穿刺细胞学检查CT 等排除其他良恶性疾病。

二、治疗方法

乳增宁片,每次 5 片,每日 3 次,温开水送服。20d 为 1 个疗程,月经期停服。一般服 1~2 个疗程。

三、治疗结果

(1)疗效标准。

临床痊愈:乳房疼痛消失,增厚腺体消失,钼靶拍片包块消失。显效:乳房疼痛明显减轻,肿块缩小 1/2 以上。有效:乳房疼痛减轻,肿块缩小不足 1/2。无效:疼痛无变化,肿块无变化。

(2)结果。

临床痊愈 634 例,显效 451 例,有效 330 例,无效 75 例,总有效率为 94.97%。

四、讨论与体会

乳腺增生病是妇女的多发病、常见病,其发病率居全部乳腺疼痛之首,我们用乳增宁片治疗取得较好疗效。乳增宁片由艾叶、淫羊藿、柴胡、川楝子、天门冬等组成,功能益肾温经,疏肝解郁,养血益胃,调理冲任,消核散结。

我们在临床中发现,各年龄组间疗效有显著性差异,40岁以下年龄组的疗效优于40岁以上年龄组;病程越短,疗效愈好,病程愈长(尤其是5年以上者),疗效愈差。用药3个疗程与用药1~2个疗程者相比,总有效率稍高,但差异不显著。治疗中未发现不良反应。

陕西中医学院治疗315例,另以70例为对照组,对照组服用乳康片,每日2次,每次5片。结果:临床痊愈6例,显效17例,有效23例,无效24例,总有效率为65.7%(治疗组为87.9%)。中医辨证为肝郁气滞、肝肾阴虚、冲任失调三组疗效明显优于乳康片。

(上海市中医乳房病医疗协作中心:唐汉钧;原中国人民解放军沈阳军区总医院:杨彬;原陕西中医学院:李新民、郭廷信、陈光伟、王希胜;原浙江医科大学附属第二医院:潘大江)

调查与普查

咸阳地区纺织工人高血压病的调查报告

高血压病是一种严重危害广大劳动人民身体健康的常见病、多发病。本病的病因及发病机制迄今尚未完全阐明,因此,调查本病在不同人群中的发病规律,对防治本病有着重要意义。近年来国内有关高血压病的发病率和发病因素的调查屡有报道,但有关纺织工人的发病资料报道不多。为了贯彻中央及省有关高血压病科研指示精神,更好地为工农兵服务,遵照毛主席"一切结论产生于调查情况的末尾,而不是在它的先头"的伟大教导,在各级党政领导的亲切关怀和重视下,在西藏民族学院附属医院、咸阳市医院、西北 182 队卫生所等兄弟单位的大力支持下,与各厂医务人员一道,以路线斗争为纲,发扬社会主义大协作精神,组成高血压病普查组。对在咸阳地区的西北国棉一厂、二厂、七厂等单位 10 862 人进行了高血压病发病情况的调查。但由于时间仓促,水平有限,加之防治工作还存在一定问题,故缺点错误尚多,诚恳希望批评指正,现将调查资料报告如下。

一、调查方法和内容

(一)调查的对象
凡属所查厂的职工,不分年龄、种族,无其他疾病者均列为普查对象。

(二)调查的方法
1. 血压计规格:均采用汞柱式血压计,袖带以 12cm 宽度为准,应注意汞柱 0 点水平及出气孔之通畅。

2. 血压测量方法:

(1)测量前需休息 10min 以上。

(2)一律测右侧右肱动脉,以坐位为准。

(3)袖带需缠在肘弯以上,听诊器不能压得过重,更不能压在袖带下进行测量。

(4)测量值一律以听诊器为依据,收缩压以初听得的第一音为准,舒张压以第四音(变调转音时)为准,若不易辨别时,则同时记录声音消失点(如 200/110 ~ 104mmHg)。

（5）每次测血压必须连续 2 次，若血压超过正常标准而 2 次舒张压相差大于 4mmHg 时，需继续测量至最后 2 次舒张压稳定或相差小于 4mmHg 时，取其平均值为准，此为第一次血压值。

（三）调查的内容

依据 1964 年全国高血压心血管疾病学术会议所拟定的方案，初步列入高血压者，调查内容包括询问病史与生活史、家族史，体格检查，血压测定，心电图检查和血清脂质测定等。心电图检查，一般只做休息时心电图，取标准导联及胸导联 V1、V3、V5，对高血压及疑有冠心病者，则做标准导联和加压单极导联，胸导联 V1、V3、V5 共九个导联，凡有下列情况之一者，则做 Master 二级阶梯双倍试验。

（1）可疑心绞痛。

（2）休息时心电图不正常和可疑者。

（3）中年左右或以上的病人心脏扩大，较重心律失常或心力衰竭，血脂偏高而无其他原因可以解释者。对于年老和行动不便和不适于做运动试验的，则改做葡萄糖负荷试验。

（四）评定标准

按照 1964 年兰州全国高血压、心血管病内科学术会议高血压分期标准。

二、调查资料分析

（一）发病情况

普查 10 862 人，确诊为高血压病者 1 053 人，占总普查人数的 9.69%；可疑高血压病 206 人，占总普查人数的 1.89%。其中男 4717 人，确诊为高血压病者 453 人，占 9.6%，可疑 93 人，占 1.97%；女 6145 人，确诊为高血压者 600 人，占 9.76%，可疑 113 人，占 1.84%。

（二）与发病有关因素

1. 性别与年龄的影响：本组不同性别、年龄的发病情况见表 1、图 1。

从表 1 可以看出，本组男性发病率为 9.6%，女性为 9.7%，男女性别发病之比无大差别。但高血压病与发病年龄有密切关系，年龄愈大发病率愈高。图 1 中指出 30 岁以后血压逐渐增高，30 ~ 60 岁由 5.56% 增至 37.5%，其中 35 岁尚有一个高峰，这可能与被查人次中 35 岁者占较大多数有关，而 65 岁以后到 70 岁又有下降趋势，这可能与该年龄时心肌力较差或人次较少有关。

表 1　高血压与性别的关系

	普查例数	高血压例数	发病率/%
男	4717	453	9.60
女	6145	600	9.76

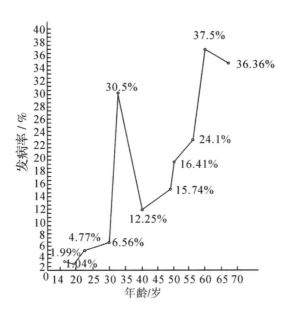

图 1　高血压发病与年龄的关系

2. 高血压发病与职业的关系(见表 2)。

表 2　高血压发病与职业的关系

职　业	男			女			小　计		
	普查人数	高血压人数	发病率/%	普查人数	高血压人数	发病率/%	普查人数	高血压人数	发病率/%
锅炉工	24	2	8.33	15	3	20	39	5	12.82
装卸工	72	7	9.72	4	3	75	76	10	13.16
纺织工	3 038	248	8.16	5 461	507	10.04	8 499	755	8.88
电　工	42	4	9.52	3			45	4	8.89
炊事员	207	46	22.22	19	8	42.10	226	54	23.89
其他工人	387	66	17.05	166	33	19.88	553	99	17.90
行政人员	805	70	8.69	372	33	8.84	1 177	103	8.75
教　师	124	10	8.06	77	9	11.68	201	19	9.45
医护人员	18	1	5.55	28	3	10.71	46	4	8.70
总　计	4 717	453	9.6	6 145	599	9.75	10 862	1 053	9.69

职业性质与高血压发病的关系,国内调查材料多有报道,认为脑力劳动者较体力劳动者发病率高。本组调查中炊事员发病率较高,在226人中就有54名,占23.89%。这可能与炊事员长期摄取高脂肪饮食及年龄普遍较大有关。装卸工、锅炉工年龄因普遍较大,其发病率相应亦高;纺织工有8 499名接受了检查,是本组普查人群中最多者,其中发现有高血压病的755名,发病率占8.87%,似较上述工种发病率偏低,这可能与被检查者中的青年纺织工人较多有关,年龄低则高血压平均发病率相应减低。但高血压的发病因素是多方面的,年龄只能是其中因素之一。

3.高血压病与饮食、生活嗜好的关系。

从表3中可看出营养与饮食性质对高血压发病有一定关系,如进食脂肪较多的肉类食品其发病率较高。饮酒、吸烟、饮茶对高血压的发病尚未见明显影响。

表3　高血压发病与饮食、生活嗜好的关系

	确诊病例例数(占比)			可疑病例例数(占比)		
	不吃	偶吃	常吃	不吃	偶吃	常吃
肉食	48(4.6%)	458(43.5%)	556(52.9%)	47(22.9%)	71(34.6%)	87(42.4%)
鸡蛋	312(29.6%)	651(62.8%)	89(8%)	109(53%)	74(31%)	21(10%)
奶类	1030(97%)	8(7%)	14(1.3%)	194(95%)	3(1%)	8(3.9%)
吸烟	723(68%)	42(4%)	287(27%)	138(67%)	14(7%)	53(25%)
饮酒	830(78%)	173(16%)	45(4%)	170(82%)	24(11%)	11(5%)
饮茶	424(40%)	293(27%)	286(27.1%)	105(51%)	63(3%)	27(13%)

4.高血压发病与精神因素的关系。

从表4中可看出睡眠不佳或易激动者发病率较高,这说明高血压与精神因素有密切关系。

表4　高血压发病与精神因素的关系

	确诊病例例数(占比)		可疑病例例数(占比)	
	无	有	无	有
精神创伤	961(91%)	92(8%)	175(85%)	30(14%)
失眠情况	443(42%)	609(57%)	98(47%)	107(52%)
易激动	516(48%)	536(50%)	107(51%)	98(47%)
生闷气	704(56%)	348(33%)	136(61%)	69(33%)

5.高血压发病与家族因素的关系(见表5)。

从表5中可见家族中有高血压病史的有395名,占37.5%,这是否应考虑由于相同的生活环境中的因素,作用于其家中若干成员而引起的,这种因素也可能经过世代相传的影响而获得比较固定的性质,还应当指出这种因素在人体中可以促进高血压病发生的某些特性。高血压病的发生还必须有一定的外界因素而促使形成。

表5　高血压发病与家族因素的关系

	家族中有本病史	家族中无本病史
高血压例数	395	658
百分比/%	37.5%	63.5%

6.高血压发病与血清脂质的关系(见表6)。

本组对400名高血压病员做了血脂质的检查,在这些被检者中,不选择地抽查183名,发现以Ⅱ期、Ⅲ期高血压病员血脂较高,其中Ⅱ期尚高于Ⅲ期。

表6　高血压发病与血清脂质的关系

	血清胆固醇(毫克%)					磷　脂	甘油三酯	脂蛋白电泳
	151以下	151~200	201~300	301~400	400	(当量毫升%)8.1±1.6	(毫当量/升)3.728±1.915	(γ/β)0.404±0,1132
高血压Ⅰ	4	14	3			5		5
高血压Ⅱ	9	37	24			22	21	15
高血压Ⅲ	1	5	9			7	2	

7.高血压发病与症状体征的关系(见表7)。

从表7中可看出高血压的主要症状:头痛、眩晕、耳鸣、失眠、气促、心悸、麻木感、胸闷感等在各期高血压病中皆可出现。尤以失眠、心悸症状较为显著。各期症状比较看来,Ⅰ期多于Ⅱ期,Ⅱ期多于Ⅲ期,这种递减原因,除与发病人次有关外,与病人对症状的适应与否有关。在体征方面则以主动脉瓣杂音出现较多。

8.高血压与眼底改变的关系(见表8)。

高血压视网膜病变是全身病变的部分表现,临床上常以此作为全身动脉硬化和高血压的诊断与治疗参考。本组在普查1 060名(包括7例可疑高血压患者)病员中正常眼底508名,占47.8%;Ⅰ级眼底174名,占16.4%;Ⅱ级眼底375名,占34.3%;Ⅲ

级眼底 3 名,占 0.28%。可见 2 级眼底改变占比例较大。

表 7 高血压发病与症状、体征的关系

		Ⅰ 期	Ⅱ 期	Ⅲ 期	可疑
症 状	头 痛	519(48%)	345(33%)	12(1%)	76(37%)
	眩 晕	456(43%)	223(21%)	11(1%)	80(39%)
	耳 鸣	332(31%)	167(15%)	7(0.6%)	60(29%)
	失 眠	404(38%)	142(13%)	8(0.7%)	69(33%)
	气 促	193(18%)	86(8%)	7(0.6%)	43(20%)
	心 悸	478(45%)	197(18%)	13(1%)	80(79%)
	麻木感	239(22%)	143(13%)	9(0.8%)	52(25%)
	胸闷感	235(21%)	165(15%)	11(1%)	71(34%)
体 征	①A$_2$ 亢进;②主动脉区杂音;③期前收缩、心动过缓、阵发性心动过速	① 6 ② 41	① 7 ② 69	① 2 ② 7	① 10 ② 10

表 8 高血压与眼底改变的关系

	正常眼底		机能性眼底变化 Ⅰ 级		器质性眼底变化			
					动脉硬化性眼底改变 Ⅱ级		视网膜病变眼底变化 Ⅲ级	
	男	女	男	女	男	女	男	女
普查例数	213	295	70	104	159	216	3	0
	508		174		375		3	
百分率	47.8%		16.4%		34.3%		0.28%	

注:按 1964 年兰州全国高血压、心血管病会议眼底分级标准。

9. 高血压病患者的 X 线检查的改变(见表 9)。

本组 1053 例高血压患者均做了 X 线胸透,发现 472 例有改变,占 44.82%。其中高血压 Ⅰ 期 66 例,占 17.1%;Ⅱ 期 327 例,占 51%;Ⅲ 期 28 例,占 89.3%。在 X 线胸透改变中以主动脉阴影增宽最多,为 179 例,左室扩大 150 例,复合影增宽 89 例,从表 9 来看 X 线的改变与高血压、动脉硬化的严重程度相吻合,与临床查体相一致。

表9　高血压与 X 线改变的关系

		例数	主动脉阴影增宽	左室扩大	复合影增宽	正　常
高血压病	Ⅰ期	385	44(11.4%)	21(5%)	1(0.25%)	319(82.8%)
	Ⅱ期	640	124(19%)	124(19%)	79(10%)	313(49%)
	Ⅲ期	28	11(38%)	5(17.9%)	9(31%)	3(10.7%)
合　计		1 053	179(16%)	150(14%)	89(8.4%)	681(64.7%)

10.高血压分期发病率(见表10)。

本组 1053 名高血压病员中,属于 Ⅰ 期者 385 名,占 36.5%;Ⅱ 期 640 名,占 60.78%;Ⅲ 期 28 名,占 2.66%;其中 Ⅱ 期发病率高于 Ⅰ 期,Ⅲ 期低于 Ⅰ 期。

表10　高血压分期发病率

分期	男		女		合　计	
	高血压人数	占比/%	高血压人数	占比/%	高血压人数	占比/%
Ⅰ期	161	35.38	224	37.46	385	36.56
Ⅱ期	275	60.44	365	61.04	640	60.78
Ⅲ期	19	4.18	9	1.50	28	2.66
合计	455	100	598	100	1053	100

注:本组分期按1964年全国高血压、心血管病,高血压分期标准。

三、讨论

咸阳是陕西纺织工业中心之一,本文对西北国棉一厂、二厂、七厂等单位以纺织工人为主的 10 862 人进行了高血压病普查工作,结果显示,发病率为 9.69%,其中男性 9.6%,女性 9.76%;男女之比无明显差别。比上海总患病率 6.96%(男 7.02%,女 6.86%)为高(见 1958 年上海高血压病研究所对上海市民高血压病的调查报告)。发病年龄本组 30～35 岁高血压发病先有一个高峰,以后随着年龄的增高而逐渐增高。55～60 岁最高,65 岁以后稍下降,明显可以看出(图1)40 岁为高血压发病的转折点,这可能与老年人内分泌机能改变易发生动脉硬化以及老年人的神经活动障碍有关。

职业中,炊事员发病率较高,说明长期摄入高脂肪饮食有一定影响。但我们未与以肉食为主的少数民族区域高血压发病率调查相比较。吸烟、饮酒,对高血压发病尚无明显关系。高血压病与家族关系密切,这一概念较多,但我们此次检查的材料,不十分支持这一传统说法。从普查结果可见高血压的发病原因不是单一的,而与多种因素有关。尤以精神因素比较明显,确切的因素还有待进一步探讨。

本调查仅限于在以纺织工人为主的职业中进行,尚不能反映咸阳地区有关高血压病的全面情况,有待今后有计划地进行普查,找出高血压病的发病率及发病因素,以便进行防治。

通过这次调查使我们深深体会到:

(1)"路线是个纲,纲举目张",这是指导一切工作的总纲。卫生工作不走出大门,不进行社会调查研究,不摸清疾病的状况,就不能更好地为广大工农兵服务。过去我们天天看高血压,但究竟有多少,如何防治等,心中基本无数,故不能有的放矢,采取措施。通过调查,我们基本掌握了这3个厂高血压病的基本状况和一般发病规律,这就为今后防治打下了良好的基础。基于这个情况,我们分别在3个厂及我院建立了防治网点,专人负责。通过初步观察,这样做有利于抓革命促生产(如按每人看病花费4h算,1 000名患者看一次病要花4 000h,相当于500个工作日),有利于患者(避免到处奔走求医,甚至加重病情)。而现在我们仅用少量人按类分别检查、发药,病人看病取药较快,许多病人防治于基层,故相应减少城市医院及单位门诊量,并且大大节约了时间。

(2)"群众是真正的英雄",本调查规模之大,人数之多,检查之细,时间之短,是我院有史以来的首次。如果不是发动群众,不是许多兄弟单位大力支持,团结一致,积极工作,单凭我们是无论如何做不到的。

(原陕西中医学院附属医院内科:李新民、吕建章、王春芳)

陕西省咸阳市 251 637 人乳腺癌普查报告

乳腺癌是严重危害妇女健康的一种疾病,占妇女恶性肿瘤发病的第二位。为了早期发现、早期诊断、早期治疗及掌握我市乳腺癌的发病和流行情况,根据全国乳腺癌第二次协作会议要求,我市乳腺癌普查协作于 1980 年 4 ~ 8 月份对市区城乡 251 637 人(城市 109 875 人,农村 141 762 人)进行了乳腺癌普查,现总结报告如下。

一、普查方法

(一)组织领导

在省卫生厅肿瘤防办和省乳腺癌协作组的指导下,由咸阳市卫生局统一组织领导,以陕西中医学院附属医院、咸阳市医院、省第二纺织职工医院、铁道部建厂局中心医院、西藏民族学院附属医院等单位有关同志组成普查协作组,负责具体工作。同时抽调市区所在单位医院及市各地段医院的肿瘤、妇、外、放射、病理科医务人员组成 2 支普查组,分别深入厂、矿、农村与当地基层卫生人员相结合,进行防癌宣传,开展普查普治工作,并邀请冶金部华山医专病理科指导乳腺癌脱落细胞学检查。

(二)普查对象

厂矿、农村均以年满 25 周岁以上妇女为主要普查对象。

(三)步骤

1. 培养技术队伍。

为确保普查质量,分两批举办了学习班,共培训技术人员 170 多名。市级学习班由普查范围的厂矿、公社卫生医疗单位的领导和外、妇科医师各 1 名参加,主要学习普查意义、乳腺的生理解剖、乳腺的检查方法,统一标准、统一步骤。在市级学习班结束后,由参加该班的专业人员任教,分片举办了基层卫生人员学习班,学习普查乳腺癌的专业知识。

2. 分级筛选检查。

一级检查:先由基层卫生人员对应检查对象逐个进行登记,对乳腺癌疾患及乳腺癌家族史者,本着宁繁勿漏的原则,逐个填写"乳腺疾患登记表"。

二级检查:凡填写有乳腺疾患登记表者,由市级人员分片逐个进行体格检查,做出临床诊断。

三级检查:经二级检查后的可疑患者,均行双侧乳腺钼靶 X 线摄片,其中部分病人进行了乳腺液晶热图像检查。若乳头溢液者涂片后行细胞学检查。疑癌者行针穿细胞学或病理检查确定诊断。

3. 治疗和随访安排。

对确诊病人,安排了相应的治疗;对暂不能确诊者,进行登记,并定期随访。

二、普查结果

(一)普查率

共普查城乡人口 251 637 人,其中城市 109 875 人,农村 141 762 人,应查妇女 63 006 人(城市 28 742 人,农村 34 264 人)。实查人数 58 766 人(城市 26 483 人,农村 32 283 人)。普查率:城市 92.14%,农村 94.22%,城乡平均 93.27%。可以代表本地区发病水平(见表1)。

表1　乳腺癌普查统计表

	人口总数			应查人数	实查人数	普查率/%
	男	女	合计			
城市	58 114	51 761	109 875	28 742	26 483	92. 14
农村	69 413	72 349	141 762	34 264	32 283	94. 22
总计	127 527	124 110	251 637	63 006	58 766	93. 27

(二)检出率

调整检出率:城市 15.39/10 万,农村 1.15/10 万,城乡平均为 6.07/10 万(见表2)。

表2　乳腺癌普查检出率　　　　　　　　　　单位:1/10 万

	实查人数	检出病例数	调整检出率
城市	26 483	15	15.39
农村	32 283	3	1.15
合计	58 766	18	6.07

(三)患病率

(1)全人口调整患病率:城市 24.89/10 万,农村 10.83/10 万,城乡平均为 13.66/10 万(见表3)。

表3 乳腺癌全人口患病率　　　　　　单位:1/10 万

	普查人数	患病人数	调整患病率
城市	109 875	27	24. 89
农村	141 762	16	10. 83
合计	251 637	43	13. 66

(2)全妇女调整患病率:城市51.01/10 万,农村23.06/10 万,城乡平均为36.74/10 万(见表4)。

表4 乳腺癌全妇女患病率　　　　　　单位:1/10 万

	普查人数	患病人数	调整患病率
城市	51 761	27	51. 01
农村	72 349	16	23. 06
合计	124 110	43	36. 74

(3)应普查妇女调整患病率:城市51.01/10 万,农村23.06/10 万,城乡平均为36.74/10 万(见表5)。

表5 乳腺癌应普查妇女患病率　　　　　　单位:1/10 万

	普查人数	患病人数	调整患病率
城市	28 742	27	51. 01
农村	34 264	16	23. 06
合计	63 006	43	36. 74

(4)乳腺癌普查年龄组及患病人数(见表6)。

表6 乳腺癌普查年龄组及患病人数分布表

	应查人数			实查人数			患病人数(包括旧病例)		检出人数	
	城市	农村	合计	城市	农村	合计	例数	占比/%	例数	占比/%
24 岁以下	2 386	1 082	3 468	2 213	881	3 094				
25～30 岁	7 287	8 596	15 883	6 886	8 289	15 175	1	2. 33	1	5. 56
31～35 岁	5 067	6 154	11 211	4 754	5 932	10 686	2	4. 65	1	5. 56
36～40 岁	4 639	4 748	9 387	4 319	4 544	8 863	2	4. 65		

表6(续)

	应查人数			实查人数			患病人数(包括旧病例)		检出人数	
	城市	农村	合计	城市	农村	合计	例数	占比/%	例数	占比/%
1~45 岁	3 778	3 417	7 195	3 548	3 211	6 759	13	30.23	6	33.33
46~50 岁	2 355	2 873	5 228	2 144	2 612	4 756	8	18.61	4	22.23
51~55 岁	1 117	1 965	3 082	910	1 763	2 673	4	9.30	2	11.11
56~60 岁	7 237	1 916	2 639	618	1 714	2 332	4	9.30	1	5.56
61~65 岁	537	1 427	1 964	413	1 317	1 730	2	4.65	1	5.56
66~70 岁	375	1 055	1 431	276	1 005	1 281	3	6.98	1	5.56
71~75 岁	274	660	934	223	653	876	2	4.65	1	5.56
76~80 岁	169	287	456	149	282	431	1	2.33		
80 岁以上	34	84	118	30	80	110	1	2.33		
总　计	28 742	34 264	63 006	26 483	32 283	58 766	43	100	18	100

从表6中可看出,乳腺癌发病及检出人数以41~50年龄组为高。

(四)1 292 例乳腺疾病统计表

1 292 例乳腺疾病中,乳腺增生属首位,其次为乳腺良性肿瘤,乳腺癌属第三位(见表7)。

表7　1292 例乳腺疾病统计表

疾病分类	例　数	占比/%
乳腺增生 *	1109	85.84
乳腺良性肿瘤	111	8.59
乳腺恶性肿瘤	43	3.33
其　他	29	2.24
合　计	1292	100

＊:临床、钼靶、针穿细胞学三项阳性者。

三、讨论

(一)乳腺癌至今病因尚未明确

我们普查资料表明:全人口乳腺癌患病率城市为 24.89/10 万,约为农村(10.83/10 万)的 2.5 倍。关于农村患病率低于城市,其原因尚待进一步调查。

(二)调查结果

乳腺增生的发病率占所有乳腺疾病的首位(85.84%);本病的病理改变是多样的,名称繁多,在诊断标准上个人掌握也不一致;有人统计 40 岁妇女做乳腺组织学检查,95% 有上皮增生。我们在 1980 年的普查中,对本病的诊断不是依临床一项,而是依临床、钼靶 X 线、穿刺细胞学三项均为阳性者为准。因此,发病较一般临床资料为低。本病的恶变率,各家报道也相当悬殊(3% ~ 50%),平均为 10%。本次调查资料报道表明乳腺增生年龄高峰比乳腺癌组提前 5 年,同时在这次普查中发现 1 例患者 6 年前病理诊断为乳腺增生,本次细胞学诊断为Ⅲ级,手术切除病理证实为乳腺单纯癌。

通过这次普查表明,乳腺癌发病率为 13.66/10 万,明显低于西方一些高发国家(65 ~ 74/10 万),亦低于国内上海(29.93/10 万)、青岛(39.6/10 万)、河北(24/10 万)、山西(21.76/10 万)、天津(19.26/10 万),和 1974 年统计国内乳腺癌发病率(11.61/10 万)相近。

四、小结

本文对咸阳市 251 637 人进行了乳腺癌普查,总普查率为 93.27%,乳腺癌患病人数 43 名,发病率为 13.66/10 万;其中检出病人 18 名,调整检出率为 6.07/10 万。共查出乳腺疾病为 1 292 例,其中乳腺增生 1 109 例,乳腺良性肿瘤 111 例,乳腺恶性肿瘤 43 例,其他 29 例,并进行了年龄分组的统计。

普查结果:乳腺癌全人口调整患病率,城市 24.89/10 万,农村 10.83/10 万,城乡平均为 13.66/10 万;乳腺癌全妇女患病率及应普查妇女调整患病率均为:城市 51.01/10 万,农村 23.06/10 万,城乡平均为 36.74/10 万。

普查表明:城市全人口乳腺癌患病率均为农村的 2.5 倍,乳腺增生的发病率占所有乳腺疾病的首位,同时表明乳腺增生年龄高峰比乳腺癌组提前 5 年。因此,加强乳腺疾病的防治,对于预防乳腺癌的发生有重要意义。

对新检出的病人及时进行治疗,达到早期发现、早期诊断、早期治疗的预期目的。

由于我们水平有限,错误之处,请同志们批评指正。

参考文献：

[1]实用肿瘤学编辑委员会.实用肿瘤学(第二册)[M].北京:人民卫生出版社,1979:224.

[2]李冰,黎均耀.中国恶性肿瘤的死亡情况和分布特点[J].中华肿瘤杂志,1980,60(10):592.

[3]山西省乳腺癌协作组.1978年太原市乳腺癌普查报告.山西省参加全国乳腺癌会议资料(内部资料),1978.

[4]天津市乳腺癌普查组.天津市区1977~1978年乳腺癌普查总结[J].肿瘤防治研究,419.

[5]瞿鸣杰.上海纺织工乳腺癌三轮普查防治工作总结(上海)[J].肿瘤防治研究,119.

[6]青岛纺织医院肿瘤科.10 098例女性乳腺癌普查报告.参加全国乳腺癌会议资料(内部资料).

[7]河北医学院四院外科.103 060人乳癌普查[J].肿瘤防治研究,1974(9).

[8]天津市人民医院.肿瘤临床手册[M].北京:人民卫生出版社,1974:290.

[9]杨维益.乳癌[M].呼和浩特:内蒙古出版社,1974:100.

[10]喻德洪.乳腺肿块的鉴别诊断(内部资料),1977:346.

（咸阳市乳腺癌普查协作组：李新民、郭廷信、王克俭、陈光伟）

癌　症

抗肝癌药物"龙力胶囊"研究

龙胆胶囊①体内外抗肿瘤作用的实验研究

龙胆胶囊(Longdan Capsule, LDC)主要采用仙鹤草、绞股蓝、苦参、马钱子、八月扎为原料提取加工而成,含量为1g干粉含7.6g生药(中药材均经陕西中医学院附院王浩峰副主任药师鉴定)。我们采用小鼠肉瘤(S_{180})、艾氏腹水瘤(EAC)、小鼠肝细胞癌(H_{22})、人白血病细胞株(HL-60)、人肝癌细胞株($SMMC_{7721}$)进行了抗肿瘤实验。

一、方法与结果

(一)台盼蓝拒染法测定LDC对HL-60细胞的体外细胞毒作用

参照文献[1]进行。结果见表1,显示LDC对HL-60细胞的抑制作用具有浓度依赖性,但对时间的依赖性仅限于48h内,LDC作用48h,抑制率升至巅峰,IC_{50}降至最低点,超过48h,随作用时间延长,抑制率下降,IC_{50}升高。

表1　LDC对HL-60细胞的平均抑制率　　　　　单位:%

作用时间	药物浓度/(μg/mL)						IC_{50}
	165	33	6.6	1.32	0.26	0.05	
24h	53.4	33.4	26.6	20.0	13.4	6.6	48.0
48h	78.6	56.0	47.7	38.1	33.3	21.4	18.9
72h	53.1	37.1	30.7	23.3	17.7	14.0	41.8

(二)MTT法测定LDC对$SMMC_{7721}$细胞的细胞毒作用

参照文献[2-5]进行。结果见表2,揭示LDC对$SMMC_{7721}$细胞的生长抑制率,具有浓度依赖性($r=0.83$),IC_{50}为8.7μg/mL,各浓度组与空白组比较,均有统计学意义。

---

①龙胆胶囊是龙力胶囊的起始名称。其间称为LDC,后改为LLC。

表 2　LDC 对 SMMC_{7721} 细胞的抑制作用

组别	药物浓度/(μg/mL)	OD 值($\bar{x} \pm s$)	抑制率/%
空白组	0.0	0.589 ± 0.065	—
5 – Fu	50.0	0.096 ± 0.066**	83.7
LDC_1	1650.0	0.151 ± 0.098**	74.4
LDC_2	330.0	0.201 ± 0.079**	65.9
LDC_3	66.0	0.253 ± 0.038**	57.0
LDC_4	13.2	0.273 ± 0.123**	53.6
LDC_5	2.6	0.328 ± 0.080**	44.3
LDC_6	0.5	0.360 ± 0.177**	38.9

注:与空白组比较,* 表示 $P < 0.05$,** 表示 $P < 0.01$。

(三)定量极限稀释微孔池培养法测定 LDC 对 SMMC_{7721} 的剂量 – 存活率曲线

参照文献[1,6]进行。结果如图 1 所示,该曲线随 LDC 浓度增加而下降,中段陡降,较前后两段斜率明显增加,IC_{50} 为 6.2μg/mL,药物浓度与瘤细胞存活分数呈高度负相关($r = -0.88$)。

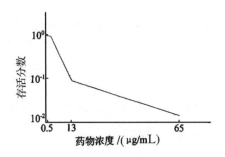

图 1　LDC 对 SMMC_{7721} 的剂量 – 存活率曲线

(四)LDC 对小鼠 S_{180}、H_{22} 实体瘤的抑制作用

结果见表 3。2.5 ~ 10g/kg 剂量 LDC 灌胃对 H_{22}、S_{180} 实体瘤有明显的抑制作用,与对照组比较,均有显著性差别,且随药物浓度的增加而显著增加,其中 10g/kg 灌胃对 H_{22} 的抑瘤率与 5 – Fu 无显著性差异。

表3 LDC 对 H_{22}、S_{180} 实体瘤的抑制作用

组别	剂量/(g/kg)	n	H_{22}		S_{180}	
			瘤重($\bar{x} \pm s$)	抑瘤率/%	瘤重($\bar{x} \pm s$)	抑瘤率/%
0.9% NS	0.4mL	17	2.00 ± 0.29	—	1.21 ± 0.27	—
LDC	2.50	10	1.48 ± 0.40**	26.0	0.96 ± 0.40**	28.9
LDC	5.00	10	1.24 ± 0.19**	38.0	0.75 ± 0.22**	38.0
LDC	10.00	10	0.94 ± 0.17**	53.0	0.61 ± 0.16**	49.6
5 – Fu	0.025	10	0.90 ± 0.27	55.0	—	—
CTX	0.020	10	—	—	0.24 ± 0.16	80.2

（五）LDC 对 EAC 腹水型小鼠生存时间的影响

结果见表4。10g/kg 灌胃对 EAC 腹水型小鼠生命延长率与 5 – Fu 组疗效无显著性差别，5g/kg、2.5g/kg 组与对照组相比，亦有统计学意义。

表4 LDC 对 EAC 腹水型小鼠生存时间的影响

组别	剂量/(g/kg)	n	存活时间($\bar{x} \pm s$)	生命延长率/%
0.9% NS	0.4mL	17	11.2 ± 2.9	—
LDC	2.50	10	13.3 ± 3.2*	18.8
LDC	5.00	10	16.6 ± 1.4**	41.1
LDC	10.00	10	17.2 ± 1.2**	53.6
5 – Fu	0.025	10	18.3 ± 2.3**	63.4

（六）病理形态学观察

在光镜下，LDC 组 H_{22}、S_{180} 实体瘤瘤组织改变基本一致，与对照组相比，瘤细胞核固缩、瘤细胞溶解、瘤组织坏死程度更严重，染色质染色变淡变均匀，分裂象减少，且作用强度随剂量增加而增加。

二、讨论

实验结果表明，LDC 对 S_{180}、H_{22}、EAC 体内抑制作用达到了体内抗肿瘤药物筛选标准[7]，在体外实验中，粗提物 LDC 对 $SMMC_{7721}$ 细胞的 IC_{50} 小于 $10\mu g/mL$，对 HL – 60

细胞的 IC_{50} 为 18.9μg/mL,可见其抗肿瘤作用显著,值得进一步研究。

体内外各实验结果均显示:LDC 具有浓度依赖性;$SMMC_{7721}$ 剂量 – 存活率曲线还表明:LDC2.6～13.2μg/mL 浓度范围内量效变化最显著,提示临床给药时,应尽可能增加剂量,且以不低于相当体外 13.2μg/mL 的剂量为佳。LDC 对 HL – 60 细胞毒作用还提示:LDC 体外有效作用时间不超过 48h,维持其作用强度需在 48h 内再次给药;但由于体内各种因素参与,体内的量效关系及作用维持时间有待进一步研究。

MTT 法是 1983 年 Mosmann 根据活细胞,尤其是增殖细胞通过线粒体能量代谢将 MTT 代谢形成紫色甲砵沉积于细胞内或细胞周围,且形成甲砵量与细胞增殖程度呈比例关系的原理创制;我们利用调零孔清除培养液中药物及酚红颜色对比色测定的影响,从而将其引入抗癌中药疗效的测定,使实验快速省力,结果更为客观。实验结果表明,LDC 能减少瘤细胞甲砵形成,可见其对线粒体能量代谢有抑制作用。病理切片见 LDC 组瘤细胞分裂象减少,瘤细胞核固缩溶解加重,染色质染色变淡变均匀,揭示 LDC 对染色体的复制繁殖有抑制和破坏作用。

参考文献:

[1]徐叔云.药理实验方法学[M].北京:人民卫生出版社,1994:1423 – 1453.

[2]秦慧莲,匡彦德.四甲基偶氮唑盐比色法测定白细胞介素 – 2 活性及淋巴细胞增殖反应[J].上海医科大学学报,1987,14(6):407.

[3]邱玉华,缪竞诚,付强,等.异丙醇和 SDS 在 MTT 比色法检测 NKCF 活性中的应用比较[J].上海免疫学杂志,1994,14(2):128.

[4]周建军,乐秀芳,韩家娴,等.影响 MTT 方法检测结果的一些因素[J].肿瘤,1994,14(2):93.

[5]郑永康.测定细胞存活和增殖的 MTT 方法的建立[J].免疫学杂志,1992,8(4):266.

[6]万景华,AAMorley.极限稀释微孔池培养法测定细胞对抗癌药物的剂量反应曲线[J].药学学报,1985,20(6):418.

[7]全国抗癌药物筛选及专题学术座谈会.抗肿瘤药物体内筛选规程[J].医学研究通讯,1978(4):28.

(原陕西中医学院附院肿瘤科:蒋素强、任中海、李新民)

龙力胶囊对人肝癌细胞诱导分化及机理研究

摘 要：**目的**：研究中药复方龙力胶囊对人肝癌 HCC－9204 的诱导分化作用及其机理。**方法**：用体外培养方法培养 HCC－9204 细胞，观察龙力胶囊对 HCC－9204 细胞形态学、集落形成能力、AFP 与 ALB 分泌量、γ－GT 活力、核型、细胞周期以及癌基因表达的影响。**结果**：龙力胶囊能改善 HCC－9204 细胞的异型性，降低其集落形成能力，降低 AFP 分泌量及 γ－GT 活力，提高 ALB 分泌量，降低细胞染色体主流范围，降低 C－myc、C－H－ras 基因表达，但对细胞周期影响不大。**结论**：龙力胶囊具有诱导 HCC－9204 细胞分化的作用，其机理可能涉及核型良性变及 C－myc、C－H－ras 降调节。

关键词：人肝癌细胞；诱导分化；核机理；龙力胶囊

The Study of Chinese Medicine Compound/DPC Induced Differentiation on Human Heptocarcinoma Cell Lines HCC－9204 and It's Mechanism

Abstract：**Objective**：To investigate the effects and meachanism of Chinese medicine compound/dragon power capsule（DPC）induced differentiation on human hepatocarcinoma cell lines Hcc－9240. **Methods**：The present study was carried out by using technique of cell culture in vitro. The effect was observed by monitoring cytomorphology，cloney－forming，the secretion of AFP and ALB，γ－GT activity，chromosome，cell cycle and expression of oncogene. **Results**：Morphology of HCC－9204 became well－differentiated，growth became slower，cloney－forming was inhibited，the secretion of AFP and γ－GT activity were reduced，the secretion of ALB increased and expression of C－myc. C－H－ras oncogene decreased，the main range of chromosome reduced，but cell cycle did not change markedly. **Conclusions**：DPC had the effect of induced differentiation on HCC－9204，the mechanism might be related to chromosome and Down Regulation of C－myc. C－H－ras oncogene.

Key words：Human hepatocarcinoma cell line；induced diff erentiation；nucleus mechanism；Chinese medicine compound/DPC

原发性肝癌（以下简称肝癌）一直是肿瘤治疗的堡垒，小肝癌的发现及其手术切除使得肝癌 5 年生存率一度得以提高[1]，但与其他实体瘤相比仍处于很低水平，尤其是中晚期无法手术者仍不能得到有效的控制。为此，肿瘤学界正积极探索新的治疗模式，其中之一就是诱导分化治疗。1992 年陈惠黎等首次将维甲酸用于肝癌的诱导分化治疗，有效率达 30.3%，56% 的患者可获病情稳定[2]，但其毒副作用限制了其临床使用。比较而言，中药具有较少的副作用而且成本低廉，然而目前尚未见到中药复方的相关研究。龙力胶囊（Dragon Power Capsule，DPC）是陕西中医学院李新民教授的临床验方，由苦参、青蒿、鳖甲、丹参等组成，主要用于肝癌的治疗，临床观察取得了较好的成效，既往研究表明其具有多种抗癌活性，并可能具有诱导分化作用。为此，我们选用人肝癌细胞株 HCC - 9204[3] 对其诱导分化作用作了进一步的研究。

一、材料与方法

（一）中药原液

按原方比例配方，水煎，离心沉淀，除菌，密封，4℃保存。临用前 $RPMI_{1640}$ 完全培养液稀释成所需浓度。

（二）剂量筛选

改良文献方法[4]，HCC - 9204 细胞以 1×10^5/mL 接种于 96 孔培养板，贴壁后以不同浓度梯度中药作用细胞，0.4% 台盼蓝染色，逐日镜下观察细胞变性、坏死及生长抑制情况。选择未出现毒性反应的最大剂量与生长抑制最低有效浓度按等比原则设置大、中、小 3 个剂量组，加空白对照组共 4 组，剂量分别为 900μg/mL、300μg/mL、100μg/mL、0μg/mL（培养液终浓度，相当于生药量），以 D_1、D_2、D_3、D_4 表示。

（三）细胞培养与收获

HCC - 9204 细胞在含 10% 胎牛血清（浙江金华清湖犊牛利用研究所产品）$RPMI_{1640}$（GIBCO 产品）中贴壁生长，视生长情况 2 ~ 3d 传代 1 次。生化实验各组 100mL 瓶接种贴壁后加中药，每 2d 更换、收集培养 1 次，用于 AFP、ALB（白蛋白）检测。细胞常规计数后 PBS 洗涤，离心沉淀 -20℃ 保存，用于 γ - GT 检测。

（四）集落形成实验

常规消化细胞调整浓度，直径 30mm 培养皿接种 1000 个细胞，贴壁后加中药，作用 4d 后更换新鲜培养液，继续培养 1 周，肉眼计数每皿集落数，计算集落形成抑制率 =（对照组集落数 - 实验组集落数）/对照组集落数。

（五）细胞玻片制备

按第四军医大学口腔医学院经验方法进行，直径 90mm 培养皿内置载玻片，其上

接种 0.5×10^4/mL 细胞悬液 3~4 点,贴壁后加适量含中药完全培养液,4d 后弃培养液,PBS 洗涤,95% 乙醇固定,室温晾干保存备用。

(六)细胞匀浆制备与 γ-GT 检测

收获细胞悬于 pH 值 7.4,0.05MTris-HCl 缓冲液中,超声粉碎制备细胞匀浆,重氮试剂法检测 γ-GT 活力,结果换算成 mIU/10^6cells。1mIU 活力定义为在本实验体系中,1 分钟 γ-GT 转化底物 γ-L 谷氨酰-α-萘胺生成 1μmolα-萘胺的能力。

(七)AFP 与 ALB 检测

收集培养液放射免疫法进行检测,操作按放免试剂盒(试剂盒购自中国原子能研究院同位素研究所)说明进行,结果算成 ng/10^7cells。

(八)染色体标本制备与 G 显带

25mL 瓶接种培养,中药处理,视培养细胞中期分裂相居多时(约 2~3d),加秋水仙素(华美公司产品)(终浓度 0.2μg/mL),2h 后弃培养液,自制橡皮刮下细胞,0.075MKCl 低渗 30min,甲醇冰醋酸反复固定 3 次,最后一次过夜,90℃ 气干,胰酶(Sigma 产品)显带,Giemsa 染色,镜下计数,分析染色体。

(九)细胞周期检测

25mL 瓶接种培养,中药处理,收获培养第 3d 细胞,消化离心,PBS 洗涤,调细胞浓度 1×10^6/mL 以上,乙醇固定(终浓度 70%),1% Trition-100、0.01RNA 酶及 0.005% PI 处理后,流式细胞仪(Coutter 产品)检测,DNAmulticycle 软件分析,计算各时相细胞百分比。

(十)癌基因表达检测

ABC 法进行,细胞玻片经 0.25% Trition-100 温育 15min,PBS 洗涤,10% H_2O_2 温育 10min,PBS 洗涤,C-myc、C-H-ras 单克隆-抗(Oncogene Science 产品)(1:200)温育 4h,PBS 洗涤,生物素化二抗作用 30min,PBS 洗涤,ABC 复合物作用 30min,PBS 洗涤,0.04% DAB-H_2O_2 显色,苏木素复染,镜下观察。

(十一)细胞形态学观察

逐日镜下观察各组细胞生长情况及形态。爬片经苏木素-伊红染色,梯度酒精脱水,透明封片,镜下观察。

(十二)数据处理

数据以 $\bar{x} \pm s$ 表示,符合方差齐性,正态分布数据作方差分析,q 检验;偏态分布数据作 H 检验;计数资料作 χ^2 检验。

二、结果

(一)细胞形态学

细胞经药物作用后,铺满瓶底速度变缓,部分恢复接触抑制,由对照组的成片成堆生长变为单个或分布稀疏,随药物浓度加大,细胞异型性(aty pia)不同程度降低,由长梭形变为多边形、圆形或类圆形,核浓缩而深染。

(二)集落形成实验

各组均有集落形成,随药物浓度加大,集落形成数明显降低($P < 0.05$),集落细胞数明显减少,大、中、小3组集落抑制率分别为50.93%、29.9%和19.08%。见图1。

(三)γ-GT活力

空白组γ-GT活力始终维持在较高水平,呈一定的波动变化,第3d轻度上升,说明细胞从接种到生长稳定尚有一适应过程。各实验组持续下降,第5d最显著,此时细胞正从对数生长期进入缓慢生长期,这种变化可能与细胞生长状态有关。各组差异显著($P < 0.05$)。见图2。

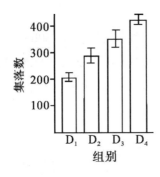
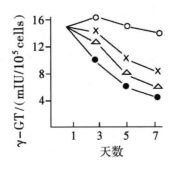

注:集落数(X),标准差
(S),$n = 3$(下间)

图1 集落形成实验结果　　图2 DPC对细胞γ-GT活力的影响

(四)AFP分泌量

各组AFP分泌量均呈波形变化,培养第1d处于较低水平,提示细胞在贴壁过程中较少分泌AFP。第3d达高峰,第5d跌落,第7d略回升,这可能与细胞接种到贴壁,对数生长到缓慢生长过程细胞周期分布不同有关。药物作用后AFP分泌量显著减少($P < 0.05$)。见图3。

(五)ALB分泌量

ALB亦呈波形变化,各组第1d均处于较低水平,提示HCC-9204细胞基本不具备合成ALB能力,细胞经药物作用后均合成、分泌ALB。从第1d到第5d持续上升,

第7d回落。这可能与细胞老化有关。各组比较差异显著($P < 0.05$)。见图4。

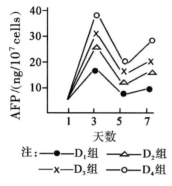

注：—●—D₁组 —△—D₂组
—×—D₃组 —○—D₄组

图3 DPC对细胞AFP分泌量的影响

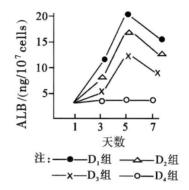

注：—●—D₁组 —△—D₂组
—×—D₃组 —○—D₄组

图4 DPC对细胞ALB分泌量的影响

（六）染色体分析

随机计数50个分散好的中期核分裂象染色体数目,空白组主流范围在75～82条,占总数的85%,属超三倍体,与建株报告[3]大致相符。药物作用后,二倍体比例增加,主流范围减少至42～59条,各组均能找见标记染色体 $M_2(4)t(4;19)(4q^{ter} \rightarrow 4q11::19p12 \rightarrow 19q^{ter})$, $M_8 del(13)(p^{ter} \rightarrow cen \rightarrow q11:)$。

（七）癌基因表达

各爬片背景清晰,着色满意。C-myc蛋白阳性染色呈棕褐色,位于细胞核,呈斑片或颗粒状。C-H-ras蛋白阳性染色呈黄褐色,位于胞膜,由于细胞立体结构的影响,有时可呈胞浆黄染。随药物浓度加大,两种蛋白染色强度逐渐减弱,阳性细胞数减少。

（八）细胞周期分布

细胞经药物作用后,G_0/G_1 比例上升,S 与 $G_2 + M$ 比例呈下降趋势,无统计学意义（$P > 0.05$）。提示本实验条件下所用药物浓度可能不影响细胞周期分布。见表1。

表1 各组细胞周期时相分布　　　　　　　　　　单位:%

组别	G_0/G_1	S	$G_2 + M$
D₁	68.9	18.8	12.3
D₂	65.9	24.6	9.5
D₃	65.2	23.2	11.6
D₄	63.2	25.2	11.6

三、讨论

（一）模型与指标

诱导分化研究始于 1971 年。Friend 首次在实验条件下用二甲基亚砜（DMSO）诱导小鼠红白血病细胞分化并合成原本无法合成的血红蛋白[5]。此后，相关研究陆续开展。早在 80 年代就已证实维甲酸用于急早幼粒白血病疗效优于化疗而副作用相对较少[6]。其本质在于抑制恶性表型（Phenotype）并促进分化表型表达，从而使肿瘤细胞向正常细胞方向分化进而达到治疗的目的。因其机理与杀伤性放疗、化疗迥然相异而受到肿瘤界的热切关注。诱导分化早期研究主要集中于白血病细胞，因其有可靠的分化形态标志，后来也常采用肝癌等实体瘤细胞，以其具有良好的恶性标志（AFP、γ-GT）以及特异的分化功能蛋白—白蛋白（ALB）。迄今为止，尚无理想的体内诱导分化模型而主要采用体外培养方法进行研究。人肝癌细胞株 HCC-9204 系第四军医大学胡川闽等用肝癌手术标本于 1992 年建株[3]，建株报告表明其具有分泌 AFP 的能力。因此，我们选用 AFP、γ-GT 作为恶性表型指标，ALB 作为分化指标。

（二）诱导分化作用

AFP 是胎肝、再生肝及肝癌细胞所产生的一种癌胚蛋白，其量的多少反映肝细胞去分化（dedifferentiated）程度的高低；γ-GT 主要分布于肝、胰等组织，参与 γ-谷氨酰循环，肝癌患者常升至正常人的 3~100 倍，二者均为公认的肝癌肿瘤标志。我们实验结果证明：HCC-9204 细胞经 DPC（龙力胶囊）作用后，AFP 分泌量及 γ-GT 活力较同时间未作用细胞明显降低，提示 DPC 能抑制 HCC-9204 细胞恶性表型表达。

ALB 是分化肝细胞合成的特异性功能蛋白。我们实验显示：HCC-9204 细胞基本不具备合成 ALB 能力。提示其分化程度不高，DPC 作用后随浓度大小不同程度恢复了正常肝细胞所具有的合成 ALB 的能力。集落形成实验是检验培养细胞是否增殖的过硬指标[7]。HCC-9204 细胞经 DPC 作用后形成集落能力降低，预实验证实所用浓度无细胞毒杀伤作用，因此，集落的减少可能是 DPC 促分化而增殖能力降低所致；同时，形态学显示药物作用后细胞异型性（atypia）降低。以上实验结果初步显示：DPC 具有诱导 HCC-9204 细胞分化作用。

（三）诱导分化机理

目前研究表明，控制细胞生物学行为的枢纽在细胞核，尤其是基因的表达与调控。因此，我们进一步从细胞核的角度探讨 DPC 的作用机理。本研究结果表明，DPC 能影响 HCC-9204 细胞核型，特别是染色体倍体，但对细胞周期分布影响不大。研究还发现,HCC – 9204 细胞染色体主流范围与建株时无明显变化,说明 HCC – 9204 细胞传代至今细胞特性仍然相当稳定。C – myc 是 myc 族细胞原癌基因,表达一种核蛋白,结合 DNA 参与其他基因的表达调控。C – myc 蛋白在增殖细胞中表达较高,随细胞分化而降低同时失去促增殖能力。当其表达降调节(Downregulation)时细胞被诱导向终末分化[8]。C – H – ras 是 ras 族癌基因,表达 P21 蛋白,具有 GTP 酶活性,作用于下游底物 C – Raf 蛋白,PKC 激酶等把信息传至核内影响其他基因的表达[9];其反义 RNA 能逆转转化细胞的恶性表型[10]。C – myc 蛋白位于核内,P21 位于胞膜,二者常协同作用,通过不同的信息途径或阶段调控细胞的增殖与分化。在人肝癌的研究中已证实二者在参与肝细胞恶性转化过程及肝细胞癌的维持中起至关重要的作用[11]。我们的研究显示:HCC – 9204 细胞经 DPC 作用后两种基因的表达均降低,提示 DPC 对 HCC – 9204 细胞的诱导分化作用可能与 C – myc 与 C – H – ras 的降调节有关。

鸣谢:本课题在第四军医大学口腔医学院中心实验室完成过程中,得到生物学教研室吴军正教授及病理学教研室金若教授的大力支持与协助,在此谨致以诚挚的谢意!

参考文献:

[1]Tang Z Y. A new concept on the natural course of hepatocellular carcinoma[J]. Chin Med J,1981,94:585.

[2]陈惠黎. 肝癌诱导分化治疗基础和临床研究[J]. 中国肿瘤,1997(2):32.

[3]胡川闽,刘彦仿,隋延仿,等. 人肝癌细胞系 HCC – 9204 的建立及其特性研究[J]. 第四军医大学学报,1995(2):92.

[4]袁淑兰,黄光琦,王修杰,等. 丹参酮和维甲酸对人宫颈癌细胞株的体外诱导分化研究[J].中华肿瘤杂志,1995(6):422.

[5]Friend C,Schor W,Holland J G,et al. Hemoglobin synthesis in murine virus induced Leukemia cells in vitro:stimulatior of erythroid differentiation by dimethyl sulfoxide[J]. Proc Natl. Acad Sci U. S.,1971,68:378.

[6]孙关林. 急性早幼粒细胞白血病的诱导分化治疗——44 例疗效分析[J]. 中华血液学杂志,1989,10(3):29.

[7]章静波. 细胞生物学实用方法与技术[M]. 北京:北京医科大学协和医科大学联合出版社,1996:53.

[8]Chapekar M S,Hartman K D,Knode M T,et al. Synergistit effect of retinonic acid and calcium ionophore A23187 on differentiation,c – myc expression,and membrane tyrosine Kinase activity in human

promyelocytic leukemia cell line HL – 60[J]. Mol pharmacol,1986(2):140.

　[9]张天泽,徐光炜. 肿瘤学(上)[M]. 天津:天津科学技术出版社,1996:316.

　[10]邓国仁,刘景梅、路桂荣,等. 癌基因 c – H – ras 反义 RNA 对细胞恶性表型的逆转作用[J]. 中华医学杂志,1989(6):361.

　[11]Tiniakos D,Spandidos D A,Kakkanas A,et al. Expression of ras and ras oncogene in human hepatocellular carcinoma and nonncoplastic Liver tissure[J]. Anticancer Res,1989(9):715.

　（郴州市第一人民医院:胡兵;成都中医药大学:安红梅;原陕西中医学院:李新民）

中药复方"龙力胶囊"（简称 DPC）诱导人肝癌细胞 SMMC – 7721 程序性死亡及其生化机制的实验研究

第一部分　DPC 诱导 SMMC – 7721 细胞程序性死亡的实验研究

摘　要：目的：研究中药复方龙力胶囊诱导人肝癌细胞 SMMC – 7721 程序性死亡及其生化机制。**方法：**用 MTT 法、细胞形态学方法、DNA 凝胶电泳及流式细胞术等对体外培养的人肝癌 SMMC – 7721 细胞进行观察分析。**结果：**从 $0.5mg/mL$ 到 $50mg/mL$ 不同浓度的 DPC 液均有不同程度的抑瘤作用；$5mg/mL$ 左右的浓度具有诱导 SMMC – 7721 细胞凋亡的作用，可以检测到细胞内 Ca^{2+} 浓度的升高及继而发生的 DNA 片段化，同时发现龙力胶囊有将细胞阻滞于 G_2/M 期的倾向。**结论：**提示龙力胶囊有诱导 SMMC – 7721 细胞程序性死亡的作用，其生化机制是通过特定的传导通路激活 Ca^{2+} 依赖性的酶系实现的。

关键词：龙力胶囊；程序性细胞死亡；抗肿瘤

第二部分　中西医结合防治肿瘤的现状与展望

摘　要：本文从中西医两个角度，对中西医在肿瘤病因及发病机制认识上的一致性作了简要分析，认为机体在体质偏弱或情志过激等内在条件下，感受外部刺激，并致毒邪留滞，与气血相搏结，形成瘤毒，致组织细胞恶变，为肿瘤形成的基本病理机制。在此基础上，还进一步归纳总结了瘤毒的特性。同时，通过大量文献资料分析，认为中西医结合治疗肿瘤的理想模式应当是辨证与辨病相结合，局部治疗与整体治疗相结合以及祛邪与扶正相结合的优势互补的全方位综合治疗策略。

关键词：中西医结合；恶性肿瘤；病因病机；治疗策略

Part one：Experimental study on the reduction of PCD in DPC – treated SMMC – 7721

Abstract：Objective：to investigate the induction of PCD and its possible mechanism in DPC – treated human hepatocellular carcinoma cell – line SMMC – 7221. **Methods：**MTT, cell mophology，DNA agarose gel electrophoresis and flow cytometry were conducted，and the hepatocellular carcinoma cells were cultured in vitro. **Results：**showed the tumor growth was retarded to differing degrees under the influence of DPC of different densities form 0. 5mg/mL to 50mg/mL；and under the density of around 5mg/mL. DPC induces the apoptosis of SMMC – 7721. The increase in extracellular Ca^{2+} and DNA fragmetation were confirmed. It was also found that DPC had the tendency to block the rumor proliferation cycle in the G_2/M phase. **Conclusion：**The results suggest that DPC triggers the PCD of SMMC – 7721. And its mechamsm may be ralated to the activation of the Ca^{2+} dependent enzyme systerm acting through a specific conduction channel.

Key words：dragon power capulse；programed cell death；apoptosis anticancer

Part Two：The current investigation and prospect of combmed TCM and Westen Medical prevention and treatment of tumor

Abstract：The similahtv of wiew points on pathogeny and pathogensis between TCM and Westen Medicine is briefly analysed here，The article holds that the stagnation of toxin pathogen is caused by the combination of the endopathogens – like weakness，exessive emotions and invasion of exopathogen. Then the stagnant toxin pathogen combines with Q1 and blood. which leads to the formation of tumor toxin and carcinogensis of histiocyte. This is the pathogenetic process of tumor formation. Also the charactoristic of tumor toxin is summed up here. Through the analysis of a large amout of data，it is believed that the ideal mode of combined TCM and Westen Medicine tumor therapy should be a comprehensive one，which takes advantages of both TCM and Westen Medicine，that is the combination of treatment based on diagnosis differentiation andon disease differentiation，the combination of holistic therapy and local therapy the combintion of supporting health emergy and eliminating evils.

Key words：combined TCM and Westen Medicine；malignant tumor；pathogeny and pathogensis；mode of rumor therapy

第一部分　DPC 诱导人肝癌 SMMC - 7721 细胞 PCD 的实验研究

一、材料与方法

(一)材料

1. 瘤株

人肝癌细胞系 SMMC - 7721 细胞株由第四军医大学西京医院肿瘤中心惠赠。

2. 试验用药

原生药购自陕西省医药公司康宝大药房,按本研究室龙力胶囊(DPC)原方比例配方,水煎提取、浓缩,3000rpm 离心 15min × 3 次去沉淀,用生理盐水调整浓度为 5g/mL(相当于原生药),φ0.22μm 微孔滤膜过滤除菌、分装,4℃保存备用。

3. 主要试剂与仪器

RPMI - 1640 培养液为 GIBCO 公司产品;小牛血清为浙江金华清湖犊牛利用研究所产品;MTT、胰酶、fluo - 3/Am、F - 127 碘化丙啶(PI)均为美国 Sigma 公司产品;琼脂糖、蛋白酶 K(PK)为 Merck 公司产品;CO_2 培养箱为 Forma Scientific 公司产品;超净工作台为苏州净化设备厂出品;普通光学显微镜及倒置相差显微镜为日本 Olympus 产品;MR400 型酶联免疫检测仪为 Dynattch 公司产品;JS - 600 型电泳仪为上海复生生物研究所产品;EPICS ELITE 流式细胞仪(FCM)为美国 Coulter 公司产品。

(二)方法

1. 细胞培养与加药

人肝癌细胞系 SMMC - 7721 细胞培养于含 10% 小牛血清,100U/mL 青霉素、链霉素的 RPMI - 1640 培养液中,培养箱温度 36.5℃,湿度 100%,CO_2 浓度 5%,细胞呈贴壁生长,隔日换液,3~5 天传代一次。药品用培养液稀释至所需浓度加入相应组别的培养基中。

2. MTT 法测定 DPC 对 SMMC - 7721 细胞存活率的影响

取指数生长期 SMMC - 7221 细胞,用 RPMI - 1640 完全培养液调整细胞浓度为 3.0×10^4/mL,按 100μL/孔接种于 96 孔培养板,常规培养 24h 后各试验孔加入 100μL DPC 稀释液中,使培养液中 DPC 终浓度分别为 0.5mg/mL(D_1)、5mg/mL(D_2)、50mg/mL(D_3),对照孔加入 100μL 培养液,调零孔不加细胞,只加 200μL 完全培养液。每个剂量组平行 5 孔 × 3 板,分别于加药后 24h、48h、72h 各取 1 板,测定各孔的 MTT 光吸收值,并按下式计算细胞存活率[1]。

$$细胞存活率 = \frac{试验组\ OD\ 值}{对照组\ OD\ 值} \times 100\%$$

3. DNA 琼脂糖凝胶电泳

取指数生长期细胞,接种于 250mL 培养瓶中,各瓶中接种细胞数均为 5.0×10^6,分为实验组和对照组。常规培养 24h 令细胞贴壁,实验组分别按 D_1、D_2、D_3 的终浓度剂量加 DPC,对照组加等体积培养液。常规培养 24h,收集细胞,PBS 洗涤两次,提取DNA。具体方法:取所收集的细胞团块于各样本中加 $50\mu L$ 10% SDS、$10\mu L$ pk,加 STE至 1mL,55℃ 水浴 3h,加酚 0.5mL,摇匀,低温(0℃)处理 10min,1200rpm 离心 5min,取上清加等体积氯仿抽提一次,取上清加无水乙醇 1mL、NaAC82μL,-30℃ 过夜。高速离心,弃上清即得 DNA。取 DNA 样本分别溶入 $100\mu L$ TE 液中,取 $8\mu L$ DNA 溶液并用 $2\mu L$ 溴化乙锭染色,加入含有 1.5% 琼脂的凝胶电泳槽,30V 电压,1.5h 后透射紫外灯下观察并拍照[2]。

4. 细胞凋亡指数(AI)的测定

取指数生长期细胞接种于 4 个含有盖玻片的 25mL 培养液中,每瓶接种细胞数为 1×10^5 个。常规培养 48h,实验组更换含有相应浓度 DPC 的培养液,对照组更换不含DPC 的培养液,继续培养 48h,取出盖玻片,PBS 洗涤,95% 乙醇固定 30min,晾干,HE染色,普通光学显微镜下观察。细胞膜皱缩但完整,细胞核固缩深染,但核膜完整为凋亡细胞的光镜特征[3]。选取 5 个细胞分布均匀的高倍区视野,计数细胞总数及其中的凋亡细胞,并按下式计算凋亡指数(Apoptosis Index,AI)。

$$AI = \frac{凋亡细胞数}{计数细胞总数} \times 100\%$$

5. 细胞内钙离子浓度的检测

取指数生长期细胞接种于 100mL 培养瓶中,每瓶含细胞 1×10^7,常规培养 24h 令细胞贴壁,实验组分别加入相应量的 DPC 液使培养液中药物终浓度分别为 D_1、D_2、D_3,对照组加等体积培养液。继续培养 2h,弃培养液,胰酶消化收集细胞,PBS 洗涤,将细胞用无血清培养液配成 2×10^6/mL 的细胞悬液,加入 $1\mu L$ F - 127(助染剂)摇匀,加入 $10\mu L$ 2.2$\mu mol/L$ 的钙离子探针 Fluo - 3/Am,摇匀,37℃ 水浴 30min,离心弃上清,用 RPMI - 1640 培养液(不含血清)重悬细胞,300 目筛网滤过,用 EPICS ELITE 型流式细胞仪(FCM)检测细胞内相对钙离子浓度。激发波长为 488nm,检测波长为530nm[4]。

6. 细胞周期的检测

从上述收集的细胞中分别分出一部分,固定于 70% 乙醇(终浓度)30min,1% Trition - 100,0.1% RNA 酶与 0.005% 的 PI(碘化丙啶)处理,300 目筛网过滤,同型流式细胞仪检测,发射波长488nm,检测波长620nm,结果用DNA multicycle软件分析,计算各时相细胞百分数。

7. 数据处理

细胞存活率OD值,呈正态分布,用t检验,计数资料用χ^2检验。

二、结果

1. DPC对SMMC-7721细胞的抑制作用

MTT法检测细胞存活率的原理是活细胞线粒体脱氢酶能将四氮唑化物(MTT)由黄色裂解为蓝色的甲臜结晶,且甲臜的产量与活细胞数成正比,用二甲基亚砜(DM-SO)可以溶解甲臜,于酶联仪上测其吸光度值(OD值),吸光值越高表明活细胞数越多[5-6]。根据OD值可算出药物对细胞存活率的影响,即抑制(或促进)率。不同浓度DPC作用不同时间SMMC-7721细胞的吸光度值及平均抑制率见表1。

表1　不同浓度DPC作用不同时间SMMC-7721的OD值和生长抑制率(t检验)

组别	24h		48h		72h	
	OD值	抑制率(%)	OD值	抑制率(%)	OD值	抑制率(%)
C	0.67±0.07	—	0.95±0.05	—	1.42±0.08	—
D_1	0.55±0.10	17.9	0.79±0.03*	16.8	1.12±0.17**	21.1
D_2	0.53±0.10*	20.9	0.41±0.07**	56.8	0.35±0.03**	75.3
D_3	0.45±0.07**	32.8	0.31±0.03**	67.4	0.00±0.00	—

注:*:与同时间对照组比较$P<0.05$;**:与同时间对照组比较$P<0.01$。

以培养时间为横坐标,吸光值为纵坐标,可得出不同浓度DPC作用1~3天SMMC-7721细胞的相对生长曲线,如图1。

由表1、图1可见,DPC各剂量组对SMMC-7721细胞均有明显的抑制作用,且存在剂量及时间的一定依赖关系。其中小剂组(D_1:0.5mg/mL)在24h内没有明显的抑制作用,24h后抑制作用相对增强,但总体上细胞仍处于分裂增殖状态,提示该浓度小于细胞毒浓度,结合既往的实验研究分析,其抑制作用可能与诱导分化有关[7];中、大剂量组(D_2:5mg/mL,D_3:50mg/mL)在24h内已具有明显的抑瘤作用,且大剂量组72h后基本上不存在活细胞;中剂量组在各时间点的抑制率均小于大剂量组,且于48h后斜率减少,提示药物的作用有时效性,即超过一定时间作用可能减弱。

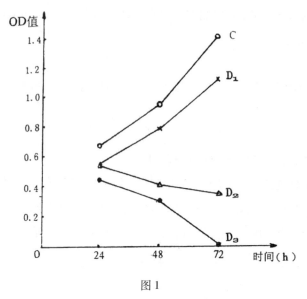

图1

注:C:对照组;D_1:0.5mg/mL;D_2:5mg/mL;D_3:50mg/mL。

2. 活细胞生长状态的观察

在倒置相差显微镜下可见对照细胞呈上皮型贴壁生长,细胞呈梭形或多角型,轮廓清楚,细胞间结合紧密,细胞生长旺盛,甚至可增殖成复层;而加药组细胞首先的突出表现是细胞的分裂象减少,特别是多极分裂减少,随着时间推移有部分细胞变圆,折光性增强,继而漂浮,细胞间接触变松,胞质中的颗粒增多,随药物浓度的增高及时间的延续,可见细胞周围碎片增多(如图2、图3)。

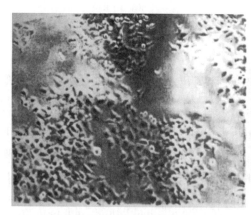

图2 培养中的SMMC-7721细胞生长状态

（×200）

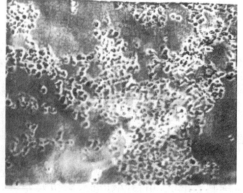

图3 DPC作用后SMMC-7721细胞状态

（×200）

3. DNA琼脂糖凝胶电泳

如图6显示,人肝癌细胞SMMC-7721在DPC不同浓度作用后其DNA图谱呈现不同的特征。对照组(C)和小剂量组(D_1)的 DNA 图谱无明显差别,其泳动距离很小,提示 DNA 分子没有或极少发生降解;大剂量组(D_3)的 DNA 图谱呈膜状条带,其中也依稀可见梯形结构,提示其 DNA 分子降解包含两种形式,即规律性降解和不规则降解,但以不规则降解为主;中剂量组(D_2)的 DNA 图谱呈现清晰的梯状(Ladder)条带,为典型的 PCD 形态,是 DNA 分子在核小体间断裂而致的片断化结果,从图谱还发现该图谱的片断较 Marker 为大,这可能与 DNA 提取过程中沉淀时间有关,且因条件所限,未做小分子量 DNA 的富集。

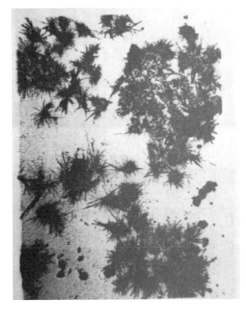

图 4　NTT 法观察甲臜的针状结晶物

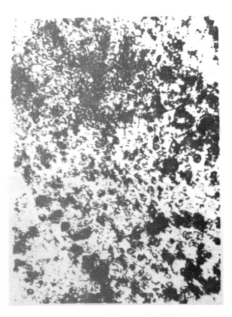

图 5　DPC 作用后结晶物减少

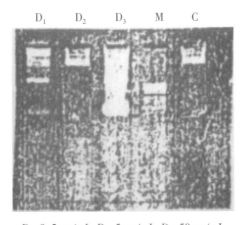

D_1 :0.5mg/mL;D_2 :5mg/mL;D_3 :50mg/mL

图 6

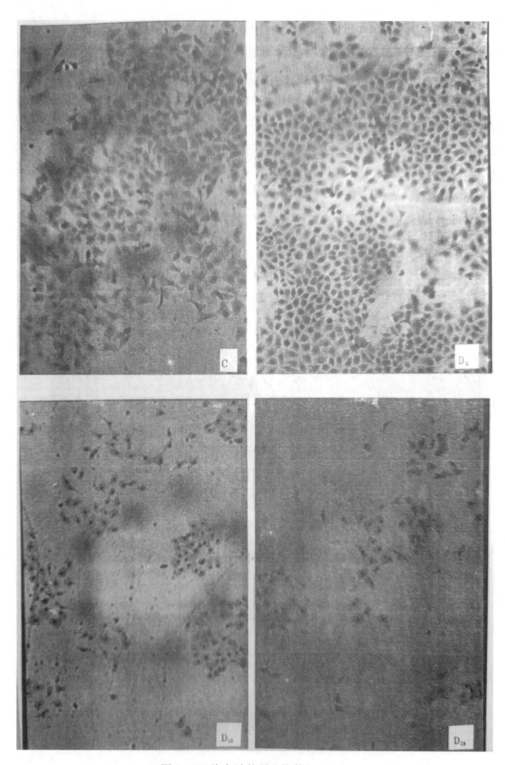

图 7　HE 染色计数凋亡指数(×200)

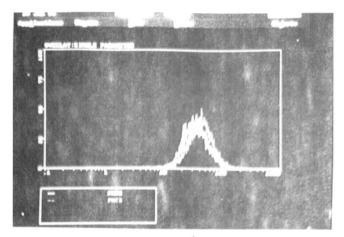

图 8　对照组 $[Ca^{2+}]i$ 曲线

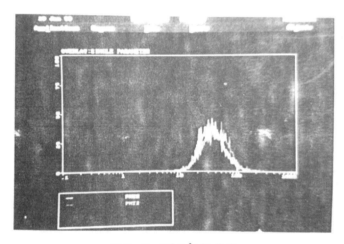

图 9　D_1 组 $[Ca^{2+}]i$ 曲线

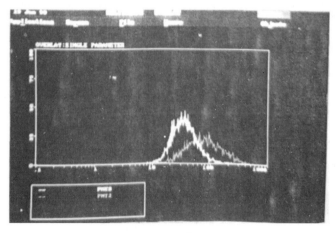

图 10　D_2 组 $[Ca^{2+}]i$ 曲线

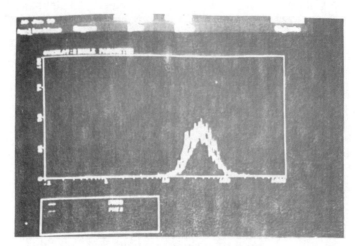

图 11 D_3 组 $[Ca^{2+}]i$ 曲线

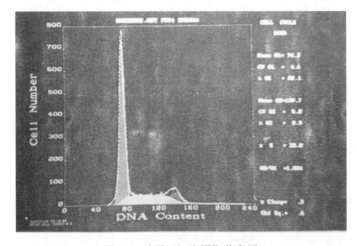

图 12   对照组细胞周期分布图

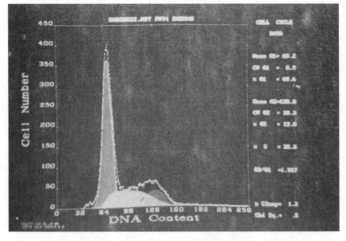

图 13   DPC 作用后细胞周期分布图

4. 凋亡指数(AI)的检测

结果见表2,可见 SMMC – 7721 有一定比例的自然凋亡率,小剂量 DPC 作用于 SMMC – 7721 细胞对细胞凋亡没有影响(P > 0.05),中剂量 DPC 对 SMMC – 7721 细胞有较强诱导凋亡效应(P < 0.01),大剂量组仍有部分凋亡细胞存在,但同时镜下可见大量的细胞呈空泡变性。

表2　DPC 作用 48 小时 SMMC – 7721 细胞凋亡率

组别	细胞总数	凋亡细胞数	凋亡率(%)
C	241	16	6.6
D_1	209	11	5.3
D_2	187	68	36.4**
D_3	134	28	20.9*

注:χ^2 检验: * :P < 0.05(与对照组比较); * * :P < 0.01(与对照组比较)。

5. DPC 在诱导 SMMC – 7721 凋亡过程细胞内钙离子浓度的变化

结果如表3所示,经过 DPC 2h 作用后,各实验组细胞内钙离子浓度均有不同程度升高,但小剂量组和大剂量组在统计学上无显著性差异(P > 0.05),只有中剂量组(D_2)组的细胞内钙离子浓度变化具有统计学意义(P < 0.05)。提示在 DPC 诱导的细胞程序性死亡起始过程中,Ca^{2+} 的内流仍然是其生化反应的一个显著的特点,其 DNA 片断化酶类依然是 Ca^{2+} 依赖性的。

表3　DPC 对 SMMC – 7721 细胞内钙离子浓度影响(χ^2 检验)

组别	峰值	平均值	P 值
对照组	37	36.3	
实验组			
D_1	43	41.0	> 0.05
D_2	56	76.9	< 0.05
D_3	45	43.3	> 0.05

6. DPC 对 SMMC – 7721 细胞周期的影响

DPC 作用 2h 后人肝癌细胞 SMMC – 7721 的细胞周期未见明显改变,见表4。但随着剂量的加大,G_2/M 期细胞有增高的趋势,提示 DPC 的抗肿瘤作用和诱导凋亡作用可能与药物将细胞阻断于 G_2/M 期有关。同时各实验组和对照组细胞均未出现亚二倍体峰(凋亡峰),说明 DPC 作用于 SMMC-7721 2h 内尚未发生典型 DNA 片断化,而是处于一种准备状态,即凋亡相关基因或相关酶的激活过程。既往实验研究表明,亚二倍体峰的出现发生于用药 24h 左右。

表4　DPC 作用2小时 SMMC-7721 细胞周期变化

组别	G_0/G_1	G_2/M	S	Sub-G_1
对照组	68.1	8.8	28.1	0
实验组				
D_1	67.2	9.4	27.6	0
D_2	61.8	11.8	26.5	0
D_3	60.6	12.8	25.5	0

三、讨论

(一)背景资料

程序性细胞死亡(programmed cell death,PCD),或称细胞凋亡(apoptosis)是有机体在自身基因控制下的细胞有序死亡方式[8]。由于它在胚胎发育、免疫耐受、肿瘤形成及正常组织更新等生理、病理过程中起着重要的调节作用,故近些年来,已成为医学科学研究的热点之一。自 1972 年 Kerr、Wyllie 和 Currie 等发现了这种有别于坏死的死亡形式之后,对 PCD 的研究迅速兴起,其研究方法学也日益丰富,特别是流式细胞术的应用为定性、定量研究提供了十分方便、精确的手段[9]。目前对细胞凋亡的形态和生化特征都有了比较一致的认识,对其生化及分子生物学机制的研究也积累了丰富的资料。

1. 程序性死亡细胞的形态和生化特征

坏死(necrosis)与凋亡是细胞死亡的两种方式。坏死是细胞在受到严重理化、生物因素刺激时,细胞膜的完整结构和功能受到破坏,致使细胞稳态失衡,胞外水、电解质大量渗入,造成细胞器特别是线粒体肿胀,最后细胞解体,释放细胞内容物包括溶酶体酶,在体细胞容易导致邻近组织的炎症反应;细胞 DNA 随机降解。程序性细胞死亡是细胞在一定内外因素作用下,启动内部遗传程序,通过一系列主动的生化过程激活相关酶系,引起 DNA 的有序降解,核染色质 DNA 在核小体间形成长度以 180~200bp 为倍数的片断,凝胶电泳中呈特征性的梯状(Ladder)形态;形态表现为细胞全面皱缩,细胞膜皱缩外突,并可缢断形成包裹细胞器和核片断的凋亡小体(apoptotic bodies)[10-12]。

2. 程序性细胞死亡与肿瘤的发生和治疗

从程序性细胞死亡的角度来看,肿瘤之所以形成,是因为细胞死亡的速度不够快,或者说应该死的细胞没有及时死去,细胞的生长大于细胞的死亡,因而细胞的总数过度累积,形成肿瘤。这与肿瘤的基因突变学说并不矛盾,而且从本质上讲是一致的。正常细胞都有其生、长、壮、老、已的自然"程序",这种自然程序的破坏,正是由于细胞内部的遗传信息——基因发生了改变。文献资料表明:50%的肿瘤中都有 P53 基因的突变,由原来的野生型变成了突变型[13]。P53 基因的作用是当细胞的 DNA 受到损伤时使细胞停滞于 G_1 期以便修复,若该损伤不能修复,则启动程序化死亡通路使细胞发生凋亡。当 P53 基因发生突变,则 PCD 启动受阻,含有异常 DNA 的细胞继续分裂增殖则形成肿瘤。Schulte[14]对大鼠的研究发现非基因毒致癌是通过抑制细胞凋亡的发生而发挥其抑癌作用的,并指出 PCD 在肝癌发生发展的不同时期有不同特点。致癌物作用开始和癌前病变期,细胞凋亡率明显增高,通过突变细胞的大量自杀阻止病变进一步发展;在促发阶段,肝突变细胞的复制率增高,同时细胞凋亡率也明显增多;在肿瘤形成后,促癌剂抑制细胞凋亡而加速肿瘤的生长。此外,在血液系统肿瘤如淋巴瘤、慢性粒细胞性白血病(CML)中其恶性细胞的增殖率并不高,其主要原因是 Bcl-2 基因的过度表达颉抗了 PCD 的触发机制[15]。因此,癌基因、抗癌基因以及外来的致癌物都是直接或间接地调节细胞的生存或 PCD 来决定肿瘤是否发生的。

放射线及化学药物应用于临床治疗已有多年历史,新近的大量研究表明,放射线和化疗药物治疗肿瘤的重要机制就是诱导肿瘤细胞发生凋亡。缺乏 P53 基因的胸腺细胞对放射线不敏感的事实表明放射线治疗中瘤的机制包含了细胞凋亡,而且该过程可能涉及 P53 基因的参与[16]。肿瘤化疗药物如 VP-16、ADR、MTX、Ara-c、HU、Taxol 等也可通过干扰肿瘤细胞的生长、代谢、增殖等过程,最终触发肿瘤细胞的 PCD 通路[17]。有研究表明 Ara-c 诱导 HL-60 细胞凋亡伴有 C-myc、Bcl-2 基因下调,且呈剂量、时间依赖关系[18]。但从根本上讲,抗肿瘤药物引起细胞凋亡的机制还未彻底弄清,如果弄清楚,很可能会导致治疗方案的重大改进,如基因治疗,将目标基因导入或封闭以调节靶细胞的生存与凋亡,从而高选择性地清除体内的癌细胞而同时不损伤正常细胞。因此可以认为,细胞凋亡也是不同治疗手段的殊途同归的作用结果。

3. 细胞凋亡的发生机制

到目前为止,对细胞凋亡的详细发生机制尚不十分清楚,现已认识到的只是一些与凋亡有关的相关因素,如诱导因素或某些生化改变。

(1)PCD 诱导因素:众多的研究表明,许多内外源性的因素均可导致细胞凋亡的发生。如前面提到的放射线及化学药物便是临床上时常关注的诱导因素,也是主要的治疗手段;许多细胞因子如 TNF、IL-2、IL-4、转化生长因子 β_1（TGF-β_1）、针对 Fas 抗原的抗体,以及糖皮质激素等都是体内固有的或受肿瘤刺激而产生的内源性致凋原。此外,营养缺乏、缺血、缺氧,以及再灌注损伤也可诱导体内细胞的凋亡。而所有这些因素都必须通过其特定的信号传递系统启动 PCD 程序,最终导致细胞死亡[19-23]。

（2）Ca^{2+} 在 PCD 中的作用[24]:Ca^{2+} 是人体体液中一个重要微量元素,参与多种生理活动和细胞内生理生化代谢过程。在 PCD 过程中也起着举足轻重的作用,细胞凋亡最早的生化改变就主要是细胞内钙离子浓度的升高,因为与凋亡相关的一系列酶特别是内源性核酸内切酶的激活大多依赖于 Ca^{2+} 的存在,与凋亡小体形成有关的转谷氨酰胺酶（transglutaminase TGase）也依赖 Ca^{2+} 的存在。Yoshida 等报道,用细胞外钙离子螯合剂 EDTA 不能阻止 VP-16 诱导的 HL-60 细胞出现 PCD,而用细胞内钙离子螯合剂 BAPFA-AM 可抑制 VP-16 诱导的 HL-60 细胞出现 PCD。其次细胞内 Ca^{2+} 还起着第二信使的作用,通过一系列生化效应,将细胞外的信号传递给靶基因,启动或者关闭该基因,以调控细胞的增殖或凋亡。

4. 抗癌中药与细胞凋亡

抗癌中药与放射线及化疗药物相比,其重要的优势在于不良反应小,易被患者接受。目前临床应用的一些抗癌中药如白花蛇舌草、半枝莲、冬虫夏草、灵芝、黄芪等及中成药岩舒注射、康莱特注射液等都取得满意的疗效。随着细胞凋亡学说的兴起,许多中医药学者对中药诱导 PCD 也进行了初步的探索。如砷剂（A_2O_3）——中药雄黄的主要成分,对急性早幼粒细胞白血病有诱导分化、促进凋亡的作用,临床观察 CR 率高,且不引起出血和骨髓抑制,能下凋 Bcl-2 基因表达[25]。莪术挥发油提取物 β-榄香烯[26]、淫羊藿提取物淫羊藿甙,以及黄芩甙元[27]、粉防己碱等都对不同种肿瘤细胞有诱导分化和促进凋亡的作用[28]。研究分析其致凋亡作用,除直接作用于肿瘤细胞产生诱导作用外,更重要的是可刺激机体产生内源性的致凋原 TNF、IFN、IL-2、IL-4,以及 TGF-β 等[29-30],而这些内源性细胞因子对肿瘤细胞有较高的选择性,因而其毒副作用大大减轻。中药复方龙力胶囊（DPC）是导师李新民教授总结多年经验,精心设计的临床治癌验方,既往的基础研究证实其有多方面的抗肿瘤效应,包括诱导肿瘤细胞发生 PCD。

（二）龙力胶囊与细胞凋亡

1. 龙力胶囊诱导 SMMC-7721 细胞凋亡的作用

凋亡细胞发生的最早的生物化学改变主要是细胞内 Ca^{2+} 浓度的升高,随后是内源性核酸内切酶的激活,使 DNA 链在核小体间切断,在琼脂凝胶电泳上形成"梯形"图谱,因而检测细胞内 Ca^{2+} 浓度的变化和 DNA 凝胶电泳对鉴定细胞是否发生程序化死亡较单纯的形态学观察有更高的可信度。本实验研究发现,DPC 在 5mg/mL 的浓度下作用于 SMMC – 7721 细胞在 2h 后可检测到细胞内 Ca^{2+} 浓度($[Ca^{2+}]$)升高,24h 左右的 DNA 凝胶电泳证实同浓度样品出现典型的梯状图谱,显示了较好的剂量吻合性和时序连贯性。形态学观察在该浓度药物作用下细胞的形态变化也符合凋亡特征,因而提示中药复方龙力胶囊有诱导肝癌细胞系 SMMC – 7721 程序性死亡的作用。

2. DPC 诱导 PCD 其他抗肿瘤效应的关系

既往的研究表明,中药复方 DPC 有多方面的抗肿瘤效应,包括直接的细胞毒作用、提高机体免疫功能、诱导分化等,这可能与中药复方有效成分非常复杂有关,致使不同剂量显示不同的抗肿瘤活性。本实验在 MIT 法抑瘤试验中发现,小剂量(0.5mg/mL)DPC 在体外试验,并没有对 SMMC – 7721 细胞表现明显的细胞毒作用,细胞总体上仍呈增殖状态,但增殖速率减慢,镜下见多极分裂相减少,可能与诱导分化作用有关。大剂量(50mg/mL)时,则呈现较强的细胞毒作用,24h 内即可见到大量的细胞空泡变性,随即脱壁漂浮,主要为坏死现象。而在 5mg/mL 时则呈较典型的 PCD 特征。因此 DPC 的不同的抗肿瘤效应是剂量依赖性的,各效应之间,特别是诱导凋亡与诱导分化之间是否有共同或相互交叉传导通路,尚有待进一步的研究。

3. DPC 诱导细胞凋亡与细胞周期的关系

DPC 作用于 SMMC – 7721 细胞 2h 细胞周期的变化显示,随浓度的增加,阻滞于 G_2/M 期的细胞比例相应增加,表明 DPC 的抗肿瘤作用有细胞周期特异性倾向,其诱导凋亡的作用也是在使细胞停滞于 G_2 期的基础上发生的,或者说使细胞发生 G_2 期。阻滞是 DPC 诱导细胞凋亡的前提。结合诱导分化似乎可以对 DPC 的抗肿瘤做这样的解释:细胞 DNA 合成过程中难免"出错",合成后即进入分裂准备阶段,这时受到 DPC 的作用使细胞暂停进入分裂期,而使细胞获得一定的时间"改正"S 期的"错误",若错误得到纠正,则表现为分化型(differenciation)细胞可继续分裂增殖;若"错误"未能及时纠正或无法纠正,则启动凋亡程序。该作用似乎类似于 P53 基因,但 P53 基因是将细胞阻滞于 G_1/S 期。在化疗药物中紫杉醇(Taxol)是抗微管药,也有将细胞阻滞于 G_2/M 期并启动 PCD 的作用[31]。故 DPC 可能与紫杉醇在抗肿瘤效应上有一定协同作用,有待进一步的实验及临床研究验证。

4. DPC 诱导细胞凋亡与中医辩证论治

龙力胶囊是导师李新民教授在临床实践中从辩证论治思想出发总结出来的经验方。在组方中大量使用了化瘀解毒药物,如丹参、三七、苦参、绞股蓝等。文献报道,许多活血化瘀类中药,如丹参、莪术、姜黄等的提取物在体外实验中证实具有诱导 PCD 的作用。同样,清热解毒中药长春花、喜树皮、鬼臼草等也均具有诱导肿瘤细胞凋亡的作用。因此,可以设想诱导细胞发生 PCD 可能是活血化瘀、清热解毒的重要机制之一,这比传统上认为的改善微循环,降低血液黏稠度以及调节免疫功能等有了更深入的认识,同时也说明了中医辨证论治体系的合理性、科学性。反过来如果将各类中药的作用机制从细胞生物学、分子生物学水平上阐释清楚,必将使中医辨证的实质微观化、具体化,也将使中医的辨证论治思想深入到一个新的层次。

5. 本实验研究的自我评价

由于时间及经费所限,本实验仅探讨了 DPC 诱导 SMMC – 7721 细胞发生 PCD 的典型生化改变和初步的形态学观,而对 PCD 的详细机制,如基因表达、信号传递等尚未作深入研究,DPC 对其他瘤株的影响是否也遵循这样的规律,以及 DPC 与放疗、化疗等其他方法相结合有无协同诱导 PCD 的作用等都是有待深入研究的课题。

第二部分　中西医结合治疗肿瘤的现状与展望

恶性肿瘤作为一类常见病、多发病,严重威胁着人类的生命健康。中国医药学与恶性肿瘤的抗争也已历数千年,如殷墟甲骨文中就有"瘤"字。千百年来,我们的祖先为治疗恶性肿瘤积累了许多宝贵的经验,具有独特的诊断方法与临床疗效。随着现代医学的飞速发展,人们对肿瘤的认识越来越深入,诊断和治疗手段也日益丰富。尤其是近 40 年来,我国的肿瘤学前辈发挥中西医药各自的优势,开创了中西医结合治疗肿瘤的新路,成为具有中国特色的治癌方法,并取得了令人鼓舞的成就。

一、对肿瘤病因病机认识的统一性是中西医结合治癌的理论基础

(一)病因认识的统一性

不论中医还是西医,都认为肿瘤的形成是多种因素综合作用的结果,总的来说都不外乎外因和内因两大方面。

1. 外因

现代医学对肿瘤病因学进行了很多且较深入的研究,对化学、物理、生物等外环境致癌因素有了较深刻的认识,认为 80% 肿瘤病人与外界环境中致癌因素有关[32]。如芥子气与肺癌、喉癌有关,煤及煤焦油与肺、皮肤、肠道肿瘤有关,黄曲霉素与人肝癌有关,电离辐射与白血病、肺癌、骨肿瘤、皮肤癌等有关,生物因素中 UBV 与肝癌的发生相关,EB 病毒与鼻咽癌和淋巴瘤有关等[33]。由于历史条件的限制,祖国医学无法提

出这些确切的病因,但它强调的"六淫"外邪中也包含着这些致病因素,如《灵枢·百病始生篇》曰:"积之始生,得寒乃生。"《诸病源候论》说:"积聚者,乃阴阳不和,脏腑虚弱,受于风邪,搏于脏之气所为也。"又说:"恶核者,内里忽有核累累如梅李……此风邪挟毒所成。"这里的风、寒、毒等都与四时气候及地理环境有关,是导致肿瘤发生的外邪。区别于外感六淫的饮食因素是以有形之物摄入人体的,中医学对饮食因素导致肿瘤也早有认识。《医宗金鉴》认为茧唇(唇癌)是由"过食煎炸炙,脾胃积火结聚而成。"《济生方》说:"过餐五味,鱼腥乳酪,强食生冷果菜,停蓄胃脘……久则积结为癥瘕。"《医碥》载:"好热饮者,多患膈症。""酒客多噎膈,好热酒者尤多。"这些伴随饮食物的寒、湿、热等致瘤因素实际上也包含着现代医学所指的饮食物的物理、化学刺激因素。因此在肿瘤外因的认识上,祖国医学与现代医学相比,一为宏观概括,一为微观具体,而其本质是一致的。

2. 内因

中医学在认识疾病的发生发展过程中,始终将内因放在第一位,认为"邪之所凑,其气必虚"。对于肿瘤的病因认识也不例外,认为"内虚"是肿瘤形成的根本原因。《灵枢》提出:"壮人无积,虚人有之。"《医宗必读》曰:"积之成也,正气不足,而后邪气踞之。"所谓"内虚"是指由于先天禀赋不足或后天失养以及年老体衰等条件下表现的脏腑功能低下或六淫、饮食、内伤七情等引起的气血功能紊乱、脏腑功能失调。《景岳全书》:"少年少见此证,而惟中衰耗伤者多有之。"便指出了年老体衰在肿瘤发病中的地位。这些观点与现代医学的机体免疫功能减退学说似相吻合。至于先天禀赋,如视网膜母细胞瘤和肾母细胞瘤等多于儿童发病,以及一些"癌家族"现象,都提示肿瘤与禀赋有关,现代遗传学的研究也证实了遗传因素与肿瘤的关系。中医学有"胎毒"的概念,虽未具体到某一种疾病,但我们分析,"胎毒"与肿瘤的形成不无关系,可以认为"胎毒"是对遗传性疾病的朴素认识。

中医学认识医病内因的另一个特点是情志致病,现代医学虽然也开始认识精神因素在肿瘤发病中的作用,但远没有中医学在这方面的认识更深刻,《灵枢》云:"内伤于忧怒……而积聚成矣。"《外科正宗》认为乳岩是"忧郁伤肝,思虑伤脾,积想在心,所愿不得志者,致经络痞涩,聚结成核"。《医宗金鉴》谓失荣由"忧思恚怒,气郁血逆,与火凝结而成"。现代心理学的研究资料表明,约70%的肿瘤患者发病前有较长期的严重精神抑郁状态。北京城区胃癌调查研究发现"好生闷气"一项,其相对危险性(RR)高达 $3.00, \chi^2 = 11.021, P < 0.01$,居调研 54 项危险因素之首[34],我们在临床中也曾发现个别患者甚至以精神症状为首发症,如幻听、幻视、妄想等。故刘永明在他的《癌症新学说》中给癌症定义为"恶性变异性精神病"[35],虽有失之偏颇之处,但也足以证明中

医对情志因素与肿瘤的关系认识是持肯定态度的。值得进一步深入研究和探讨。

综上所述,中西医都认为肿瘤病因纷繁复杂,其形成是多因素、多阶段综合作用的结果。因此在治疗上西医不能像对待一般感染性疾病一样对因治疗,更不能像对待功能失调性疾病一样对症治疗。中医的"审因论治"也同样效果不佳,甚至辨证论治也受到严峻挑战,故孙燕教授认为肿瘤是辨证论治规则的例外。因而充分地认识肿瘤独特的证结(病机)或者说癌本质,才有可能找到治疗肿瘤的突破口。

(二)中医病机与西医癌变机理

病机是一个中医术语,现代医学则无此名。"机",按《说文解字》解释为"弩之发也",即指弓弩的机关,那么病机就可以认为是疾病的触发机制,就是机体在病因的作用下发病的机制,这样基本上等同了现代医学的"发病",在肿瘤学中则是"癌变"。故将二者一起讨论。

1.传统的中医肿瘤病机

肿瘤的发病原理至今仍未完全研究清楚。中医的病机常常是通过临床表现,根据辨证论治的原则,审证求因提出各种疾病的病理机制并相应提出治疗法则。历代医家将肿瘤的发病机制主要归纳为气滞血瘀、痰结湿聚、热毒内蕴和脏腑失调、气血亏虚等几个方面。如王清任在其《医林改错》中指出:"肚腹结块,必有形之血。"而血瘀则是气滞日久的结果。又如元代朱丹溪首先提出肿瘤的发生与"痰"有关,他说"凡人身上中下有块者多是痰";《医宗金鉴》指出"茧唇"乃"脾胃积火"而成;徐春圃在《古今医统》中亦指出"气血日亏,相火渐炽,几何不致噎膈"。中医肿瘤始终以"内虚"立论,因此将脏腑失调、气血亏虚作为病机的文献资料则更多。临床治疗中,前贤以行气活血、化痰散结、清热解毒和扶正补虚等治疗大法取得了一定效果,在改善症状、减轻痛苦、延长生存方面起了显著作用,但对肿块的缩小或消除却不如人意。因此可以推测,在这些证结之后仍有未被抓到的关键病机。

2.瘤毒——肿瘤病机认识的升华

《仁斋直指附遗方论》在描述癌的特征时便指出:"癌者上高下深,岩穴之状,颗颗累垂……毒根深藏,穿孔透里。"认为癌本身就是一种"毒"。近年来,随着中医肿瘤理论体系的进一步完善和临床实践的深入,瘤毒作为一个病机学概念被提出,并逐步得到承认。瘤毒或称癌毒是导致恶性肿瘤的基本病理机制,它既不同外感六淫邪气,亦不同于一般的内生五邪及气滞、血瘀、痰凝诸邪,而是由于多种致病因素,包括内外诸邪在内,长期刺激机体,并与机体气血津液相搏结而化生的病理产物,且有其自身的区别于气滞血瘀、痰凝的独特的特性[36]。

（1）瘤毒的形成

宋代《圣济总录》记载："瘤之为义,留滞而不去也。"认为毒邪留滞体内不能排出为癌发生的基本环节。我们知道,人体是一个有序整体而且与周围环境不断进行着物质和能量的交换,人体内部也不停地进行着新陈代谢。自然界的六气是人体赖以生存的外界要素,但其成分或其运动变化的不协调则形成六淫;气血津液是体内的精微物质,但其中也包括着一些代谢废物,如废物蓄积则形成内生五邪。如果脏腑功能健运,气血运行正常,则这些内外之邪得以顺利排出。若脏腑功能失健则内外之邪不能顺利排出,导致毒邪蓄积,壅塞经络,阻碍气血运行,并与气血相互搏结,则形成一种新的病理产物——瘤毒。瘤毒一旦形成便遵循其自身的发展规律危害机体。

（2）瘤毒的特性[37]

①瘤毒属阴。瘤毒起源于体内,是机体本身的筋肉在内外邪毒的作用下转化而来;瘤毒深伏,为病缠绵,难以根除。正如《圣济总录》："瘤者,留滞不去也。"

②瘤毒为实邪。《内经》云："阳化气,阴成形。"癌毒为病,多于局部聚积成有形结块。

③易于流注支生。《说文》《正字通》中有"肿是痈,瘤是流",一方面说明瘤是因血流聚所生,另一方面指瘤有流的特点,易于扩散转移,致癌毒浸淫,流溢四方,使病情更趋深重。

④易于耗散正气。瘤毒的产生本于正虚。瘤毒形成之后又进一步消灼津液,阻碍气血,致正虚证候逐渐加重,并最终出现"恶液质",此系正气耗竭,阴阳将离的表现。

（3）瘤毒与气滞、血瘀、痰凝的关系

癌毒与气滞、血瘀、痰凝都属病机范畴,属于内生之邪。既是病理产物,又是进一步的致病因素,其间互为因果、互相联系。临床可见肿瘤患者除肿瘤本身的表现及一系列正虚的证候之外,均有不同程度的气滞、血瘀、痰凝证候,这也正是前贤的行气、活血、化痰等为论治要点的依据。反过来,各种因素导致的气滞、血瘀、痰凝又为癌毒的形成和进一步的浸淫、流溢创造了条件,使病情更加严重。这种瘤毒,气滞、血瘀、痰凝与正虚诸多因素并存的病机特点就要求我们在临床论治过程中五者兼顾,而且要根据其病位、病情分清主次。

①西医关于癌病发病机理与中医病机的相似性。现代医学对恶性肿瘤的癌本质的认识是从癌细胞的异型性开始的。随着细胞生物学和分子生物学的发展,逐步兴起的细胞分化异常、基因突变和细胞凋亡失控等学说,分别从不同的角度阐释了细胞癌变的机理,但从发病学来讲都认为,癌变过程不外乎外环境中不良理化因素长期、高强度的刺激,以及机体内分泌及免疫机制的失衡。最近,对肿瘤形成过程的研究认为肿

瘤的形成包括刺激(诱发)、启动、促进和演进四个阶段[38]。诱发就是内外致癌因素对机体正常组织的刺激过程,这个过程需要一定强度和持续一定的时间,用中医的术语便是邪毒的侵袭和稽留过程。临床表现为不同程度的癌前状态,中医辨证可见气滞、血瘀、痰凝等证候,启动阶段是由致癌因素引起细胞内某些大分子,特别是 DNA 发生不可逆的改变或者使细胞内调节生长、分化和凋亡的基因表达异常,致使细胞表现出异型性,转化为癌细胞。中医癌毒学说认为这就是邪毒向瘤毒的化生过程。促进和演进过程则是癌细胞在机体免疫力低下情况下,进一步地增殖、扩散、转移的过程,即癌毒的扩散过程。

综上所述,癌瘤的形成可用下列图表简单示意:

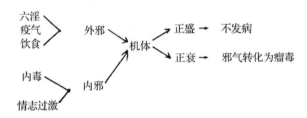

②优势互补的中西医结合临床。中西医在认识肿瘤的病因、病机上取得了广泛的共识,在临床治疗中都主张采用多种手段进行综合治疗。中西医分别在各自的领域里的探索过程中得出了同样的结论——中西医结合。中医癌毒学说的提出只是晚近的事情,在中药分类上尚未形成独立的抗癌类药,而是分散于行气活血、化痰软坚、清热解毒以及扶正补虚类药物中,因而临床论治往往着眼于气滞、血淤、痰凝、正虚等方面。其中虽也不乏一些有效方药,如鳖甲煎丸、桂枝茯苓丸、六神丸、犀黄丸等,特别是一些扶正方药,如六味地黄丸、八珍汤、参苓白术散等在提高生存质量和延长生存期方面具有显著疗效,甚至可在一定程度上缩小瘤体,但其缩小瘤体的效应尚不足以与西医的手术、放化疗相比。反过来西医的手术、放化疗由于选择性差,其强大的毒副作用又对患者身心是严重的摧残,令许多患者望而生畏,从而限制了其临床应用。因此,中西医药相结合,互相取长补短,是临床实践的必然。实践证明,以同一型、期患者的疗效相比,中西医结合的效果比单纯西医或单纯中医方法的疗效均好。

(三)中西医结合治疗的模式[39-40]

(1)辨病与辨证相结合:肿瘤是一大类疾病,依其病位及病理分型分别诊断为某种病,每一种病又有不同的临床分期,而中医的辨证分型在各种肿瘤间却大同小异。因此只有辨证与辨病相结合,采取相应的措施,标本兼顾,才能取得较好的疗效。

(2)局部与整体治疗相结合:肿瘤是以局部表现为突出特征的全身性疾病,手术与放疗等局部治疗措施在减轻瘤负荷、缩小瘤体方面有独特的优势,甚至可使部分患者获得痊愈,但对绝大部分患者来说得不到根治效果,从中医药的整体观念出发,结合整体治疗可以显著提高手术的切除率和增加放射治疗的敏感性,提高整体疗效及远期疗效。

（3）祛邪与扶正相结合:西医传统上着重于消灭癌瘤。而手术、放疗、化疗的适应证很严,一些偏晚期的患者,即使应用放化疗可使局部肿物缩小,但是并不能延长寿命。一些病人不是死于肿瘤而是死于放化疗的毒性。因此,扶正与祛邪相结合,调节机体平衡,靠自身的抗病能力与疾病作斗争,一方面使肿瘤生长缓慢甚至缩小,另一方面使机体适应新的内在环境,减少肿瘤给机体带来的损伤具有重要的临床意义。

二、中西医结合治疗肿瘤的展望

纵观40余年中西医结合走过的路程,中医中药仍然未能摆脱其从属地位。现代中医药同道为改变这种现状也提出了一些思路、方法。包括:①在疗效判断标准中增加生活质量(QOL)所占的比重;②在传统的中药学和方剂学分类的基础上增设抗癌类的方药为独立的类别;③对某些有效的方药,要探其所以然,用现代医学的方法对每一个环节进行深入的研究,从而实现中西医药学更深层次的接轨。但这些方案的实施尚需一个过程。

此外,中西医学都已认可了情志因素或精神因素在肿瘤发病中的重要性,但精神治疗的研究目前却十分粗浅。古老的中医有气功治病的传统,其中包括了一定的精神治疗因素,但目前这些治疗在整个疾病的治疗学中尚未得到正式的认可。因此从中医这种朴素的精神治疗出发,加以现代科学的手段,就情绪、遗传、内外环境与肿瘤的关系作进一步深入的研究,也有望成为今后生物—社会—心理的新型医学模式的热点研究课题之一。

参考文献:

[1]司徒镇强,吴军正.细胞培养[M].西安:世界图书出版社,1996:397.

[2]张亚历,姜泊,周殿元.分子生物学常用实验方法[M].第一版.北京:人民军医出版社,1994:19.

[3]张亚历,姜泊,周殿元.分子生物学常用实验方法[M].第一版.北京:人民军医出版社,1994:391.

[4]钱玉昆.实用免疫学新技术[M].北京:北京医科大学、中国协和医科大学联合出版社,1994:19.

[5]尤迎春,丛文铭,吴孟超,等.癌症[J].1996,15(3):2190.

[6]Mosmann T. Rapid colormetric assay for cellular growth and survival:Application to proliferation

and cytotoxicityassays. J Immunol Methods. 1983(65):55.

[7]胡兵.龙力胶囊对人肝癌细胞诱导分化及机理研究[D].内部资料.

[8]成军.程序性细胞死亡与疾病[M].第一版.北京:北京医科大学、中国协和医科大学联合出版,1997:1.

[9]谭晓华,张亚历,周殿元,等.细胞凋亡的方法学研究进展[J].肿瘤,1997,17(5):288-290.

[10]Wyllie A H,Kerr JFR,Currie A R. Cell death:the signficance of apopotosis. Itt Ren Cytol. 1980,68:251-306.

[11]Wyllie A H. Apoptosis:cell death in tissue regulation. J Pathol,1987,153:133.

[12]Wyllie A H,Morris R G,Smith A L,et al. Chromatin clcavagein apoptosis:association with condensed chromatin morphologyyand dependence on macromOlecular synthesis. J Pathol,1984,142:67.

[13]孙梅,吕有勇.P53异常在肿瘤发生发展及诊断治疗中的作刷[J].国外医学肿瘤学分册,1995,22(1):1-3.

[14]陈汝福.细胞凋亡在肝胆肿瘤形成和治疗中的意义[J].国外医学肿瘤学分册,1997,24(2):90.

[15]张进生.细胞凋亡与慢性粒细胞白血病[J].中华血液学杂志,1997,17(7):333-335.

[16]Kerr J F R. Winterford C M. Apoptosis Cancer,1994,73:2013.

[17]粟俭.药物诱导的肿瘤凋亡研究进展[J].国外医学肿瘤分册,1995,22(1):7-9.

[18]仇志根,马伴吟,杨毅等.阿糖胞苷诱导 HL-60 细胞凋亡中 bcl-2,c-myc 基因表达水平的变化[J].中华血液学杂志,1997,18(17):372-373.

[19]Phihip J. Bio Technol,1994,12:487.

[20]Dhein,J. J immunl,1992,149(8):3166.

[21]Teatle R. Cancer RES,1995,53(14):3368.

[22]刘勤,陈葳,李旭,等.顺铂诱导人卵巢癌 AO 10/17 细胞凋亡的实验研究[J].中华妇产科杂志,1998,33(7):422.

[23]Fukuda K. Am J Pathol,1993,142(3):935.

[24]成军.程序性细胞死亡与疾病[M].第一版.北京:北京医科大学、中国协和医科大学联合出版社,1997:255-259.

[25]戴育成.深入开展细胞凋亡的研究[J].中华血液学杂志,1996,17(12):617-618.

[26]杨骅,王仙平,郁琳琳,等.榄香稀抗癌作用与诱发肿瘤细胞凋亡[J].中华肿瘤杂志,1996,18(8):169-171.

[27](日本)松崎佑子.小柴胡汤及其成份对细胞凋亡的诱导作用[J].国外医学中医中药分册,1996,18(6):36-37.

[28]何琪扬,张鸿卿,庞大本,等.抗三尖杉酯碱的 HL60 细胞抗粉防己碱诱导的细胞调亡[J].中国药理学,19961,17(6):545-549.

[29]黄海茵,于尔辛.中药对 NK,LAK 细胞及 IL-2 活性的影响[J].中国中西医结合杂志,

1993,13(4):253-255.

[30]于永利.吉林人参花皂甙对 NKC-IFN-IL-2 调节网的作用及抑瘤作用[J].中国免疫学杂志,1987,3(1):41.

[31]陈丽荣,郑树.紫杉醇诱发人乳癌细胞凋亡的机制研究[J].中华肿瘤杂志,1997,19(2):103-106.

[32]郁仁存.中医中肿瘤学(上)[M].第一版.北京:科学出版社,1983:12.

[33]汤钊猷.现代肿瘤学[M].第一版.上海:上海科技出版社,1996:211-247.

[34]孙蕉,余桂清.中西医结合防治肿瘤[M].第一版.北京:北京医和大学、中国协和医科大学联合出版社,1995:5.

[35]刘永明.癌症新学说[M].第一版.北京:中医古籍出版社,1998:15.

[36]孙秉严.孙秉严治疗肿瘤临床经验[M].北京:科学出版社,1992:3-4.

[37]周岱翰,刘嘉湘.中医防治癌瘤荟萃[M].亚太新闻出版社,1999:30.

[38]汤钊猷.现代肿瘤学[M].第一版.上海:上海科技出版社,1996:211-247.

[39]龟孙燕,余桂清.中西医结合防治肿瘤[M].第一版.北京:北京医科大学、中国协和医科大学联合出版社,1995:2-4.

[40]王希胜,任艳芸.中医药在治疗恶性肿瘤中的作用与存在问题[J].陕西中医学院学报,1999,22(1):13-15.

（原陕西中医学院肿瘤研究室:宋文广、李新民）

龙力胶囊对人肝癌细胞部分核表型的作用

提 要：目的：在既往研究的基础上进一步研究中药复方龙力胶囊对人肝癌细胞的作用机理。**方法：**龙力胶囊作用于体外培养的 HCC－9204 细胞，观察其染色体数目及结构畸变，流式细胞仪分析细胞周期时相分布，免疫细胞化学法检测 C－myc．C－H－ras 癌基因表达情况。**结果：**龙力胶囊作用后细胞染色体主流范围降低，二倍体比例增加；C－myc．C－H－ras 表现为降调节；细胞周期分布无明显变化。**结论：**提示龙力胶囊能改善 HCC－9204 部分核表型，这可能是龙力胶囊的作用机理。

关键词：人肝癌细胞；染色体；细胞周期；癌基因表达；龙力胶囊

龙力胶囊是陕西中医学院李新民教授临床验方，由苦参、青蒿、鳖甲、丹参等组成，原方主要用于肝癌，临床运用中取得了较好的成效，既往研究表明其具有多种抗癌活性[1]。为进一步研究其机理，我们选用人肝癌细胞株 HCC－9204 对其核机理作了如下研究。

一、材料与方法

（一）试剂与仪器

胎牛血清，浙江金华清湖犊牛利用研究所产品；RPMI1640，GIBCO 产品；胰酶，Simga 产品；秋水仙素，华美公司产品；C－myc 单克隆抗体，Oncogene Science 产品；C－H－ras 单克隆抗体，Oncogene Science 产品。

C－H－ras 单克隆抗体接种于 25mL 玻璃培养瓶，在含 10% 胎牛血清的 RPMI1640 中贴壁生长，37℃恒温密闭式培养，视生长情况 2～3d 传代 1 次。各实验组均于贴壁 24h 后更换含相应浓度中药的完全培养液中。

（二）染色体标本制备与 G 显带[3]

1×10^5 mL 接种于 25mL 瓶，24h 贴壁后加中药，待细胞中期分裂相居多时（约 2～3d）加秋水仙素 0.2mg/mL（培养液中药物终浓度），作用 2h 后弃培养液，橡皮刮下细胞，0.075MKD 低渗 30min，3:1 新鲜甲醇冰醋酸预固定后反复固定 3 次，时间分别为 30min、1h，最后 1 次 4℃过夜，90℃气干，0.025% 胰酶显带，Giemsa 染色，镜下分析染色体。

(三)细胞周期检测,接种、培养、处理

ABC 试剂盒,Vector 产品;流式细胞仪,Coutter 产品;CO_2 培养箱,Foma Scientific 产品;超净工作台,苏州净化设备厂产品。

(四)中药原液

陕西中医学院附属医院药房提供中药,经鉴定无劣伪及杂质,按原方比例配方,反复水煎提取有效成分,合并煎液离心去沉淀,$\phi0.22\mu m$ 微孔滤膜过滤除菌,无菌条件下 1mL、0.1mL 分装于 1mL 玻璃安瓿中,密封,4℃保存,临用前 RPMI1640 完全培养液稀释成所需浓度。参考既往研究及预实验结果,以下实验均选用 900mg/mL、300mg/mL、100mg/mL、0mg/mL 4 个剂量(培养液中终浓度),以 D_1、D_2、D_3、D_4 表示。

(五)细胞培养与处理

人肝癌细胞株 HCC – 9204[2] 引种至第四军医大学中医研究室。以 $1 \times 10^5/mL$ 浓度,收获培养第 3d 细胞,消化离心 PBS 洗涤,调浓度 $1 \times 10^6/mL$ 以上,70%乙醇中固定(终浓度)。1% Triton – 100、0.01RNA 酶及 0.005% PI 处理后,流式细胞仪检测,汞激发波长 488nm,发射波长 6200nm。所得数据输入微机,DNA multicycle 软件分析,计算各时相细胞百分比。

(六)细胞玻片制备

第四军医大学口腔医学院中心实验室经验方法进行,$\phi90mm$ 玻璃培养皿内置载玻片,其上接种 $0.5 \times 10^4 mL$ 细胞悬液 3～4 点,5h 贴壁后,加适量含中药的完全培养液,作用 4d 后弃培养液,PBS 洗涤,95%乙醇固定,室温晾干保存。

(七)癌基因表达检测

ABC 法进行,细胞玻片经 0.25% Trition – 100 温育 15min,PBS 洗涤,10% H_2O_2 温育 10min,BPS 洗涤,C – myc,C – H – ras 单克隆 – 抗温育 4h(1:200),PBS 洗涤,生物素化二抗作用 30min,PBS 洗涤,ABC 复合物作用 30min,PBS 洗涤,0.04% DAB – H_2O_2 显色,苏木素衬染,透明封片,镜下观察。

(八)统计学分析

χ^2 检验。

二、结果

(一)染色体分析

随机计数 50 个中期核分裂相染色体数目,空白组主流范围在 75～82 条,占总数的 83%,属超三倍体,2 倍体仅占 6%,与建株报告大致相符[2]。经龙力胶囊作用后主

流范围不同程度减少,最低达 53～59 条($P<0.05$),二倍体比例上升。

随机计数 7 个分散好,带型清晰的中期核分裂象 5 种常见畸变:双着丝粒、环状、断片、微小体、单体断裂。各组细胞染色体断片发生率均较高,约 6.5%。各组均能找见标记染色体 $M_2(4)t(4;19)(q11;P12)$、$M_8del(13)(q11)$。各组畸变率未能见到显著差异($P>0.05$)。

(二)细胞周期分布

细胞经药物作用后,G_0/G_1 比例上升,S 与 G_2+M 期比例有下降趋势,无统计学意义($P>0.05$)。提示本实验条件下所用浓度可能不影响细胞周期分布(见表1)。

表1　细胞周期时相分布 单位:%

组别	G_0/G_1	S	G_2+M
D_1	68.9	18.8	12.3
D_2	65.9	24.6	9.5
D_3	65.2	23.2	11.6
D_4	63.2	25.2	11.6

(三)癌基因表达

各组爬片背景清晰,着色满意。C－myc 蛋白阳性染色呈棕褐色,位于细胞核,呈斑片或颗粒状。C－H－ras 蛋白阳性染色呈黄褐色,位于胞膜,由于细胞立体结构影响,有时可呈胞浆黄染。随药物浓度加大,两种蛋白染色强度渐次减弱,阳性细胞数减少。

三、讨论

染色体核型及结构变异是肿瘤发生的重要分子事件,几乎所有肿瘤细胞均有染色体核型或(和)结构变异,肝癌细胞中染色体数目明显增多,多为超二倍体[4]。我们的实验表明,对照组细胞染色体分析结果与建株时比较,主流范围与二倍体比例大致相符[2],说明 HCC－9204 细胞建株至今,其细胞特性仍然相当稳定,经龙力胶囊作用后染色体主流范围,二倍体比例明显改善。研究还显示,该细胞株染色体断片发生率较高,约 6.5%。

C－myc 是 myc 族细胞厚癌基因,表达一种核蛋白,结合 DNA 参与其他基因的调控,并进而调控细胞增殖与分化,其表达为升调节时(UP Regulation)细胞处于增殖状态[5]。C – H – ras 是 ras 族癌基因,表达 P21 蛋白,通过 GDP 激活下游底物如 PKC 把信息传至核内调节细胞增殖[6],C – myc 蛋白位于核内,P21 位于胞膜,二者常协同作用,共同通过不同的信息途径或阶段调控细胞增殖与分化。在人肝癌研究中心证实,二者在参与肝细胞恶性转化过程以及肝细胞癌的维持中起至关重要的作用[7]。研究显示:HCC – 9204 经龙力胶囊作用后 C – myc 蛋白与 P21 蛋白均减少,提示龙力胶囊对肝癌的作用可能与 C – myc、C – H – ras 降调节(Down Kegulation)而增殖阻滞有关。

　　研究发现,龙力胶囊对 HCC – 9204 细胞周期无明显影响,提示龙力胶囊对肝癌细胞的作用可能与目前化疗药物结合 DNA 或掺入 DNA 阻滞细胞周期或杀伤某时相细胞机制不一样,而重在调控肿瘤细胞增殖与分化行为,这也可能是中药抗癌的特色。

　　鸣谢:本课题在第四军医大学口腔医学院中心实验室完成过程中,得生物学教研室吴军正教授及病理学教研室金岩教授的大力支持与协助,在此谨致以诚挚的谢意!

参考文献:

[1]蒋素强,龙力胶囊体内外抗肿瘤作用及其机理的实验研究[D].咸阳:陕西中医学院,1995.

[2]胡川闽,刘彦仿,隋延仿,等.人肝癌细胞系 HCC – 9204 的建立及其特性研究[J].第四军医大学学报,1995,16(2):92.

[3]司徒镇强,吴军正.细胞培养[M].西安:世界图书出版公司,1996:194.

[4]张天译,徐光炜.肿瘤学(上)[M].天津:天津科技出版社,1996:232.

[5]Chapekar M S,Hartman K A,Knode M T,et al,Syergistit effect of retionis acid and calcium unophore A23187 On differentiation,c – myc expression,and memprane tyrosine kinase activity in haman promyelo cytic Leukemia cell line Hi – 60. Mol pharmacol,1986,31(20):140.

[6]Lewis C. cantley,kurtr R. et al. Oncogere and sigral transeluction[J]. Cell,1991,66:281.

[7]Tiniakos D,Spardidos D A. kakkanas A,et al. Expression of and myc Oncogere in human hepato cellubar carcinoma and monneoplastic Liver tissure[J]. Anticancer res,1989(9):715.

　　(湖南省郴州市第一人民医院肿瘤科:胡兵;成都中医药大学:安红梅;原陕西中医学院:李丽、李新民)

龙力胶囊对 S_{180} 荷瘤小鼠化疗的增效减毒作用

摘　要：目的：观察龙力胶囊(Longli capsule,LLC)在荷瘤小鼠化疗中的增效减毒作用。**方法：**以 S_{180} 荷瘤小鼠为模型。实体瘤和腹水型小鼠各分为荷瘤模型组、LLC组、5－氟尿嘧啶(5－fluorouracil,5－Fu)组、5－Fu＋LLC组,另设正常对照组,连续给药 10 天。观察各组小鼠抑瘤率、生命延长率和不良反应;检测各组小鼠体重、肿瘤质量、外周血白细胞数、骨髓有核细胞数、脾指数和胸腺指数;观察小鼠腹腔巨噬细胞吞噬能力,分析 LLC 对 5－Fu 的增效减不良反应。**结果：**5－Fu＋LLC 组小鼠体重增加明显高于 5－Fu 单药组。与 5－Fu 组比较,5－Fu＋LLC 组 S_{180} 荷瘤小鼠生存时间明显延长($P<0.05$)。5－Fu、LLC 和 5－Fu＋LLC 均可抑制 S_{180} 荷瘤小鼠移植瘤的生长,其抑瘤率分别为 40.34%、36.25% 和 47.46%。LLC 可明显增强 5－Fu 抑制肿瘤生长的作用($P<0.05$)。与 5－Fu 组比较,LLC 组及 LLC＋5－Fu 组外周血白细胞数、骨髓有核细胞数、脾指数、胸腺指数及腹腔巨噬细胞吞噬能力均明显增高。**结论：**LLC对 5－Fu 具有一定的增效减毒不良反应。

关键词：龙力胶囊;S_{180} 细胞株;5－氟尿嘧啶;增效;减毒

Synergism and attenuation effects of Longli capsule on S_{180} sarcoma xenografted mice with chemotherapy

Abstract：Objective：To investigate the synergism and attenuation effects of Longli capsule (LLC) on S_{180} sarcoma xenografted mice with chemotherapy. **Methods：**A mouse model of transplanted sarcoma S_{180} was used in this study. The tumor inhibition rate,life－prolonging rate of mice and toxicity of chemo therapy were observed. Body weight of mice, tumor weight,count of white blood cells,count of bone marrow nucleate cells,spleen index and thymus index were also measured. The phagocytotic function of macrophages was studied by obs erving phagocytotization of peritonea macrophages. **Results：**The increase of body weight of mice in LLC combined with 5－fluorouracil(5－Fu) group was higher than that in 5－Fu group($P<0.05$). Compared with 5－Fu group,LLC combined with 5－Fu obviously prolonged the life span of S_{180} sarcoma xenografted mice($P<0.05$). 5－Fu,LLC and LLC combined with 5 – Fu could inhibit the tumor growth, and the tumor inhibition rates were 40. 34% ,36. 25% and 47. 46% ,respectively. LLC remarkably enhanced the ability of 5 – Fu to inhibit the growth of sarcoma（$P < 0. 05$）. Compared with 5 – Fu group, the count of white blood cells and bone marrow nucleate cells, spleen index, thymus index and phagocytic activity of peritoneal macrophage were elevated in all LLC and 5 – Fu combinati on groups（$P < 0. 05$）. **Conclusion**：LLC has synergism and attenuation effects on chemotherapy. These result suggest that LLC, as a biochemical modulator to enhance the therapeutic effects, is useful in cancer chemotherapy.

Key words：Longli capsule；sarcoma；S_{180} cell line；5 – fluorouracil；synergism；attenuation

化学治疗是目前恶性肿瘤综合治疗中最主要方法之一,但单纯化疗常引起免疫抑制,导致反复感染[1]。化疗在杀死肿瘤细胞的同时,也会损伤正常组织细胞及其功能[2]。目前,中医药在肿瘤放、化疗中的减毒增效作用已经成为肿瘤综合治疗研究中的重要课题[3]。既往研究表明,龙力胶囊具有良好的抗肿瘤活性,并且对人肝癌细胞具有诱导分化作用[4-5]。本实验通过建立 S_{180} 荷瘤小鼠模型,观察龙力胶囊（Longli capsule,LLC）与化疗药物5 – 氟尿嘧啶（5 – fluorouracil,5 – Fu）联合应用的抗肿瘤效果,探讨 LLC 在荷瘤小鼠化疗中的增效减毒不良反应。

一、材料与方法

（一）实验材料

龙力胶囊由仙鹤草、苦参、丹参、三七、肉苁蓉、绞股蓝、八月札等药物组成,由陕西中医学院制剂教研室提供,浓度为100%（1g 生药/mL）;5 – Fu 注射液（上海旭东海普药业有限公司生产,生产批号为070405,0. 25mg/支）;其他试剂均为国产分析纯。ICR 小鼠,清洁级,体质量18～22g,雌雄各半,8～9 周龄,由西安交通大学医学院实验动物中心提供（陕医动字第08 –017 号）。小鼠 S_{180} 细胞株由第四军医大学动物中心提供,本室以腹水型传代保种。

（二）荷瘤小鼠模型的建立

选择接种 S_{180} 瘤株 7d 后腹水生长良好的小鼠,腹部皮肤用乙醇消毒后,抽取腹水,腹水为乳白色浓稠液体。于血细胞计数板上采用台盼蓝染色法计数证实活细胞数在95%以上。以适量无菌生理盐水（normal saline, NS）稀释瘤细胞悬液,调整细胞密度为 $1. 0 \times 10^7$ 个/mL,按0. 2mL/只接种于小鼠右侧腋窝皮下制备实体瘤模型,每只小鼠腹腔注射 0.2mL 细胞悬液制备腹水瘤模型。

（三）分组及给药

将接种 S_{180} 细胞 24h 后的实体瘤和腹水瘤小鼠各随机分为 4 组：模型组、5 - Fu 组、LLC 组、5 - Fu + LLC 组，另设正常对照组（小鼠右侧腋窝皮下接种 NS 0.2mL），每组各 10 只。模型组和正常对照组均给予 NS 0.4mL 灌胃，1 次/d；5 - Fu 组给予 5 - Fu 0.02g/kg，腹腔注射，1 次/d；LLC 组给予 LLC 10g/kg 灌胃，1 次/d；5 - Fu + LLC 组每天给予 5 - Fu 0.02g/kg，腹腔注射，同时给予 LLC 10g/kg 灌胃，1 次/d，连续给药 10d。常规饲养，饮水、食物不限。末次给药 24h 后检测各项指标。

（四）对荷瘤小鼠抑瘤率和生命延长率的影响

实验结束时颈椎脱臼处死全部实体瘤小鼠，完整剥离肿瘤，称取瘤体重量，计算肿瘤生长抑制率：肿瘤生长抑制率（%）=（1 - 治疗组平均瘤重/模型组平均瘤重）× 100%。腹水瘤小鼠停药后观察和记录小鼠死亡时间，统计生存天数，计算生命延长率。若治疗期间模型组小鼠死亡率 ≥20% 或其 20% 小鼠存活时间超过 4 周，实验均应作废。生命延长率（%）=（治疗组平均生存天数/模型组平均生存天数 - 1）× 100%。

（五）外周血白细胞和骨髓有核细胞计数

实体瘤小鼠末次给药 24h 后断尾采血，全自动血细胞分析仪检测小鼠外周血细胞。颈椎脱臼处死小鼠，剥离右侧股骨，用 2% 冰醋酸溶液 1mL 通过针头反复冲洗骨髓，检测洗液中的骨髓有核细胞数。

（六）荷瘤小鼠胸腺指数和脾指数测定

实体瘤小鼠颈椎脱臼处死后取胸腺、脾脏并称重，分别计算胸腺指数和脾指数。胸腺指数 = 胸腺质量（mg）/体质量（g）；脾指数 = 脾质量（mg）/体质量（g）。

（七）荷瘤小鼠腹腔巨噬细胞吞噬功能的测定

末次给药后，每只实体瘤小鼠腹腔注射 5%（V/V）鸡红细胞悬液 1mL，24h 后颈椎脱臼处死小鼠，正中剪开腹壁皮肤，经腹膜注入 2mL NS，轻揉小鼠腹部，吸取腹腔冲洗液滴片，将玻片置于 37℃ 孵箱温育 30min 后以 NS 漂洗，除去未与载玻片黏附的细胞，甲醇溶液固定 5min，4% Giemsa 染色 3min，用流水冲洗，晾干。连续选取 10 个高倍视野计算吞噬率和吞噬指数。吞噬率 =（吞噬鸡红细胞的巨噬细胞数/计数的巨噬细胞总数）×100%；吞噬指数 = 被吞噬的鸡红细胞数/计数的巨噬细胞总数。

（八）统计学方法

所有数据采用 SPSS11.5 统计软件处理。计量资料用 $\bar{x} \pm s$ 表示。选择单因素方差分析进行方差齐性检验，多组均数间两两比较采用 Student - Newman - Keuls 法。P

<0.05 提示差异有统计学意义。

二、结果

（一）LLC 与 5 - Fu 合用对实体瘤小鼠体质量和一般情况的影响

治疗前各组小鼠体质量差异无统计学意义（$P > 0.05$），提示各组小鼠体质量具有可比性。治疗后各组小鼠体质量均有不同程度的增加，但 LLC 组小鼠体质量增加量明显高于模型组（$P < 0.05$）；5 - Fu 组小鼠体质量增加明显低于其余各组（$P < 0.05$），见表 1。模型组小鼠活动迟缓，毛发不荣，进食及饮水量减少，体质量增加缓慢，而 LLC 组小鼠行动自如，反应灵敏，毛色光泽，体质量增加较快，大小便未见异常，机体状态良好。5 - Fu 组小鼠表现出厌食、精神萎靡、消瘦等不良反应；而 LLC 与 5 - Fu 合用时症状较轻，厌食及消瘦不明显。在整个实验过程中，无一只小鼠发生意外死亡。

表 1　LLC 与 5 - Fu 合用对 S_{180} 荷瘤小鼠体质量的影响（$\bar{x} \pm s$）

| 分组 | n | 体质量/g | | 体质量的变化 |
		治疗前	治疗后	
对照组	10	20.25 ± 0.78	23.54 ± 0.61	3.29 ± 1.17 △
模型组	10	20.17 ± 0.89	23.11 ± 0.73	2.94 ± 1.06 △
5 - Fu	10	20.20 ± 0.94	21.57 ± 1.11	1.37 ± 0.42 *
LLC	10	20.36 ± 0.49	25.18 ± 0.66	4.64 ± 1.13 * △
5 - Fu + LLC	10	20.11 ± 0.85	24.43 ± 0.53	4.32 ± 0.96 * △

注：* 表示 $P < 0.05$，与模型组比较；△ 表示 $P < 0.05$，与 5 - Fu 组比较。

（二）LLC 与 5 - Fu 合用对 S_{180} 荷瘤小鼠的抑瘤作用

在实体瘤小鼠模型中，与模型组比较，5 - Fu 组、LLC 组、5 - Fu + LLC 组小鼠肿瘤的生长均受到抑制（$P < 0.05$）。5 - Fu 组抑瘤率为 40.34%，LLC 组明显低于 5 - Fu 组（$P < 0.05$），而 5 - Fu + LLC 组却高于 5 - Fu 组（$P < 0.05$）。在腹水型小鼠模型中，LLC 组、5 - Fu + LLC 组小鼠生存时间明显长于模型组（$P < 0.05$），而 5 - Fu 组小鼠生存时间却短于模型组（$P < 0.05$）。与 5 - Fu 组小鼠生存时间相比，LLC 组、5 - Fu + LLC 组小鼠生存时间明显延长（$P < 0.05$），其生命延长率分别为 46.37% 和 60.28%，见表 2。

表2 LLC 与 5 – Fu 合用对 S_{180} 荷瘤小鼠生命延长率和抑瘤率的影响($\bar{x} \pm s$)

分组	n	腹水型小鼠		实体瘤小鼠	
		生存时间/d	生命延长率/%	瘤重/g	抑瘤率/%
对照组	10	–	–	–	–
模型组	10	16.39 ± 1.06$^\triangle$	–	2.62 ± 0.11$^\triangle$	–
5 – Fu	10	14.35 ± 0.63*	12.45	1.56 ± 0.10*	40.34
LLC	10	23.99 ± 0.96$^{*\triangle}$	46.37	1.67 ± 0.08$^{*\triangle}$	36.25
5 – Fu + LLC	10	26.27 ± 0.79$^{*\triangle}$	60.28	1.37 ± 0.08$^{*\triangle}$	47.46

注:*表示 $P < 0.05$,与模型组比较;$^\triangle$表示 $P < 0.05$,与 5 – Fu 组比较。

(三)LLC 与 5 – Fu 合用对 S_{180} 荷瘤小鼠外周血白细胞及骨髓有核细胞的影响

实验结束后采血行外周血细胞计数。结果显示,各组小鼠外周血红细胞、血红蛋白、血小板的差异均无统计学意义($P > 0.05$)(数据从略)。与模型组比较,5 – Fu 组及 5 – Fu + LLC 组外周血白细胞及骨髓有核细胞计数均减少($P < 0.05$),LLC 组外周血白细胞及骨髓有核细胞计数增多($P < 0.05$)。与 5 – Fu 组比较,LLC 组及 5 – Fu + LLC 组外周血白细胞及骨髓有核细胞计数明显增多($P < 0.05$),见表3。

表3 LLC 与 5 – Fu 合用对 S_{180} 荷瘤小鼠外周血白细胞数及骨髓有核细胞数的影响($\bar{x} \pm s$)

分组	n	白细胞数/($\times 10^9$/L)	骨髓有核细胞数/($\times 10^9$/L)
对照组	10	9.13 ± 0.14	19.05 ± 0.13
模型组	10	8.93 ± 0.09$^\triangle$	18.63 ± 0.32$^\triangle$
5 – Fu	10	5.46 ± 0.22*	15.67 ± 0.20*
LLC	10	9.37 ± 0.12$^{*\triangle}$	19.44 ± 0.12$^{*\triangle}$
5 – Fu + LLC	10	8.49 ± 0.06$^{*\triangle}$	17.48 ± 0.05$^{*\triangle}$

注:*表示 $P < 0.05$,与模型组比较;$^\triangle$表示 $P < 0.05$,与 5 – Fu 组比较。

(四)LLC 与 5 – Fu 合用对 S_{180} 荷瘤小鼠免疫器官的影响

与正常对照组比较,模型组小鼠脾指数及胸腺指数明显降低($P < 0.05$),5 – Fu 组小鼠脾指数及胸腺指数较模型组进一步降低($P < 0.05$)。LLC 能明显增加小鼠脾指数及胸腺指数,且 5 – Fu 与 LLC 联合应用后脾指数及胸腺指数均较单用 5 – Fu 增

高($P < 0.05$),提示 LLC 可改善化疗所导致的免疫器官萎缩,见表 4。

表 4　LLC 与 5 - Fu 合用对 S_{180} 荷瘤小鼠免疫器官指数的影响($\bar{x} \pm s$)

分组	n	脾指数/(mg/g)	胸腺指数/(mg/g)
对照组	10	18.79 ± 1.01[*]	2.86 ± 0.21[*]
模型组	10	16.39 ± 1.06[△]	2.62 ± 0.11[△]
5 - Fu	10	14.35 ± 0.63[*]	1.37 ± 0.08[*]
LLC	10	23.99 ± 0.96[*△]	1.56 ± 0.10[*△]
5 - Fu + LLC	10	26.27 ± 0.79[*△]	1.67 ± 0.08[*△]

注:*表示 $P < 0.05$,与模型组比较;△表示 $P < 0.05$,与 5 - Fu 组比较。

(五)LLC 与 5 - Fu 合用对 S_{180} 荷瘤小鼠腹腔巨噬细胞吞噬功能的影响

LLC 能够增强小鼠腹腔巨噬细胞吞噬功能。LLC 与 5 - Fu 联合应用可明显改善 5 - Fu 所导致的小鼠腹腔巨噬细胞吞噬功能降低($P < 0.05$),与单用 5 - Fu 组相比,巨噬细胞吞噬率提高 83.07%,吞噬指数提高 21.90%,见表 5。

表　5LLC 与 5 - Fu 合用对 S_{180} 荷瘤小鼠腹腔巨噬细胞吞噬功能的影响($\bar{x} \pm s$)

分组	n	吞噬率/%	吞噬指数
对照组	10	21.38 ± 0.56[*△]	1.86 ± 0.21[*△]
模型组	10	16.39 ± 1.06[△]	1.56 ± 0.10[△]
5 - Fu	10	14.35 ± 0.63[*]	1.37 ± 0.08[*]
LLC	10	23.99 ± 0.96[*△]	2.62 ± 0.11[*△]
5 - Fu + LLC	10	19.27 ± 0.79[*△]	1.67 ± 0.08[*△]

注:*P 表示 < 0.05,与模型组比较;△表示 $P < 0.05$,与 - Fu 组比较。

三、讨论

化学治疗是恶性肿瘤综合治疗的有效手段之一,足量、完整疗程给药是保证化疗疗效的重要条件,但化疗引起的不良反应如骨髓抑制、胃肠道反应、免疫功能低下,以及对心肝肾等重要脏器的损害等有可能限制化疗药物全程足量的应用从而影响疗效。如何提高肿瘤对化疗药物的敏感性并减轻化疗药物的不良反应是目前肿瘤治疗领域中越来越引起人们重视的问题。因此,寻找既能增强化疗药物的疗效,又能减轻化疗不良反应的辅助药物变得更加迫切,而中医药对机体的免疫调节和扶正抗癌作用已越来越受到人们的重视。

LLC 具有益气温阳、清热解毒、理气活血的功效。有研究表明,龙力胶囊具有良好的抗肿瘤活性,它可调控肿瘤细胞增殖和分化,抑制人肝癌细胞 HCC - 9204 恶性表型表达。本研究结果显示,LLC 对小鼠 S_{180} 移植瘤的生长具有明显的抑制作用,而 5 - Fu 与 LLC 联合应用的抑瘤率及生命延长率明显高于 5 - Fu 单药组,说明 LLC 对 5 - Fu 的细胞毒活性具有增强作用。

骨髓有核细胞计数是直接反映骨髓造血机能的指标,骨髓有核细胞数量多,表明未成熟的血细胞数量较多,提示骨髓的造血功能较好。外周血白细胞计数能直接反映机体血液细胞的情况,间接反映骨髓的造血功能。本实验结果显示,5 - Fu 能够降低小鼠外周血白细胞及骨髓有核细胞,而 LLC 与 5 - Fu 联合应用时外周血白细胞及骨髓有核细胞数目明显升高,表明 LLC 能够改善 5 - Fu 抑制骨髓造血的不良反应。

恶性肿瘤的发生发展通常伴有机体免疫功能下降,这种免疫功能的降低在接受放疗、化疗的患者中表现尤为突出,往往影响治疗效果,甚至导致机体发生机会感染等并发症而使治疗难以继续进行[6-7]。当肿瘤细胞负荷明显降低,机体的免疫功能得以恢复,则能够清除或抑制残留肿瘤,致使肿瘤不能继续生长,并且降低肿瘤转移和复发的概率。免疫调节剂可调整或增强肿瘤患者免疫功能,从而加强机体对肿瘤的免疫应答,削弱肿瘤的免疫逃逸作用,发挥机体抗肿瘤效应。脾脏和胸腺是重要的免疫器官,脾脏指数和胸腺指数是从免疫器官发育的角度来评价机体免疫状态的重要指标。巨噬细胞是人类免疫系统中可以直接攻击肿瘤靶细胞的主要效应免疫细胞之一。它不仅参与非特异性免疫,而且通过提呈肿瘤抗原或分泌 IL - 1、TNF、一氧化氮和细胞蛋白酶等多种细胞毒效应分子参与特异性免疫,并且可以作为直接的效应细胞,通过与特异性受体与肿瘤细胞密切接触,使靶细胞溶解[8]。本实验观察到模型组小鼠脾指数、胸腺指数及腹腔巨噬细胞吞噬功能明显降低,5 - Fu 组脾指数、胸腺指数及腹腔巨噬细胞吞噬功能进一步降低,而 LLC 与 5 - Fu 联合应用后脾指数、胸腺指数,以及腹腔巨噬细胞吞噬功能与 5 - Fu 组比较均增高,提示 LLC 能够改善 5 - Fu 所致荷瘤小鼠免疫器官的衰退及免疫功能受到抑制的不良反应。

综上所述,LLC 既能增强 5 - Fu 抑制肿瘤的疗效又能降低其抑制骨髓和免疫功能的不良反应,从而实现了增效减毒的作用。LLC 抑制肿瘤的机制可能与增强免疫功能有关,其他具体机制以及 LLC 能否辅助放疗还有待于进一步研究。

参考文献:

[1]Mikó I,Serfozo J,Kappelmayer J,et al. Can the injured spleen be preserved Results of 20 – year experiments[J]. Magy Seb,2005,58(2):69 – 73.

[2]Zambelli A,Montagna D,Da Prada G A,et al. Evaluation of infectious complications and immune recovery following high – dosechemotherapy(HDC)and autologous peripheral blood progenitor cell transplantation(PBPC – T)in 148 breast cancer patients[J]. Anticancer Res,2002,22(6B):3701 – 3708.

[3]陈震,王鹏,黄雯霞,等.生脉注射液对 5 – Fu 增效减不良反应的实验研究[J].中西医结合学报,2005,3(6):476 – 479.

[4]胡兵,安红梅,李丽,等.龙力胶囊对人肝癌细胞部分核表型的作用[J].陕西中医学院学报,2000,23(1):45 – 46.

[5]胡兵,安红梅,李新民,等.龙力胶囊对人肝癌细胞诱导分化及机理研究[J].成都中医学院学报,2000,23(1):46 – 48.

[6]Wu S L,Sun Z J,Yu L,et al. Effect of resveratrol and in combination with 5 – Fu on murine liver cancer[J]. World J Gastroenterol,2004,10(20):3048 – 3052.

[7]Bodey B. Thymic hormones in cancer diagnostics and treatment[J]. Expert Opin Biol Ther,2001,1(1):93 – 107.

[8]Zhang L,Zhu H,Lun Y,et al. Proteomic analysis of macrophages:a potential way to identify novel proteins associated with activation of macrophages for tumor cell killing[J]. Cell Mol Immunol,2007,4(5):359 – 367.

(解放军第 454 医院高干科:宋长城;原陕西中医学院肿瘤研究室:张百红、胡兵、李新民)

龙力胶囊对环磷酰胺的增效减毒作用

摘　要：**目的**：探讨龙力胶囊（Longli capsule，LLC）对环磷酰胺（cyclophospha-mide，CTX）的增效减毒作用。**方法**：以 S_{180} 荷瘤小鼠为模型。实验分为荷瘤模型组、LLC 组、CTX 组、CTX + LLC 组，另设正常对照组，连续给药 10 天。观察各组小鼠抑瘤率和毒性反应；检测各组小鼠体质量、肿瘤质量、外周血白细胞数、骨髓有核细胞数、脾指数和胸腺指数；检测小鼠腹腔巨噬细胞吞噬能力，分析 LLC 对 CTX 的增效减毒作用。**结果**：CTX + LLC 组小鼠体质量增加量明显高于 CTX 单药组。CTX，LLC 和 CTX + LLC 均可抑制 S_{180} 荷瘤小鼠移植瘤的生长，其抑瘤率分别为 45.10%、36.12% 和 60.28%，LLC 可明显增强 CTX 抑制肿瘤生长的作用（$P < 0.05$）。与 CTX 组比较，LLC 组及 LLC + CTX 组外周血白细胞数、骨髓有核细胞数、脾指数、胸腺指数以及腹腔巨噬细胞吞噬能力均明显增高。**结论**：LLC 对 CTX 具有一定的增效减毒作用。

关键词：龙力胶囊；肉瘤；S_{180}细胞株；环磷酰胺；增效；减毒

Synergistic and attenuation effects of Longli capsule on cyclophosphamide

Abstract：**Objective**：To investigate the synergistic and attenuation effects of Longli capsule（LLC） on S_{180} sarcoma xenografted mice with cyclophosphamide. **Methods**：Mouse model of transplanted sarcoma S180 was used in this study. The tumor inhibition rate and the toxicity of cyclophosphamide were obse rved. The body weight of mice，tumor weight，count of white blood cells，count of bone marrow nucleate cells，spleen index and thymus index were measured. The phagocytotic function of macrophages was studied by observing phagocytotization of peritonea macrophages. **Results**：The increase of body weight of mice in LLC combined with cyclophosphamide（CTX） group was higher thanthat in CTX group（$P < 0.05$）. CTX，LLC and LLC combined with CTX could inhibit the tumor growth，and the tumor inhibition rates were 45.10%，36.12% and 60.28%，respectively. LLC remark ably enhanced the ability of CTX to inhibit the growth of sarcoma（$P < 0.05$）. Compared with CTX group，the count of white blood cells and bone marrow nucleate cells，spleen index，thymus index and phagocytic activity of peritoneal macrophage were elevated in all LLC and

CTX combination groups ($P < 0.05$). **Conclusion**: LLC has synergism and attenuation effects on CTX. These results suggest that LLC, as a biochemical modulator to enhance the therapeutic effects, is useful in cancer chemotherapy.

Key words: Longli capsule; sarcoma; S_{180} cell line; cyclophosphamide; synergism; attenuation

化学治疗是目前恶性肿瘤综合治疗中较为有效而又普遍使用的方法之一,但化疗在杀死肿瘤细胞的同时,也会损伤正常组织及其功能。环磷酰胺(cyclophosphamide,CTX)是常用的烷化剂类抗肿瘤药物,其抗瘤谱广,临床可用于治疗恶性淋巴瘤、肺癌、乳腺癌、多发性骨髓瘤及白血病等恶性肿瘤。但是 CTX 对增殖旺盛的骨髓造血细胞和机体免疫系统可造成严重损伤,因此,寻找能够拮抗骨髓抑制、增强机体免疫功能的化疗辅助药物刻不容缓。目前,中医药在恶性肿瘤放、化疗中的增效减毒作用已经成为恶性肿瘤综合治疗研究中的重要课题[1]。既往研究表明,龙力胶囊(Longli capsule,LLC)具有良好的抗肿瘤活性,并且对人肝癌细胞具有诱导分化作用[2-3]。本实验通过建立 S_{180} 荷瘤小鼠及 CTX 化疗的模型,观察 LLC 对 CTX 的增效减毒效应,为把 LLC 开发为化疗辅助药物提供实验依据。

一、材料与方法

(一)材料

龙力胶囊由仙鹤草、苦参、丹参、三七、肉苁蓉、绞股蓝、八月札等药物组成,由陕西中医学院制剂教研室提供,浓度为 100%(1g 生药/mL)。CTX 注射液(江苏恒瑞医药股份有限公司生产,批号 06043021,200mg/支)。BH – 2 型光学显微镜为日本 Olympus 公司产品,V – 5060 型二氧化碳培养箱为德国 Heraeus 公司产品,电子天平为德国 Sartorius 公司产品,Eclipse E1000 型照相系统为日本 Nikon 公司产品,SYSMEX NE – 1500 型血细胞分析仪为日本东亚公司产品。ICR 小鼠,清洁级,体质量 18～22g,雌雄各半,8～9 周龄,由西安交通大学医学院实验动物中心提供(陕医动字第 08 – 017 号)。小鼠肉瘤细胞株 S_{180} 由第四军医大学动物中心提供,本室以腹水型传代保种。

(二)荷瘤小鼠模型的建立

无菌条件下取传代 6～7d 生长良好的 S_{180} 腹水型小鼠腹水,腹水为乳白色浓稠液体,于血细胞计数板上采用台盼蓝染色法计数证实活细胞数在 95% 以上。以适量无菌生理盐水(normal saline, NS)稀释瘤细胞悬液,调整细胞密度为 1.0×10^7 个/mL,按 0.2mL/只(含瘤细胞 2.0×10^6)接种于小鼠右侧腋窝皮下制备实体瘤模型。

（三）分组及给药

接种 S_{180} 细胞 24h 后将荷瘤小鼠随机分为 4 组：模型组、CTX 组、LLC 组、CTX +
LLC 组，另设正常对照组（小鼠右侧腋窝皮下接种 NS 0.2mL），每组各 10 只。模型组
和正常对照组均给予 NS 0.4mL 灌胃，1 次/d；CTX 组予 CTX 2mg/kg，腹腔注射，1
次/d；LLC 组给予 LLC10g/kg 灌胃，1 次/d；CTX + LLC 组每天给予 CTX2mg/kg，腹腔
注射，同时给予 LLC 10g/kg 灌胃，1 次/d，各组均连续给药 10d。常规饲养，饮水、食物
不限。末次给药 24h 后检测各项指标。

（四）对荷瘤小鼠肿瘤生长的影响

实验结束时颈椎脱臼处死荷瘤小鼠，完整剥离肿瘤，称取瘤体重量，计算肿瘤生长
抑制率：肿瘤生长抑制率（%）＝（1 - 治疗组平均瘤重/模型组平均瘤重）×100%。

（五）病理形态学观察

实验结束时颈椎脱臼处死荷瘤小鼠，取小鼠肿瘤组织、心、肺、肝和肾经 10% 福尔
马林固定，石蜡包埋，HE 染色，观察肿瘤组织形态学变化，以及心、肺、肝、肾等脏器有
无转移灶，组织结构有无改变。

（六）外周血白细胞和骨髓有核细胞计数

实体瘤小鼠末次给药 24h 后断尾采血，全自动血细胞分析仪检测小鼠外周血细
胞。颈椎脱臼处死小鼠，剥离右侧股骨，用 1mL 2% 冰醋酸溶液通过针头反复冲洗骨
髓，检测冲洗液中的骨髓有核细胞数。

（七）荷瘤小鼠胸腺指数和脾指数测定

荷瘤小鼠颈椎脱臼处死后取胸腺、脾脏并称重，分别计算胸腺指数和脾指数。胸
腺指数＝胸腺质量（mg）/体质量（g）；脾指数＝脾质量（mg）/体质量（g）。

（八）荷瘤小鼠腹腔巨噬细胞吞噬功能的测定

末次给药 24h 后颈椎脱臼处死小鼠，按文献[4]方法测定荷瘤小鼠腹腔巨噬细胞吞
噬能力。

（九）统计学方法

所有数据采用 SPSS 13.0 统计软件处理。计量资料用 $\bar{x} \pm s$ 表示。选择单因素方
差分析进行方差齐性检验，多组均数间两两比较采用 Student - Newman - Keuls 法。P
<0.05 提示差异有统计学意义。

二、结果

（一）LLC 与 CTX 合用对荷瘤小鼠体质量及肿瘤生长的影响

治疗前各组小鼠体质量差异无统计学意义（$P > 0.05$），提示各组小鼠体质量具有

可比性。治疗后各组小鼠体质量均有不同程度的增加,但 LLC 组小鼠体质量增加明显高于模型组;CTX 组小鼠体质量增加明显低于其余各组。与模型组比较,CTX 组、LLC 组、CTX + LLC 组小鼠肿瘤的生长均受到抑制($P < 0.05$)。CTX 组抑瘤率为 45.10%,LLC 组抑瘤率为 36.12%,明显低于 CTX 组($P < 0.05$),而 CTX + LLC 组抑瘤率为 60.28%,明显高于 CTX 组($P < 0.05$,表 1)。

表 1　LLC 与 CTX 合用对荷瘤小鼠的抑瘤作用($\bar{x} \pm s$)

分组	n	体质量/g		瘤体	
		治疗前	治疗后	重量/g	抑瘤率/%
对照组	10	20.29 ± 0.58	24.34 ± 0.86	—	—
模型组	10	20.37 ± 0.70	23.11 ± 0.75	2.58 ± 0.15△	—
CTX	10	20.33 ± 1.02	21.57 ± 0.97	1.42 ± 0.15*	45.10
LLC	10	19.93 ± 0.66	25.18 ± 0.81	1.65 ± 0.09*△	36.12
CTX + LLC	10	19.98 ± 0.83	24.06 ± 0.82	1.03 ± 0.15*△	60.28

注:* 表示 $P < 0.05$,与模型组比较;△表示 $P < 0.05$,与 CTX 组比较。

(二)LLC 与 CTX 合用对荷瘤小鼠肿瘤组织及重要脏器形态学的影响

实验结束后处死荷瘤小鼠,肉眼观察模型组小鼠皮下肿瘤形态相对规则,呈圆形或椭圆形,肿瘤有包膜或包膜不完整。HE 染色见肿瘤细胞排列紧密,形状不规则,胞核较大,胞浆与胞核比例减小,病理性核分裂象多见。肿瘤间质少,间质内可见肿瘤血管,肿瘤周围有淋巴细胞浸润。CTX 组、LLC 组、CTX + LLC 组小鼠肿瘤组织排列相对疏松,瘤床内可见片状坏死,肿瘤细胞体积相对缩小,核固缩,核分裂象少见。肿瘤间质明显增多,并有较多淋巴细胞浸润。其中 CTX 组及 CTX + LLC 组肿瘤组织坏死部分明显多于 LLC 组(见图 1)。各组小鼠腹腔、肝脏及肺表面均未发现明显转移病灶,也未见胸腔及腹腔积液。心、肺、肝、肾等脏器颜色及质地均无异常改变。各脏器行组织病理学检查亦未见明显异常(图略)。

(三)LLC 与 CTX 合用对荷瘤小鼠外周血白细胞及骨髓有核细胞的影响

实验结束后断尾采血行外周血细胞计数。结果显示,各组小鼠外周血红细胞、血红蛋白、血小板的计数差异均无统计学意义($P > 0.05$)(数据从略)。与模型组比较,CTX 组及 CTX + LLC 组外周血白细胞及骨髓有核细胞计数均减少($P < 0.05$),LLC 组外周血白细胞及骨髓有核细胞计数增多($P < 0.05$)。与 CTX 组比较,LLC 组及 CTX +

LLC 组外周血白细胞及骨髓有核细胞计数明显增多($P < 0.05$,见图2)。

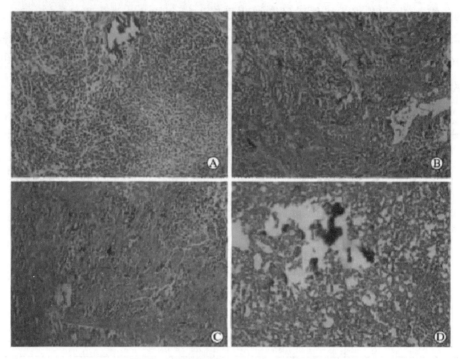

A:模型组;B:CTX 组;C:LLC 组;D:CTX + LLC

图1　小鼠皮下移植瘤病理形态学观察(HE×100)

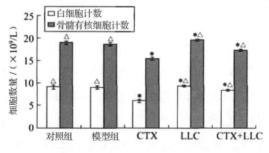

图2　LLC 与 CTX 合用对荷瘤小鼠外周血白细胞计数及骨髓有核细胞计数的影响($\bar{x} \pm s$)

注: * 表示 $P < 0.05$,与模型组比较;△表示 $P < 0.05$,与 CTX 组比较。

(四)LLC 与 CTX 合用对荷瘤小鼠免疫器官的影响

与正常对照组比较,模型组小鼠脾指数及胸腺指数明显降低($P < 0.05$),CTX 组小鼠脾指数及胸腺指数较模型组进一步降低($P < 0.05$)。LLC 能明显增加小鼠脾指数及胸腺指数,且 CTX 与 LLC 联合应用后脾指数及胸腺指数均较单用 CTX 增高($P < 0.05$),提示 LLC 可改善 CTX 所导致的免疫器官萎缩,见表2。

表 2　LLC 与 CTX 合用对荷瘤小鼠免疫器官指数的影响($\bar{x} \pm s$)

分组	n	脾指数/(mg/g)	胸腺脂数/(mg/g)
对照组	10	$5.92 \pm 0.42^{*\triangle}$	$2.22 \pm 0.17^{\triangle}$
模型组	10	$5.08 \pm 0.35^{\triangle}$	$2.16 \pm 0.29^{\triangle}$
CTX	10	$4.22 \pm 0.12^{*}$	$1.60 \pm 0.09^{*}$
LLC	10	$6.42 \pm 0.15^{*\triangle}$	$2.45 \pm 0.15^{*\triangle}$
CTX + LLC	10	$5.94 \pm 0.16^{\triangle}$	$2.18 \pm 0.11^{\triangle}$

注：* 表示 $P < 0.05$，与模型组比较；△表示 $P < 0.05$，与 CTX 组比较。

（五）LLC 与 CTX 合用对 S_{180} 荷瘤小鼠腹腔巨噬细胞吞噬功能的影响

LLC 能够明显增强小鼠腹腔巨噬细胞吞噬功能。LLC 与 CTX 联合应用可明显改善 CTX 所导致的小鼠腹腔巨噬细胞吞噬功能的降低（$P < 0.05$），与单用 CTX 组比较，巨噬细胞吞噬率提高 34.29%，吞噬指数提高 21.90%（见表 3）。

表 3　LLC 与 CTX 合用对荷瘤小鼠腹腔巨噬细胞吞噬功能的影响($\bar{x} \pm s$)

分组	n	吞噬率/%	吞噬指数
对照组	10	$45.97 \pm 0.50^{*\triangle}$	$0.88 \pm 0.08^{*\triangle}$
模型组	10	$38.09 \pm 0.85^{\triangle}$	$0.75 \pm 0.07^{\triangle}$
CTX	10	$22.79 \pm 0.83^{*}$	$0.50 \pm 0.03^{*}$
LLC	10	$48.99 \pm 0.76^{*\triangle}$	$0.90 \pm 0.04^{*\triangle}$
CTX + LLC	10	$42.67 \pm 1.35^{*\triangle}$	$0.81 \pm 0.05^{*\triangle}$

注：* 表示 $P < 0.05$，与模型组比较；△表示 $P < 0.05$，与 CTX 组比较。

三、讨论

化疗是当前治疗恶性肿瘤的有效手段之一，足量、完整疗程的给药是保证化疗疗效的重要条件，但目前常用的抗肿瘤药物大多数具有抑制骨髓造血功能，引起恶心、呕吐、纳差等胃肠道反应，导致机体免疫功能低下，以及损害心、肺、肝、肾等重要脏器毒副反应，从而限制了化疗药物全程足量的应用，影响化学治疗的效果。因此，如何提高肿瘤对化疗药物的敏感性，同时减轻化疗药物的不良反应已经成为目前肿瘤研究领域中越来越受到重视的问题。寻找既能增强化疗药物的细胞毒作用，又能减轻化疗毒副反应的化疗辅助药物变得更加迫切,而当前中医药对机体的免疫调节和扶正抗癌作用越来越受到人们的重视[5]。

中医学认为肿瘤的发生是由于机体感受六淫邪气或因饮食不当、七情内伤、过度劳倦导致机体结构、功能及代谢发生失衡、失调、失序的结果。因此,正气不足是肿瘤形成和发展的根本条件,而人体正气虚弱,无力驱邪,导致气滞血瘀、痰凝湿聚、热毒蕴结而形成有形赘生物[6]。LLC 具有益气扶正、清热解毒、理气活血、化痰散结的功效。既往研究表明,LLC 有着良好的抗肿瘤活性,它可调控肿瘤细胞的增殖和分化行为,抑制人肝癌细胞 HCC – 9204 恶性表型表达[2-3]。本研究结果显示,LLC 对小鼠 S_{180} 移植瘤的生长具有明显的抑制作用,而 CTX 与 LLC 联合应用的抑瘤率明显高于 CTX 单药组,病理组织学检查也提示 CTX + LLC 组肿瘤组织坏死部分明显增多,说明 LLC 可增强 CTX 的细胞毒活性,二者联合应用对肿瘤具有明显的协同抑制作用。

骨髓有核细胞计数是直接反映骨髓造血机能的指标,骨髓有核细胞数量多,表明未成熟的血细胞数量较多,提示骨髓的造血功能较好。外周血白细胞计数能够直接反映机体血液细胞的情况,间接反映骨髓的造血功能。本实验结果显示,CTX 具有抑制小鼠骨髓造血功能的毒副作用,从而导致小鼠外周血白细胞及骨髓有核细胞降低,而LLC 与 CTX 联合应用时外周血白细胞及骨髓有核细胞数较 CTX 单药组明显升高,提示 LLC 能够改善 CTX 抑制骨髓造血的不良反应。

肿瘤患者的免疫功能与肿瘤的发生和发展具有密切关系[7],肿瘤的存在抑制了机体免疫功能,随着肿瘤的不断生长,机体免疫功能进行性下降,特别是晚期带瘤机体的各种特异性和非特异性的细胞与体液免疫功能均受到显著的抑制[8],而化疗药物的应用会进一步加重机体的免疫抑制,从而导致机体发生机会感染等严重并发症,使得化疗难以继续进行[9]。因此,提高肿瘤患者的免疫功能,尤其是改善化疗后出现的严重免疫抑制状态,可以加强机体对肿瘤的免疫应答,削弱肿瘤的免疫逃逸作用。脾脏和胸腺是机体重要的免疫器官,二者对细胞毒药物高度敏感,在化疗药物作用下明显萎缩,抑制了机体免疫功能。脾脏指数和胸腺指数是从免疫器官发育的角度来评价机体免疫状态的重要指标。巨噬细胞是人类免疫系统中可以直接攻击肿瘤靶细胞的主要效应免疫细胞之一。它不仅参与非特异性免疫,而且通过提呈肿瘤抗原或分泌IL – 1、TNF、一氧化氮和细胞蛋白酶等多种细胞毒效应分子参与特异性免疫,并且可以作为直接的效应细胞,通过特异性受体与肿瘤细胞密切接触,促使靶细胞溶解[10]。本实验观察到模型组小鼠脾指数、胸腺指数及腹腔巨噬细胞吞噬功能明显降低,CTX组脾指数、胸腺指数及腹腔巨噬细胞吞噬功能进一步降低,而 LLC 与 CTX 联合应用后脾指数、胸腺指数,以及腹腔巨噬细胞吞噬功能与 CTX 组比较均增高,提示 LLC 能够改善 CTX 所致荷瘤小鼠免疫器官的衰退及免疫功能受到抑制的不良反应,对 CTX 具有明显的减毒作用。

　　综上所述,LLC 既能够增强 CTX 的抗肿瘤活性又能够降低其抑制骨髓造血和机体免疫功能的毒副反应,从而实现了增效减毒的作用,这为 LLC 作为化疗辅助药物应用于临床提供了一定的实验依据,至于其作用机制尚有待于从细胞及分子水平予以更加深入的研究。

参考文献:

　　[1]陈震,王鹏,黄雯霞,等.生脉注射液对 CTX 增效减毒作用的实验研究[J].中西医结合学报,2005,3(6):476-479.

　　[2]胡兵,安红梅,李丽,等.龙力胶囊对人肝癌细胞部分核表型的作用[J].陕西中医学院学报,2000,23(1):45-46.

　　[3]胡兵,安红梅,李新民,等.龙力胶囊对人肝癌细胞诱导分化及机理研究[J].成都中医学院学报,2000,23(1):46-48.

　　[4]李萌,杜国威,田景波,等.牡蛎糖胺聚糖对小鼠腹腔巨噬细胞免疫功能的影响[J].河北医学,2008,14(2):127-129.

　　[5]刘明华,章卓,顾立,等.伍氏百叶散对荷瘤小鼠肿瘤生长及免疫功能的影响[J].中国新药杂志,2006,15(3):201-204.

　　[6]郁仁存.中医药防治肿瘤的作用和展望[J].中西医结合杂志,2007,27(5):389-390.

　　[7]Kastelan Z,Lukac J,Derezic D,et al. Lymphocyte subsets,lymphocyte reactivity to mitogens,NK cell activity and neutrophil and monocyte phagocytic functions in patients with bladder carcinoma[J]. Anticancer Res,2003 23(6D):5185-5189.

　　[8]Van Sandick J W,Boermeester M A,Gisbertz S S,et al. Lymphocyte subsets and T(h)1/T(h)2 immune responses in patients with adenocarcinoma of the oesophagus or oesophagogastric junction:relation to pTNM stage and clinical outcome[J]. Cancer Immunol Immunother,2003,52(10):617-624.

　　[9]Wu S L,Sun Z J,Yu L,et al. Effect of resveratrol and in combination with CTX on murine liver cancer[J]. World J Gastroenterol,2004,10(20):3048-3052.

　　[10]Zhang L,Zhu H,Lun Y,et al. Proteomic analysis of macrophages:a potential way to identify novel proteins associated with activation of macrophages for tumor cell killing[J]. Cell Mol Immunol,2007,4(5):359-367.

　　(解放军第 454 医院高干科:宋长城;原陕西中医学院肿瘤研究室:张百红、胡兵、李新民)

抗癌药物"天佛参"口服液研究

天佛参口服液对^{60}Coγ线增效减毒作用的实验研究

放射疗法是恶性肿瘤的主要治疗方法。但由于肿瘤内 10% ~ 20% 的乏 O_2 细胞对放射线不敏感以及放射疗法的严重毒副作用,使其作用受到很大的限制。为了寻找防护正常组织和增强放疗效果的药物,国内外学者做了大量工作,但迄今尚未找到一种理想的防护剂和增敏剂。近年来,中医药治疗放射损伤综合征已有不少临床及实验研究,一整套中医治疗的理法方药日臻完善。而中药的放射防护作用研究虽然在放射治疗学方面尚未见到报道,但从放射防护学角度已证明了不少单味中药、复方及其有效成分有抗放射作用。最近,中药作为辐射增敏剂的研究也引起了重视,已发现一些中药有放射增效作用。这些初步成效为中草药联用放疗治疗肿瘤展示了广阔的前景。

1987 年以来,我们在天佛参口服液的研制过程中,发现组成天佛参口服液的多数单味药及其有效成分有明显的抗肿瘤作用,又有抗放射作用。部分药物的有效成分还具有辐射增敏作用。从而联系中药整体双向调节作用及肿瘤组织的自主性等理论,我们设想,天佛参口服液与放疗合用,可能有增效减毒作用。为此我们做了这一实验研究,兹报告如下。

一、材料与方法

(一)材料

1. 动物:昆明种小鼠,雄性,体重 18 ~ 25g,6 周龄。BABL/C 小鼠,雄性,体重 18 ~ 20g,8 周龄。均由第四军医大学实验动物中心提供。

2. 瘤株:S_{180}小鼠肉瘤细胞株,Hela 细胞株。均由第四军医大学实验动物研究中心提供。

3. 药品:天佛参口服液(简称 TFS),每支 20mL,每毫升含生药 3.67g①。由陕西中医学院制剂教研室提供。

4. 主要试剂及培养液:5,5′-二巯基-2,2′-二硝基苯甲酸(DTNB)。由第四军医大学防化教研室提供。RPMLC40 为美国 Dexter 产品。

5. 主要仪器:CO_2 孵箱,悬浮旋转式钴源,751 型分光光度计(上海分析仪器厂产品),万分之一分析天平(上海分析仪器厂产品)。均由第四军医大学提供。

（二）方法

1. 30d 存活率观察:昆明种小鼠,随机分组。实验组照前给 TFS 3d,照后继给 10d。每只 0.4mL/d,一次灌胃。对照组给等量生理盐水。照射剂量 500rad(1rad = 10^{-2}Gy,下同),距离 140cm,剂量率 136.57r/min。两组同批一次全身均匀照射。空白组无处理。从照射之日起,记录各组动物死亡数及亡鼠存活时间。在照后 30d,统计各组动物存活数及亡鼠平均存活时间,计算存活率及保护系数,用 u 检验求显著性。

2. 白细胞总数计数:昆明种小鼠,分组方法,给药方法,照射条件,对照组处理均同 1。于照后第 1d、5d、10d 分别用试管法测尾尖血白细胞总数,用 t 检验分别求各时间点上的显著性。

3. 骨髓有核细胞、脾重、内源性脾结节观察:动物、分组方法、给药方法、照射条件、对照组处理均同 1,给药组给药时间为照前 3d,照后 8d。在照后第 8d,拉颈处死小鼠,取左侧股骨,剪去股骨关节,用 4 号针头抽取生理盐水冲出骨髓细胞,光镜下计数有核细胞。在取股骨后,剖腹取脾称重,称重后,用 Bouin 液固定 30min,统计各组出现脾结节例数。骨髓有核细胞,脾重用 t 检验,内源性脾结节例数用 χ^2 检验求显著性。

4. 胃肠黏膜非蛋白巯基(NPSH)含量测定:昆明种小鼠,随机分组。照后 6h 测:①实验组照前给 TFS 3d;②对照组照前均给等量生理盐水。照后 6d 时测:①照后给药 6d;②照后给等量生理盐水。

在规定时间,分别拉颈处死相应组小鼠,用眼科手术剪剖腹取胃、十二指肠。沿胃大弯剪开,用生理盐水冲洗干净,在幽门及十二指肠部剖取黏膜组织 30 ~ 40mg,在 1mL 10% 三氯乙酸 0.02mol/L EDIA 中制成匀浆,移入塑料管中离心(3000 × g 10min),上清液移入另管。沉淀以 1mL 10% 三氯乙酸,0.02mol/L EDTA 悬浮后,再次离心,合并上清液,待测 NPSH。

取 1mL 上清液,以 175μL 3.0mol/L 的 NaOH 中和后,加入 2.225mL 0.5mol/L 的 DTNB 液,混匀后,室温放 30min,在波长 412nm 下用 751 型分光光度计以三蒸水为参

---

①每毫升含生药 3.67g 为研究初期的含量,后经实验调整为每毫升含生药 2.5g。

比液,测吸收光密度 A 值。用 t 检验求各组 A 值的显著性。

5. 移植瘤再生长延迟观察:按文献 3 方法。BABL/C 小鼠,右腹股沟下常规接种 S_{180} 小鼠肉瘤细胞 10^6 个。7d 后按肿瘤大小配对分组。①照前加药组:照前给药 3d,照后不给药。②照后加药组:照后给药 10d。③单照组:照前给生理盐水 3d,照后给药 10d。④单药组:给药 13d。⑤空白组:不给药、不照射。给药方法同 1。照射条件:肿瘤及接种侧鼠腿照射,其他部分用 10cm 厚铅板遮蔽。剂量 1000rad,距离 110cm,剂量率 221. 32r/min。全部照射组同批照射。在照后第 1d、5d、10d、15d、20d,分别用卡尺测肿瘤互相垂直三直径,计算各组肿瘤三直径平均增加 3mm 时的平均时间,用 F 检验求显著性。

6. 肿瘤组织 NPSH 含量测定:分组方法同 4,动物处理、照射条件同 5。

取小鼠肿瘤组织,剥离干净后,用生理盐水洗净血污,用眼科手术剪从肿瘤中间剪开,取一楔形小块(含外、中、内三层肿瘤组织)160mg。其余方法同 4。只在完成备测时将上清稀释 4 倍后取 1mL 测 NPSH。

7. HeLa 细胞集落形成,取对数生长期细胞,消化稀释后,以 10^5 个接种于 50mL 培养瓶中,在照后第 10d,倾去培养液,经甲醇固定,吉姆萨染色,倒置镜下计数,每瓶集落数,按种植系数求校正后细胞存活数,绘制存活曲线,求增强比 ER。

细胞接种 18h 给药,浓度按以往实验的中等有效剂量每毫升培养液 $10\mu L$。实验分有 O_2 照射,乏 O_2 照射两批。每批均分 5 组。

(1)药后照组:给药 2h 后照射,照后立即换新鲜培养液。

(2)照后给药组:照后换加药培养液 12h 后换正常培养液。

(3)单照组:每毫升培养液加 $10\mu L$ 三蒸水,2h 后照射,照后换加三蒸水新鲜培养液。

(4)单药组 A:给药 2h 后换正常培养液。

(5)单药组 B:给药 12h 后换正常培养液。两批均在 500rad 设 $5\mu L/mL$ 培养液、$20\mu L$ 培养液 2 个 TFS 剂量组。给药方法为照前给 TFS 2h,照后换加药培养液,12h 后换正常培养液。乏 O_2 组为照前通 N_2 1h(全部乏 O_2 组同样处理)。在 1h 后维持乏 O_2 状态照射。采用 100rad、300rad、500rad、1000rad、1500rad 5 个照射剂量点。全部细胞均在培养液中电离。

二、结果

(一)对小鼠 30d 存活率的影响

空白对照组 20 只全部存活。实验组较对照组存活率提高 33%,有明显差异($P < 0.05$)。亡鼠平均存活时间也明显延长(保护系数 1.71)(见表 1)。

表1　TFS对小鼠30天存活率的影响

组　别	动物数/只	存活数/只	存活率/%	亡鼠平均存活时间/天	保护系数
单照组	26	12	46	7.4	—
药加照组	24	19	79*	12.7	1.7

注：*表示$P < 0.05$。

（二）对白细胞总数（WBC）、骨髓有核细胞、脾重、内源性脾结节的影响

结果表明，TFS[①]有明显抗WBC减少和促进恢复作用（见表2，各时间点P值均<0.05）。从第5d到第10d两曲线剪刀差加大（见图1）。TFS可明显提高骨髓有核细胞数及脾脏重量（$P < 0.05$），并可使内源性脾重，内源性脾结节例数增加。TFS可明显提高骨髓有核细胞及脾脏重量（$P < 0.05$），并可使内源性脾结节例数增加（$P < 0.05$）（见表3）。

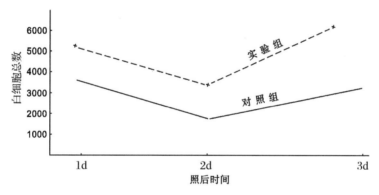

图1　对白细胞减少及恢复的影响

表2　TFS对WBC减少和恢复的影响

组　别	第1d($\bar{x} \pm SD$)	第5d($\bar{x} \pm SD$)	第10d($\bar{x} \pm SD$)
对照组△	3703 ± 1182	2066 ± 374	3200 ± 830
实验组△△	5227 ± 1704*	3556 ± 930*	6287 ± 1418**

注：*表示$P < 0.05$；**表示$P < 0.01$；△表示$n = 15$；△△表示$n = 17$。

---

①TFS是天佛参口服液处方中天冬门、佛手、西洋参的"天、佛、参"三个字的汉语拼音首字母组成。

表3　TFS 对骨髓有核细胞、脾重、内源性脾结节的影响

组　别	有核细胞数/(×10⁶/支股骨) ($\bar{x} \pm SD$)	脾重/mg	脾结节例数出现数:动物数 ($\bar{x} \pm SD$)
对照组△	38.6 ±4.6	4/15	5.1 ±0.68
实验组△	52.0 ±8.4 **	10/15 *	7.2 ±1.80 *

注：* 表示 $P < 0.05$；** 表示 $P < 0.01$；△ 表示 $n = 15$。

(三)TFS 对胃肠黏膜 NPSH 含量的影响

在照后 6h 及照后 6d,实验组与对照组有明显差异($P < 0.05$)(见表4)。

表4　TFS 对胃肠黏膜 NPSH 的影响(A 值)

组　别	照后 6h($\bar{x} \pm SD$)	照后 6d($\bar{x} \pm SD$)
对照组△	0.0290 ±0.0025	0.0310 ±0.0175
实验组△△	0.0365 ±0.0055 *	0.0390 ±0.0062 *

注：* 表示 $P < 0.05$；△ 表示 6h 测 $n = 13$,6d 测 $n = 12$；△△ 表示 6h 测 $n = 14$,6d 测 $n = 11$。

(四)TFS 对移植瘤照后再生长延迟时间的影响

TFS 照前给药与单照组无明显差别($P > 0.05$)。照后给药组肿瘤再生长时间明显延迟($P < 0.05$)(见图2)。

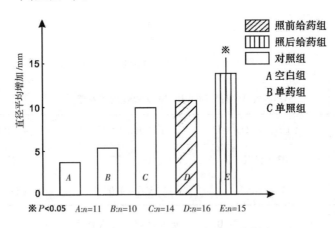

图2　TFS 对照后肿瘤再生长延迟的影响

(五)对肿瘤 NPSH 含量的影响

TFS 照前给药,在照后 6h 测与照后给药 6d 时测,实验组均较对照组略升高,但统计学处理无显著性($P > 0.05$)(见表5)。

表 5　TFS 对照后肿瘤组织 NPSH 的影响(A 值)

组　别	照后 6h($\bar{x}\pm$SD)	照后 6d($\bar{x}\pm$SD)
对照组[△]	0.0240 ± 0.00275	0.0258 ± 0.00225
实验组[△△]	0.0255 ± 0.003 [*]	0.0295 ± 0.00225 [*]

注:* 表示 $P>0.05$;△ 表示 $n=14$;△△ 表示 $n=16$。

(六)对 HeLa 细胞集落形成的影响

在有 O_2 照射时,照前给药无作用(两曲线重合)。照后给药有协同作用($ER=1.24$)。乏 O_2 照射时,照前给药有轻微增敏作用($ER=1.1$)。照后给药有明显协同作用($ER=1.38$)。有 O_2 照与乏 O_2 照均有药物剂量依赖性(见图 3 和图 4)。

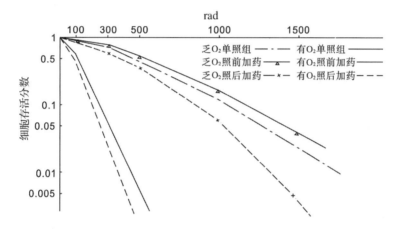

图 3　TFS 对 HeLa 细胞集落形成的影响

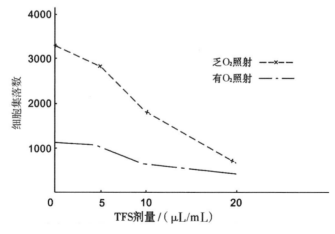

图 4　不同 TFS 剂量对 HeLa 细胞集落形成的影响

三、小结

1. TFS 具有明显防护和治疗放射损伤作用,表现在可提高小鼠 30d 存活率,对抗白细胞下降,并可促进其恢复,对造血干细胞及免疫细胞有明显保护作用。

2. TFS 与 $^{60}Co\gamma$ 线联用对恶性组织有协同杀伤作用,以乏 O_2 细胞明显。照前给药对肿瘤组织保护作用不明显。

3. TFS 照前、照后给药对增效减毒作用均有重要意义。

4. TFS 可提高正常组织 NPSH 含量,而对恶性组织升高不明显,这可能是其增效减毒作用的机理之一。

5. 具有防护及治疗放射损伤作用并有抗肿瘤作用,其复方具有明显抗肿瘤作用和对放疗有增效减毒作用,其机理值得进一步研究。

参考文献：

[1]于尔辛,高令山.中西医结合治疗癌症的研究[M].上海:上海科学技术出版社,1985.

[2]刘均利.生理学报,1989,(5):523。

[3]刘树铮.放射生物学[M].北京:人民卫生出版社,1998.

[4]王士贤.天津医药,1985(12):729.

[5]葛忠良.中华放射医学与防护杂志,1986,6(2):84.

[6]陈凯.TFS 对正常小鼠和荷癌鼠免疫功能影响[J].中国中西医结合杂志,1993,13(3):171-172.

（原陕西中医学院肿瘤研究室:李新民、杨峰）

天佛参口服液对体外人癌细胞抑制效应
及其细胞动力学影响的实验研究

提　要：本实验采用人癌细胞体外培养的方法，证明了天佛参口服液（HRD①）可抑制人癌细胞集落的形成，直接杀伤癌细胞，抑制人癌细胞的生长，降低其生长率，生长率和药物浓度呈负相关。对 MGC_{803}、$SMMC_{7721}$、Hela 细胞的半数抑制浓度（ IC_{50} ）分别为 $10.42\mu L/mL$、$12.55\mu L/mL$ 和 $9.30\mu L/mL$。显微分光光度计检测 MGC_{803} 细胞小鼠 S_{180} 腹水细胞核 DNA 显示：低浓度时使细胞相对 DNA 含量直方图明显右移，说明低浓度时即可影响癌细胞的代谢，阻滞细胞增殖于 G_2+M 期，高浓度时虽有右移，但不明显，说明高浓度时的主要机制是直接杀伤作用。

关键词：HRD；抗癌作用；G_2+M 期

Experim Ental Studies on the Inhibitory Effect of Hrd on Human Cancer Cells
in Vitro and the Influence on Cytok Cytokineics

Abstract：The menthod of cancer cells cultionation in vitro has been used to show that HRD（Tianfosheng decoction）can inhibnt colont formation of human cancer cells, inbibit their growth or kill them directly. The growth rate showed negative correlation with logarithmic concentration of HRD. The 50% lingibitory concentration （ IC_{50} ） for MGC_{803} , $SMMC_{7721}$ and Hela cells were 10.42 , 12.55 and $9.30\mu g/mL$, respectively. It has been shown that the histogram of DNA content shifts to the gight obviously in low concentration group, but not in high concentration group, through the measurement of DNA in MGC_{803} and S_{180} ascitic cells by computerized microspectrophotometre. The results showed that in low concentration HRD can suppress the growth of cancer cells with cells accumulated at G_2+M phase, and in high concentration the main action is cell killing directly.

Key words：HRD；Anticancer effect；G_2+M phase

---

①HRD 是天佛参口服液的起始简称，后改为 TFS。

天佛参口服液(简称 HRD)是由天门冬、佛手、西洋参、刺五加、蟾酥、土贝母等药物制成。体内实验已证明具有抑制小鼠 S_{180} 和 H_{22} 实体瘤生长的作用,延长其生存期,和 5 - Fu 联合应用具有增效作用。本实验观察了 HRD 对体外人癌细胞生长率、集落形成及其对细胞动力学的影响,为临床合理用药和配合放、化疗提供依据。

一、材料和方法

(一)材料

1. HRD。陕西中医学院制剂教研室提供,采用水醇提取法,每毫升含生药 3.67g。以 5% $NaHCO_3$ 或 10% 醋酸调整 pH 值为 7.0 ~ 7.2 备用。

2. MVP Ⅲ 显微分光光度计和微机系统(西德 Leiz 产品)。由第四军医大学中心实验室提供。

3. 观察方法。

(1)生长曲线。

取常规培养的 MGC_{803}(人胃低分化黏液腺癌)、$SMMC_{7721}$(人肝癌)、HeLa(人宫颈癌)细胞,制成 10^6/mL 单细胞悬液,每瓶 4mL 分装于 30mL 培养瓶中,培养 24h 后,分为对照组、5 - Fu 组(80μg/mL)、HRD 组。分别于 6h、24h、48h、72h 制成单细胞悬液,台盼蓝染色,计各组活细胞数,取两瓶之均值,求出各浓度组的生长率,绘制生长率曲线。

$$生长率 = \frac{各实验组活细胞数}{对照组活细胞数} \times 100\%$$

(2)细胞集落形成能力。

经不同药物浓度培养 24h 的细胞,按瓶底面积 4 000/cm² 活细胞接种于相同瓶号的培养瓶中,CO_2 培养箱培养 8 ~ 10d,弃去培养液,醋酸:甲醇(1:3)固定 30min,Glemsa 染色,镜下计细胞集落数,凡超过 50 个细胞的团块为一个集落,取两瓶均值,计算集落形成率。

$$集落形成数率 = \frac{集落形成率数}{所接种细胞数} \times 100\%$$

(3)形态观察和分裂指数。

取 2.5×10^5/mL 单细胞悬液,每瓶 4mL 分装于 30mL 预放盖玻片的培养瓶中,24h 换成对照组和实验组培养液,分别于 24h、48h 取出盖玻片,固定、染色方法同(2)。镜下观察细胞形态,并随机计算每 1000 个细胞中分裂细胞数,取两片之均值,即为分裂指数。

(4)对 MGC_{803} 细胞增殖周期的影响。

取 2.5×10^5/mL 单细胞悬液,分装法同(3)。24h 换成对照组和实验组培养液,培养24h日消化成 $10^6/mL$ 单细胞悬液,涂片、Carnoy 氏液固定 30min,Feulgen 染色,用二甲苯做透明处理,用 500～550nm 钠光源,MVPⅢ 显微分光光度计随机测 100 个细胞,微机处理,打印结果,绘制其相对 DNA 含量直方图。

(5)对小鼠 S_{180} 腹水细胞增殖周期的影响。

雄性昆明种小鼠 10 只,腹腔注入 $10^7/mL$ S_{180} 腹水细胞 0.5mL,3～5d 腹水形成,实验组腹腔分别注入 HRD 原液 0.1mL、0.2mL、0.4mL,对照组注入相同量的生理盐水,分别于 3h、12h、24h 取腹水涂片,染色,测试方法同(4)。随机测 50 个细胞。

二、结果与分析

(一)HRD 对细胞生长率的影响

结果如图 1 至图 3 所示。

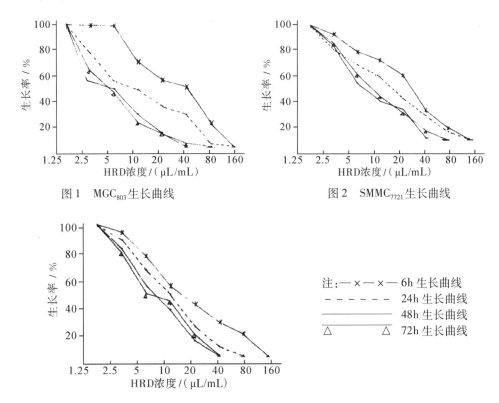

图 1　MGC_{803} 生长曲线　　　　图 2　$SMMC_{7721}$ 生长曲线

注:—×—×—　6h 生长曲线
- - - - - - - 　24h 生长曲线
————————　48h 生长曲线
△————△　72h 生长曲线

图 3　Hela 细胞生长率曲线

从图中可以看出细胞生长率随着药物对数浓度的增加而呈下降趋势。经统计处理呈高度负相关(r 值在 $-0.9～-0.8$ 之间)($P<0.01$)。因而计算其对 MGC_{803}、$SMMC_{7721}$、HeLa 细胞作用 24h 的半数抑制浓度(IC_{50})分别为 $10.42\mu L/mL$、$12.55\mu L/mL$ 和 $9.30\mu L/mL$。还发现该制剂在 6h 即可使细胞生长率下降,随着时间的延长而

作用加强,但超过48h下降不明显,曲线时有交叉或重叠。可见对时间关系不如对浓度关系强。

(二)对细胞集落形成能力的影响

结果见表1。

表1   MGC$_{803}$、SMMC$_{7721}$、HeLa 细胞集落形成率   单位:%

		MGC$_{803}$	SMMC$_{7721}$	HeLa
	对照组	5.7	5.1	5.13
	5μL/mL	3.65	4.23	0.95
HRD 组	10μL/mL	0.1	0.15	0.17
	20μL/mL	0	0	0
5 - Fu(80μg/mL)组		0	0.1	0

注:与对照组比较 $P < 0.01$。

从表1中可以看到 HRD 具有抑制细胞集落形成能力的作用,而且随着浓度的增加作用加强。HRD 原液 20μL/mL 和 80μg/mL 5 - Fu 作用相似。提示该制剂对癌细胞有直接杀伤作用外,还有抑制生长和繁殖作用。

(三)形态和分裂指数观察结果

结果见表2。

从表2中可以看出 HRD 作用 24h 可使细胞分裂指数明显高于对照组和 5 - Fu 组,但浓度增加反应不明显。细胞形态观察发现,HRD 作用 24h 玻片上部分细胞肿胀,核出现空泡或核固缩,出现细胞溶解痕迹。48h 玻片上细胞减少,存有细胞残片,难以计数。

表2   MGC$_{803}$、SMMC$_{7721}$、HeLa 细胞分裂指数   单位:%

		MGC$_{803}$	SMMC$_{7721}$	HeLa
	对照组	40	25	65
	5μL/mL	90	90	100
HRD 组	10μL/mL	100	120	120
	20μL/mL	120	100	100
5 - Fu(80μg/mL)组		10	6	0

注:与对照组比较 $P < 0.01$。

(四)对 MGC$_{803}$ 细胞增殖周期影响的结果

根据所测 100 个细胞相对 DNA 含量,作直方图(见图4),分析得出 MGC$_{803}$ 各期分布(见表3)。

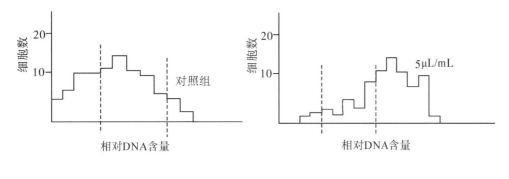

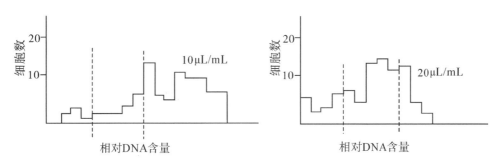

图4　MGC₈₀₃相对DNA含量

表3　MGC₈₀₃时相分布　　　　　　　　　　　　　　单位:%

		G_1	S	$G_2 + M$
对照组		31	60	9
HRD组	5μL/mL	3*	26*	71*
	10μL/mL	6*	17*	77*
	20μL/mL	18△	60△	22△

注:与对照组比较, * 表示 $P < 0.01$; △ 表示 $P > 0.05$。

从图表中可以看到实验组相对DNA含量直方图明显右移,$G_2 + M$ 期细胞增多,尤以低浓度时明显,经统计学处理非常显著($P < 0.01$),高浓度组虽有右移,但不明显($P > 0.05$)。这可能是高浓度时癌细胞在 G_1 或 S 期直接被杀伤所致。

(五)对小鼠 S₁₈₀ 腹水细胞增殖周期的影响结果

按上述方法分析其3h、12h、24h的时相分布,结果见表4。

表 4 S$_{180}$腹水细胞时相分布   单位:%

		3h			12h			24h	
		G_1	S	$G_2 + M$	G_1	S	$G_2 + M$	G_1	S	$G_2 + M$
对照组		24	58	18	20*	70	10	20	68	12
HRD 组	0.1mL	0*	28*	72*	0*	16*	84*	0*	18*	82*
	0.2mL	0*	40**	60*	14**	70**	16**	0*	36*	64*
	0.4mL	0*	12*	88*	18**	48**	34**	0*	48**	52*

注:与对照组比较,*表示 $P < 0.05$;**表示 $P > 0.05$。

从表中可以看到和 MGC$_{803}$的结果相似,使 S$_{180}$细胞阻滞于 $G_2 + M$ 期。另外还可看到 24h S$_{180}$细胞的 $G_2 + M$ 期明显多于 12h $G_2 + M$ 期细胞数,S 期细胞数相反($P < 0.05$)。这可能是随着时间延长,药物在体内代谢,浓度相对降低,随之出现和低剂量时相似的结果。提示临床给药间隔时间不应长于 12h 为宜。

三、讨论

天佛参口服液中的药物除佛手外均在体内、外报告有抗肿瘤作用。我们的复方制剂亦取得类似结果。本实验证明了该制剂对人癌细胞具有直接杀伤作用或抑制其生长繁殖作用,而且显示和药物浓度有关。对瘤细胞的抑制作用 20μL/mL 和 80μg/mL 5 - Fu结果相似,但后期作用不如 5Fu。但该制剂中的大多数药物毒性较小,组合后毒性不增。和 5 - Fu 联合应用,荷瘤小鼠的体重较单用 5 - Fu 明显增加。可见该制剂较化疗药物有更广的适应证。从所做三株人癌细胞的 IC$_{50}$来看,HRD 对此都有作用,其值近似,似可说明其抗癌谱较广。该制剂和浓度关系密切,对时间依赖性较弱。本实验还证实了该制剂低浓度时主要是阻滞细胞增殖于 $G_3 + M$ 期,该期对放射线较敏感,可试作放射增敏剂。亦可联合该期敏感药物作序贯治疗,高浓度时的主要是直接杀伤作用。实验证明天佛参口服液确有抗肿瘤活性,但要找出其有效成分和作用于癌细胞 $G_2 + MP$ 阶段,尚待进一步研究。

（徐州医学院:杜秀平;河南省肿瘤医院:杨峰;原陕西中医学院:李新民）

扶正抗癌液①对移植瘤小鼠免疫功能的影响

　　摘　要：本实验初步证明：中药复方扶正抗癌液对移植瘤 S_{180} 小鼠自然杀伤细胞（NKC）活性和白细胞介素2（IL－2）活性有促进作用，并能促进T淋巴细胞转化，促进腹腔巨噬细胞吞噬功能，增加脾脏、胸腺的重量，用药组与对照组比较，差别有显著性意义（$P < 0.02$）。扶正抗癌液对移植瘤 S_{180} 小鼠的抑瘤率达50%左右。

　　关键词：扶正抗癌液；移植瘤 S_{180} 小鼠；自然杀伤细胞；白细胞介素2；巨噬细胞

　　扶正抗癌液是由陕西中医学院研制而成的中药制剂。动物实验初步证明该方药能抑制小鼠移植瘤 S_{180}、H_{22} 肿瘤的生长，并延长其存活期。在体外对正常小鼠脾自然杀伤细胞（NKC）活性和白细胞介素2（IL－2）活性有影响。本实验观察了该方药对移植瘤 S_{180} 小鼠 NKC 活性、IL－2 活性、T淋巴细胞转化功能、巨噬细胞吞噬功能以及脾和胸腺重量的影响，并初步探讨了该方药扶正固本、祛瘀散结的抑瘤机理。

一、材料与方法

（一）材料

　　扶正抗癌液主要药物由西洋参、刺五加、天冬、蟾酥、土贝母等组成，采用水醇提取法，每毫升含生药3.67g，以5% $NaHCO_3$ 或10%醋酸调整 pH 值为 7.0～7.2 备用。实验动物：昆明种小鼠、NIH 小鼠、615 纯系小鼠，体重18～22g，雌雄各半，由中国中医研究院动物所提供。YAC－1 细胞由中日友好医院提供。RPMI－1640 培养基：（GIB-CO）。^{3}H－TdR 由北京原子能所提供。DNA 酶由中科院上海生物化学研究所生产（批号：8702032）。胰酶：DFICO 产品。ConA：SIgnla 产品。PHA：广州白云制药厂产品（批号：870805）。移植瘤 S_{180} 瘤种：由北京中医学院免疫研究室提供。按常规选择接种后 7～11d，肿瘤生长旺盛而动物健康较好的瘤源动物，将瘤细胞制成悬液，活力 >95% ，以 2×10^6 个 S_{180} 瘤细胞接种于实验鼠右腋下，于24h 后随机分组。用药组以扶正抗癌液0.4mL 灌胃，此剂量是以小白鼠亚急毒试验的剂量为依据；对照组以等量

---

　　①扶正抗癌液是天佛参口服液的起始名称。

生理盐水灌胃,每天1次。灌胃12次。

多头细胞收集器、Beckman5701液闪仪。

（二）方法

1.移植瘤S_{180}小鼠NKC活性测定。按谢琪、冯作化、吴厚生等人的方法[1-3]。用615纯系小鼠实验,操作方法略加修改,计算抑制率。

$$抑制率(\%) = \frac{单加靶细胞孔CPM - (效 + 靶孔CPM)}{单加靶细胞孔CPM} \times 100\%$$

2.移植瘤S_{180}小鼠IL-2活性测定。按郑蓁、周道洪等的方法[4-5],用NIH、615小鼠实验。计算刺激指数(SI)。

$$SI = \frac{用药组CPM}{CPM正常值}$$

3.移植瘤S_{180}小鼠T淋巴细胞转化^3H-TdR掺入法。用昆明种小鼠,按杨贵真等人的方法操作[6]。计算刺激指数(SI)。

4.移植瘤S_{180}小鼠腹腔巨噬细胞吞噬功能测定。用NIH小鼠,按张蕴芬等人的方法测定[7]。计算吞噬百分率和吞噬指数。

$$吞噬百分率 = \frac{吞噬鸡红细胞的巨噬细胞数}{200个巨噬细胞} \times 100\%$$

$$吞噬指数 = \frac{200个巨噬细胞中吞噬鸡红细胞数}{200个巨噬细胞}$$

5.移植瘤S_{180}小鼠脾脏、胸腺重量测定。用昆明种小鼠和NIH小鼠。

6.移植瘤$_{180}$小鼠肿瘤重量测定,用昆明种和NIH小鼠,计算抑瘤率。

$$抑瘤率(\%) = \frac{对照组瘤重 - 用药组瘤重}{对照组瘤重} \times 100\%$$

二、结果

1.扶正抗癌液对移植瘤S_{180}小鼠NKC活性有活性的影响增强作用,见表1。

表1　扶正抗癌液对移植瘤S_{180}小鼠NKC所致^3H-TdR放射活性的影响

分组	鼠数	CPM($\bar{x} \pm s$)	抑制率/%	P值
用药	7	1388 ± 548	64.62	
对照	7	2652 ± 446	32.4	< 0.02

2.扶正抗癌液对移植瘤S_{180}小鼠IL-2活性有增强作用,见表2。

表 2　扶正抗癌液对移植瘤 S_{180} 小鼠 IL – 2 活性的影响

分组	鼠数	CPM($\bar{x} \pm s$)	SI	P 值
用药	7	4414 ± 1712	24.79	< 0.01
对照	7	1564 ± 396	8.79	

3. 扶正抗癌液对移植瘤 S_{180} 小鼠 T 淋巴细胞转化功能有促进作用。见表 3。

表 3　扶正抗癌液对移植瘤 S_{180} 小鼠 T 淋巴细胞转化功能的影响

分组	鼠数	CPM($\bar{x} \pm s$)	CPM 无 PHA	SI	P 值
用药	8	2872 ± 528	336 ± 91	8.55	< 0.01
对照	8	1490 ± 427	401 ± 91	3.72	

4. 扶正抗癌液提高移植瘤 S_{180} 小鼠腹腔巨噬细胞吞噬功能。见表 4。

表 4　扶正抗癌液对移植瘤 S_{180} 小鼠腹腔巨噬细胞吞噬功能的影响

分组	鼠数	吞噬率($\bar{x} \pm s$)	P 值	吞噬指数($\bar{x} \pm s$)	P 值
用药	8	51.88 ± 16.36	< 0.02	0.76 ± 0.18	< 0.01
对照	8	28.75 ± 7.34		0.39 ± 0.06	

5. 扶正抗癌液增加移植瘤 S_{180} 小鼠胸腺、脾脏重量。见表 5。

表 5　扶正抗癌液对移植瘤 S_{180} 小鼠胸腺、脾脏重量的影响

分组	鼠数	胸腺指数($\bar{x} \pm s$)	P 值	脾脏($\bar{x} \pm s$)	P 值
用药	9	2.59 ± 0.40	< 0.01	194.55 ± 57.2	< 0.01
对照	9	1.89 ± 0.46		124.3 ± 19.38	

6. 扶正抗癌液增强对移植瘤 S_{180} 小鼠的抑制作用。小鼠接种 S_{180} 后,5d 可触及皮下肿瘤,12d 对照组肿瘤($\bar{x} \pm s$,g)生长至 1.89 ± 0.85,用药组肿瘤($\bar{x} \pm s$,g)长至 0.91 ± 0.44,抑瘤率为 51.85% ,两组比较 $P < 0.02$。

以上实验均重复 2 次以上。

三、讨论

大量的资料也证明,恶性肿瘤患者的免疫功能受到抑制,机体的免疫状态影响着

肿瘤的发生和发展。临床上患有肿瘤的病人,多呈现不同程度的正气亏损状态。因此,扶正固本、祛瘀散结是中医治疗肿瘤的常用法则。

扶正抗癌液中以西洋参、刺五加、天冬扶助正气,蟾酥、土贝母等解毒消肿散结。现代研究认为西洋参含人参皂苷,刺五加提取物和总苷对小鼠 S_{180} 移植瘤有较弱的抑制,抑制率为 4% ~ 28% 。天冬、土贝母、蟾酥等也都有抗肿瘤作用。本方抗癌的作用机理也可能是通过促进细胞免疫功能而起到抑瘤作用的。这方面的作用机理包括:①通过促进 NKC 活性而更有效地杀伤肿瘤细胞;②通过促进巨噬细胞吞噬功能,杀肿瘤细胞;③通过促进 IL - 2 活性,而增加了 NKC 活性,IL - 2 尚可诱生 IFN、CTL 和 LAK 细胞,CTL 和 LAK 细胞是重要的杀瘤细胞;④通过促进胸腺、脾脏增生,使 T 细胞增殖,增强细胞免疫功能。

本实验仅对扶正抗癌液具有扶正培本、祛瘀散结的抑瘤机理从免疫学角度作了初步探讨。为该方药临床应用提供了一定的实验依据,但扶正抗癌液作为中药复方,在免疫调节方面的机理尚需进一步研究。

参考文献:

[1]谢琪,等. ^{3}H – TdR、^{51}CY、^{125}I – udR 释放试验测定 NK 活性的比较研究[J].上海免疫学杂志,1987(6):351.

[2]冯作化,等.用 ^{3}H – TdR 标记靶细胞检测细胞介导的细胞毒作用[J].中国免疫学杂志,1988(2):73.

[3]吴厚生,等.用 ^{3}H – TdR 释放法测量细胞介导的细胞毒功能[J].上海免疫学杂志,1987(4):230.

[4]郑蓁,等.应用小鼠胸腺细胞测定白细胞介素 2 及白细胞介素 1 的条件和局限性[J].中国免疫学杂志,1988(2):80.

[5]周道洪,等.测定淋巴细胞转化和鼠白细胞介素 2 活性的新方法——MTT 比色分析法[J].中国免疫学杂志,1986(1):39.

[6]杨贵贞.医学免疫学[M].长春:吉林人民出版社,1980:385.

[7]张蕴芬,等.观察巨噬细胞吞噬功能的滴片法[J].北京医学院学报,1979(2):114.

（解放军 157 医院:陈凯;原陕西中医学院:李新民）

天佛参口服液治疗中晚期恶性肿瘤的
临床与实验研究

摘　要：目的：观察天佛参口服液（TFS）对中晚期恶性肿瘤的临床疗效并探讨其作用机理。**方法：**对用 TFS 治疗的 71 例恶性肿瘤患者按实体瘤疗效标准进行疗效分析，评定其生存质量、3 年存活率及免疫功能的变化。并经实验用集落形成法测定对人胃癌（MGC_{803}）细胞、人肝癌（$SMMC_{7721}$）细胞、小鼠乳腺癌（EMT_6）细胞肿瘤克隆原细胞的抑制作用和应用以上 3 种肿瘤染料排斥实验测定对肿瘤细胞生长率的影响。**结果：**临床观察 71 例患者总缓解率为 45.1%，有效率为 71.8%，生存质量改善，机体免疫力增强，治疗 1 年、2 年及 3 年的生存率分别为 78.5%、38.5% 及 10.8%，中位生存时间 24.2 个月。实验研究表明，TFS 不但有直接杀伤肿瘤细胞的作用和抑制单个细胞克隆的增殖能力，并且具有广谱的抗肿瘤作用和一定的量效关系，与对照药物比较差异有显著性（$P < 0.05$）。**结论：**TFS 对中晚期恶性肿瘤有明显疗效，其抗癌作用与机体免疫力增强和直接抑杀肿瘤细胞有关。

关键词：天佛参口服液；恶性肿瘤；人胃癌细胞；人肝癌细胞；小鼠乳腺癌细胞

Clinical and Experimental Study on Treatment of Moderate
and Advanced Mal ignant Tumors with TianfoshenOral Liquid

Abstract：Objective：To investigate the clinical ef ficacy of Tianfoshen oral liquid （TFS） in treating moderate and advanced malignant tumors and its mechanism. **Methods：** Therapeutic effect of TFS in treating 71 patients of malignant tumor was analyzed with the criteria，including quality of life，3 – year survival rate and immune function. And experimental studies of inhibitory effect on tumor clone primo rdial cells and tumor growth rate of TFS on human gastric tumor （MGC_{803}） cell，human liver cancer （$SMMC_{7721}$） cell and mice galactophore cancer（EMT_6） cell by colony forming method and dye exclusion test respectively were also conducted. **Results：**Clinicalstudy showed that in the 71 cases treated，the total remission rate was 45.1%，the effective rate 71.8%，with improvement in quality of life and immune function, the 1 – ,2 – and 3 – year survival rate being 78. 5% ,38. 5% and 10. 8% respectively and the mean survival time 24. 2 months. Experimental study showed that TFS could kill the cancer cells directly, inhibit the proliferation of single clon ogenic cell, and had a broad – spectrum dose – dependent inhibitory action on various tumo rswith significant difference in comparing with the effects of the control ($P < 0. 05$). **Conclusion**: TFS had obvious therapeutic effect to moderate and advanced tumo rs, its anti – tumor effect was related to the enhancement of immune function and tumor inhibi ting or direct killing action.

Key words: Tianfoshen oral liquid; malig nant tumor; human gastric cancer cell; human liver cancer cell; mice galactophore cancer cell

天佛参口服液(简称 TFS)是我们开发研制的抗肿瘤药物,目前正在 Ⅱ 期临床[中华人民共和国卫生部药政管理局〔1997〕ZL – 35 号]中。1991 年以来用 TFS 治疗 3 种中晚期恶性肿瘤 71 例,取得较为明显的疗效,并对人和动物肿瘤细胞进行了体外抑制效应的实验,现报告如下。

一、临床研究

(一)临床资料

本组 71 例,男 43 例,女 28 例,年龄 38 ~84 岁,平均 53. 4 岁。其中食管癌 25 例,未手术者 18 例,术后复发者 7 例;胃癌(包括贲门癌)29 例,未手术者 10 例,短路手术者 4 例,术后复发者 9 例,剖腹探查术者 6 例;原发性肝癌 17 例。根据国际国内对这些肿瘤的分期法[1-2],Ⅱ期 5 例,Ⅲ期 58 例,Ⅳ期 8 例。食管癌和胃癌全部经组织活检证实。原发性肝癌根据卫生部医政司《中国常见恶性肿瘤诊治规范》中的诊断标准和临床分期标准[3]。估计可存活 3 个月以上,能坚持服用 TFS 者纳入本研究。

(二)治疗方法

TFS(由陕西中医学院制剂教研室提供)是由天门冬、佛手、西洋参、倒卵叶五加、猕猴桃根、蟾酥等配伍制成,每支 20mL,含生药 50g,呈棕黄色液体。每次 1 支,每天 3 次,饭前 30min 口服,连续治疗 30d 为 1 个疗程。可连续服用。患者治疗前后均测定肝肾功能、血常规、免疫功能,淋巴细胞转化率、E – 玫瑰花环形成率用形态学方法[4],NK 细胞用 SPA 花环法[5],IL – 2 用 ^{3}H – TdR 掺入法[6],试剂盒均购自白求恩医科大学免疫学教研室,食管癌、胃癌做 X 线和胃镜或 CT,原发性肝癌做 B 超、CT 等评定疗效,治疗期间观察药物毒副反应,并作随访。

（三）结果

1. 对患者生存质量和主要症状的影响。

生存质量以 Karnofsky 标准计分为依据,疗程结束后评分增加 >10 分者为提高,减少 >10 分者为降低,增加或减少 <10 分者为稳定。本组生存质量提高者 44 例（61.9%）,稳定者 15 例（21.1%）,降低者 12 例（16.9%）。体重:疗程结束后增加 >1.5kg 者为增加,减少 >1.5kg 者为降低,增加或减少 <1.0kg 者为稳定。本组体重增加者 36 例（50.7%）,稳定者 13 例（18.3%）,降低者 22 例（31.0%）。3 种肿瘤引起的症状综合考核如下:25 例食管癌如进行性吞咽困难、胸背部疼痛、返食等消失 11 例,好转 13 例;29 例胃癌如胃脘部包块、疼痛、纳差、恶心呕吐、黑便等消失 15 例,好转 11 例;17 例原发性肝癌肝区包块、腹胀、食欲不振、出血、乏力等消失 10 例,好转 2 例。

2. 近期疗效。

按照 1988 年卫生部药政局制定的抗癌药物临床研究指导原则客观疗效评定标准[7],分完全缓解（CR）、部分缓解（PR）、好转（MR）、稳定（NC）、病变进展（PD）。本组 71 例经 TFS 治疗后,CR 10 例（14.1%）,PR 22 例（31.0%）,MR 19 例（26.7%）,NC 11 例（15.5%）,PD 9 例（12.7%）。总缓解率（CR + PR）为 45.1%,总有效率（CR + PR + MR）为 71.8%。3 种肿瘤近期疗效见表 1。

表1　3 种肿瘤近期疗效

类别	例数	CR	PR	MR	NC	PD
食管癌	25	3	9	7	5	1
胃癌	29	7	8	7	4	3
原发性肝癌	17	—	5	5	2	5

3. 治疗效果与疗程。

本组治疗 1 个疗程 39 例,2 个疗程 18 例,3 个疗程 14 例,最长服用 420d。有效率分别为 61.5%（24/39 例）、72.2%（13/18 例）和 71.4%（10/14 例）。

4. 治疗前后细胞免疫功能检测结果比较。

见表 2。71 例中对 51 例做了治疗 1 个疗程前后的细胞免疫测定,其中食管癌 20 例,胃癌 21 例,原发性肝癌 10 例,各类癌瘤比较差异无显著性（$P > 0.05$）。结果显示经 TFS 治疗后淋巴细胞转化率、E – 玫瑰花环形成率、NK 细胞活性及 IL – 2 活性均有提高（$P < 0.01$,$P < 0.05$）。

表2　51 例患者治疗前后各项免疫指标比较($\bar{x} \pm s$)

	例数	淋巴细胞转化率 /%	E - 玫瑰花形成率 /%	NK 细胞活性 /%	IL - 2 活性 （OD 值）
治前	51	36. 41 ± 1. 35	36. 13 ± 7. 24	17. 53 ± 1. 54	0. 77 ± 0. 02
治后	51	48. 67 ± 1. 62*	47. 24 ± 8. 32*	33. 21 ± 1. 68**	1. 12 ± 0. 03*

注:与治疗前比较,* 表示 $P < 0.05$,** 表示 $P < 0.01$。

5. 随访结果。

本组随访患者最短 3 个月,最长为 36 个月,平均 16.6 个月,随访率 91.5%（65/71 例）。治疗后生存 1 年以上者 51 例,2 年以上者 25 例,3 年者 7 例,分别占 78.5%、38.5% 和 10.8%。中位生存时间 24.2 个月。

6. 毒副反应。

根据毒副反应评价标准[8]分为 0 ~ Ⅳ 级。TFS 为 0 级,末梢血象,心、肝、肾等脏器功能未见异常改变。

二、实验研究

(一)材料和方法

1. 细胞株。

人胃癌 MGC_{803} 细胞,人肝癌 $SMMC_{7721}$ 细胞,小鼠乳腺癌 EMT_6 细胞,均由第四军医大学中心实验室提供。

2. 药物。

TFS 每毫升含生药 2.5g,以 $RPMI_{1640}$ 培养液稀释并将其调至 pH 值为 7.0 ~ 7.2;阴性对照药物选用 $RPMI_{1640}$ 培养液;阳性对照药物选用天仙胶囊(吉林长白山制药厂生产,批号为 910714),同样以 $RPMI_{1640}$ 培养液将其稀释过滤后提取药液并调至 pH 值为 7.0 ~ 7.2,同时过滤除菌。将 TFS 做成 5 个稀释度为:原液(2.5g/mL)的 1/10 倍、1/100 倍、1/1000 倍、1/10000 倍、1/100000 倍,每个稀释度做 10mL 备用;天仙胶囊也同时做 5 个稀释度,取天仙胶囊 12 粒将其溶于 $RPMI_{1640}$ 中制备成为 12mL 即为原液 (2.5g/mL),再稀释为 1/10 倍、1/100 倍、1/1000 倍、1/10000 倍、1/100000 倍。

3. 试剂及设备。

Giemsa 染液(购自北京化工厂,批号 780826),0.4% 台盼蓝染液(购自上海化学试剂分装厂,Chroma 进口分装 85 - 91 - 05),0.25% 胰蛋白酶消化液[DLFco 进口分装 (上海采购站分装)],$RPMI_{1640}$ 粉购自 USA Sigma,按其要求配制 $RPMI_{1640}$ 培养液,其中含氢离子缓冲剂 HEPES,购自 USA Sigma,最终使用浓度为 10mmol/L。CO_2 培养箱(购自 USA Forma scientific);超净工作台(购自苏州净化设备厂);倒置显微镜(购自日本 Olympus);离心机(购自北京医用设备厂)。

4. 染料排斥法实验步骤。

分别取生长良好的 MGC_{803} 细胞、$SMMC_{7721}$ 细胞、EMT_6 细胞经胰酶消化离心,计数细胞浓度调至 $1 \times 10^4/mL$,分别加入 25mL 培养液中,每瓶 4mL,即每瓶细胞数为 4×10^4。每种细胞为 1 组,而每个药物稀释度为 1 剂量组,每个剂量组设对照药物,每个剂量组为 3 瓶。将每个稀释度的药物 40mL 分别加入相应各个剂量组的培养液瓶中。在含 5% CO_2、37℃培养箱中培养 4d。4d 后分别取各瓶细胞经胰酶消化后加 $RPMI_{1640}$ 吹打均匀,取细胞悬液 0.4mL 加 0.4% 台盼蓝染液 0.1mL,室温内作用 5min,以血细胞计数板计活细胞数,未染色为活细胞,死细胞呈蓝色。

5. 集落形成法测定药物对肿瘤克隆原细胞抑制实验方法。

分别取 MGC_{803}、$SMMC_{7721}$、EMT_6 对数生长期的肿瘤细胞,经胰酶消化,离心,台盼蓝染色计数,调至 500 个/mL 活细胞。取 15mL 培养瓶,每瓶中加细胞悬液 2mL,即 1000 个活细胞,并分别加不同受试药物 $20\mu L$ 摇匀。在 5% CO_2、37℃培养箱中培养 7d。弃培养液,用 Giemsa 染液染色,镜下计数含有 50 个细胞以上的集落。

6. 观察指标。

求出各浓度组的生长率,绘制实验组与对照药物组的生长率曲线。生长率 = 各实验组活细胞数/对照组活细胞数 ×100%。凡超过 50 个细胞的团块为一个集落,计算各不同浓度组集落形成率,并绘制细胞集落形成率曲线。集落形成率 = 集落形成数/所接种细胞数 ×100%。

(二)结果

1. TFS 对细胞生长率的影响。

见图 1 至图 3,从图中可看出细胞生长率随着 TFS 药物对数浓度的增加而呈下降趋势,经统计学处理呈高度负相关(r 值在 0.8~0.7 之间,$P < 0.01$),与天仙胶囊组相差显著($P < 0.05$)。TFS 对 MGC_{803} 细胞、$SMMC_{7721}$ 细胞、EMT_6 细胞半数抑制浓度(LC_{50})分别为 $4\mu L/mL$、$6\mu L/mL$ 和 $3\mu L/mL$,而对照组药物对上述 3 种细胞的 LC_{50} 分别为 $6\mu L/mL$、$8\mu L/mL$ 和 $5\mu L/mL$。

2. TFS 对肿瘤细胞集落形成的影响

见图 4 至图 6。TFS 具有抑制细胞集落形成的能力,随着药物浓度的增加对集落形成抑制率也相应增加,呈现正相关,而与细胞集落形成率呈负相关,与对照药物相差显著($P < 0.05$),但其 LC_{50} 均小于 $10\mu L/mL$,提示有进一步实验的价值。

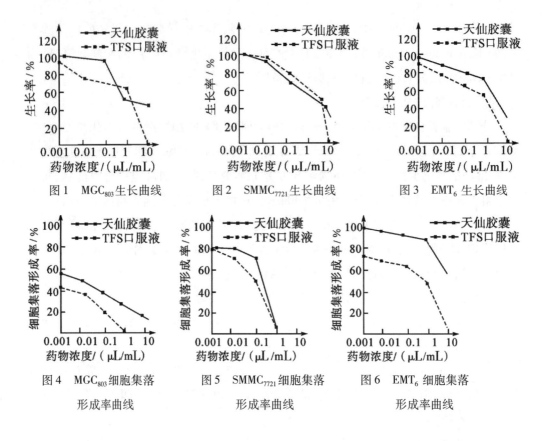

图1　MGC$_{803}$生长曲线　　图2　SMMC$_{7721}$生长曲线　　图3　EMT$_6$生长曲线

图4　MGC$_{803}$细胞集落　　图5　SMMC$_{7721}$细胞集落　　图6　EMT$_6$细胞集落
　　　 形成率曲线　　　　　　　　形成率曲线　　　　　　　　形成率曲线

三、讨论

恶性肿瘤是严重危害人类生命健康的三大疾病之一,由于其病因不清,早期症状隐匿等,临床确定诊断时病情多已到中晚期,外科治疗多不易根除,且易复发,特别是转移较早,治疗更为困难。我们根据中医"扶正""祛邪"的理论研制的中药复方天佛参口服液,具有扶正抗癌、养阴益气、清热解毒等功效。经对71例恶性肿瘤患者的临床观察,有效率为71.8%,总缓解率为45.1%,说明TFS可不同程度地抑杀肿瘤,达到延长患者生存期的目的。

另外,恶性肿瘤,尤其是中晚期患者,免疫功能一般均为低下[9]。实验证明TFS对移植瘤小鼠NK细胞和IL-2活性有明显的促进作用,并能促进T淋巴细胞转化,促进腹腔巨噬细胞吞噬功能,增加脾脏、胸腺的重量[10]。经TFS治疗后,不但患者生存质量普遍提高和主要症状大多缓解,而且细胞免疫水平均有显著提高,使低下的免疫状态得到纠正而延长患者的生命。为了验证TFS的抗癌作用,进行了对3种人和动物肿瘤细胞集落形成的抑制实验,结果表明,该药不但具有直接杀伤肿瘤细胞的作用,而且体外实验证明具有抑制单个细胞克隆的增殖能力,并且具有广谱的抗肿瘤作用和一定的量效关系。对照药物天仙胶囊的 $LC_{50} < 10\mu L/mL$，而 TFS 的 $LC_{50} < 6\mu L/mL$，其在肿瘤药物研究方面均有进一步探讨的价值。

参考文献：

[1]黄国俊,谷铣之,王正颜,等.关于修改食管癌分段分期标准建议[J].中华肿瘤杂志,1988,10(4):316.

[2]Kennedy B J. Ev oiution of the intemational gastric cancer staging classification[J]. Scand J Gastroenterol,1987,22(Suppl 133):8.

[3]中华人民共和国卫生部医政司.中国常见恶性肿瘤诊治规范(第二分册　原发性肝癌)[M].北京:北京医科大学、中国协和医科大学联合出版社,1991:2-12.

[4]叶应妩,王毓三.全国临床检验操作规程[M].南京:东南大学出版社,1991:315-316.

[5]叶应妩,王毓三.全国临床检验操作规程[M].南京:东南大学出版社,1991:321-322.

[6]朱忠勇.实用医学检验学[M].北京:人民军医出版社,1992:833-834.

[7]韩锐.肿瘤化学预防及药物治疗[M].北京:北京医科大学、中国协和医科大学联合出版社,1991:433-434.

[8]实用肿瘤学编辑委员会.实用肿瘤学[M].北京:人民卫生出版社,1978:468.

[9]柏洁,蔡定芳.中医药对放化疗免疫抑制的影响[J].中国中西医结合杂志,1999,19(3):124-126.

[10]陈凯,李新民.天佛参口服液对移植肿瘤小鼠免疫功能的影响[J].中国中西医结合杂志,1993,13(3):171-172.

(原陕西中医学院附属医院:孔平孝、陈光伟、王希胜;原第四军医大学:朱德生、刘文英、娄清林;原陕西中医学院:李新民)

天佛参逆转 K_{562}/ADM 细胞株耐药性的
作用及机制探讨

摘　要：**目的**：研究复方天佛参口服液(TFS)逆转人红白血病耐药细胞株 K_{562}/ADM 耐药性的作用，探讨该药对 K_{562}/ADM 细胞膜 P－糖蛋白(P－gp)的功能及表达的影响。**方法**：体外培养 K_{562}/ADM 细胞，分别用 MTT 法、流式细胞仪、免疫组化法等方法观察 TFS 对 K_{562}/ADM 细胞生长的抑制作用，检测 K_{562}/ADM 细胞膜上P－gp的功能及表达情况。**结果**：TFS 在非毒性浓度以下能逆转细胞耐药，与 ADM 合用能抑制 K_{562}/ADM 细胞生长($P<0.005$)；K_{562}/ADM 细胞内药物浓度升高；K_{562}/ADM 细胞上 P－gp 的高表达，经 TFS 作用后其表达下降，且48 小时后完全消失，呈时间依赖性。**结论**：TFS 能逆转 K_{562}/ADM 耐药性，其机制与抑制 K_{562}/ADM 细胞膜上 P－gp 高表达有关。

关键词：天佛参口服液；多药耐药；P－糖蛋白；逆转

Reversal effects md mechanism study of Tianfoshen on drugresistance
of human erythrocyte leukaemic cell strain K_{562}/ADM

Abstract：**Objective**：It is to study tianfoshen's(TFS) reversal effects on drugresistant of human erythrocyte leukaemia cell strain K_{562}/ADR and discuss its effect to P－glucoprotein of K_{562}/ADM cell membrane. **Methods**：K_{562}/ADM cells were cultured in vitro and the restrain effects of TFS on K_{562}/ADM cell growth were determined with MTT colorimetric technique, flow－cytometry and immunochemical assay etc. The function and expression of P－glucoprotein in K_{562}/ADM cell membrane were observed. **Results**：With non－cytotoxicity concentration, TFS reserved the multudrug resistance of K_{562}/ADM cell membrane, and which combined with ADM had the potential to restrain the growth of K_{562}/ADM cells($P<0.05$). Fluorescent intensity of DNR in K_{562}/ADM cell significantly increased. P－glucoprotein expressions of K_{562}/ADM cells decreased with TFS and completely disappeared after 48 hours treated with TFS. **Conclusion**：TFS can reverse the drugresitance of K_{562}/ADM cells and the mechanism is related to high expression of P – glucoprotein of K_{562}/ADM cell membrane.

Key words：TFS multidrug resistance；P – glucoprotein；reversal

中药复方天佛参口服液(简称 TFS)是李新民教授治疗肿瘤的代表方,系"八五"攻关项目[中华人民共和国卫生部药政管理局〔1997〕ZL – 35 号]。在Ⅱ期临床研究中笔者发现:该药不仅在改善症状、提高患者免疫力、减轻化疗的毒副作用方面疗效显著,而且在与化疗药物合用治疗复发性肿瘤时增效作用明显,故本实验着重探讨该药对肿瘤耐药的逆转作用和机制,为中西医结合临床合理用药提供理论依据。

一、材料

1. 仪器与试剂:CO_2 培养箱为 Forma Scientic 产品,超净工作台为苏州净化设备厂产品,流式细胞仪为美国 couiter 公司产品,酶联免疫检测仪为 MR400,Dynattch 公司产品,P – 糖蛋白成套免疫组化试剂盒为福州迈新公司产品。

2. 药物:阿霉素(ADM)、柔红霉素(DNR)均为意大利 FARMITALIA CARLO ERBA LTD 产品,TritonX – 100 系上海化学试剂厂产品。余皆为第四军医大学口腔分子实验室常用试剂与仪器。

3. TFS 原液制备:天佛参口服液由陕西中医学院药厂提供,规格为 20mL/支,含生药 2.5g/mL。

二、方法

1. 细胞与细胞培养:K_{562}/ADM 细菌株引种于中国医学科学院血液学研究所。将 K_{562}/ADM 细胞悬浮于含 10% 胎牛血清、青霉素(100mg/L)、链霉素(100mg/L)和阿霉素(1mg/L)的 RPMI – 1640 培养液中,再置于 37℃,5% CO_2,100% 湿度的恒温箱中培养。2～3d 传代 1 次。停用 ADM 28d 后做实验。

2. 细胞形态学观察:逐日镜下观察各组细胞形态和生长情况。

3. MTT 法测试剂对肿瘤细胞生长的抑制作用[1]:取 K_{562}/ADM 对数生长期细胞,接种于 96 孔板,每孔 100μL,细胞数为 2×10^5 个,每一浓度设 3 个平行孔。实验分 2 组,第 1 组只加入等体积系列浓度的 TFS;第 2 组加入 TFS(浓度同第一组)的同时,再加入 ADM,ADM 终浓度为 1mg/L。置于 37℃,5% CO_2,100% 湿度的恒温箱中培养 48

小时后,每孔加入 MTT 20μL(5g/L),混匀后继续培养4h,离心,倾出上清液,加入 DM-SO 150μL,振荡15min,用酶联免疫检测仪测定光吸收值,用系列相同浓度的 TFS 调零,波长570nm。计算细胞抑制率,细胞抑制率(%) = (1 − 试验孔 OD 值/对照组 OD 值) ×100%。以平均细胞抑制率来衡量药物的作用效果,并计算 IC_{50}(采用 t 检验)。

4. 动态观察细胞内 DNR 浓度变化[2]:实验前将 K_{562}/ADM 细胞置于不含 ADM 的培养液中培养4周。实验分2组,一组加入 TFS,TFS 终浓度1∶200(12.5g/L);另一组不加 TFS。置于37℃,5% CO_2,100% 湿度的恒温箱中培养48h,离心,倾出上清液,PBS 洗2次,重新悬浮于含 DNR 的培养液中,DNR 终浓度为1mg/L,细胞数为 $1 \times 10^9 L^{-1}$,置于37℃,5% CO_2,100% 湿度的恒温箱中继续孵育。每10min 或30min 取0.5mL,用流式细胞仪测定细胞内 DNR 浓度。激发波长488nm,功率260mW。仪器用10nm 直径的荧光校正。CV 值 <3%。反射光用575nm 长带滤色片红色荧光强度。用提高角光散值的方法,除去死亡细胞和细胞碎片。采用 log 单参数1024道直出图收集数据。每个样品分析1000个细胞,用 intel301 计算机作数据处理。软件系统为 $EASY_2$。

5. 细胞排药变化:将4中悬浮于 DNR 培养液中的2组细胞,置于37℃,5% CO_2,100% 湿度的恒温箱中孵育1h,此时细胞内药物已达饱和浓度。取出细胞,用冰冷 PBS 洗2次,用不含 DNR 的培养液稀释成 $1 \times 10^9 L^{-1}$,继续孵育。每30min 取0.5mL 细胞悬液,用流式细胞仪测定细胞内 DNR 浓度。具体方法同4。

6. P – 糖蛋白表达检测[3−4]:实验前将 K_{562}/ADM 细胞置于不含 ADM 的培养液中培养4周,然后加入 TFS,TFS 终浓度为12.5g/L,置于37℃,5% CO_2,100% 湿度的恒温箱中培养不同时间,取出,PBS 洗2次,细胞离心甩片,自然干燥,冷丙酮固定10min,置于 −20℃冰箱内,用免疫组化染色 ABC 法。PBS(pH 值7.4)洗5min ×3次,0.1% Triton – X – 100 内浸20min,PBS 洗3次;3% H_2O_2 内浸5min,PBS 洗3次;10% 羊血清内浸15min,加 P – gpC_{219}(1∶20),4℃过夜,PBS 洗3次;生物素化二抗(1∶400)10min,洗3次;加 AB 45min,PBS 洗3次;加 DAB 5~10min,镜下观察显色情况,至阳性反应部位呈现黄色、棕黄色或褐色时,水洗终止反应;苏木素染细胞核1min,水洗反蓝,干燥,透明,封片,普通光镜观察,计数100个细胞中阳性百分率。用已知阳性的肾癌细胞作阳性对照,用正常血清代替一抗作阴性对照。

三、结果

1. 细胞形态学观察:K_{562}/ADM 细胞在 RPMI – 1640 培养液中悬浮生长,易聚集成团,半贴壁,用吸管轻轻吹打即从瓶壁脱落。加 TFS 后,细胞呈悬浮生长,聚集成团数和贴壁数明显减少,且与 TFS 浓度成反比。细胞数目随 TFS 浓度升高逐渐减少。TFS 终浓度 100g/L,孵育 48h 后观察,培养细胞全部消失,仅见细胞碎片和极少数死亡细胞。普通光镜观察,加药前后 K_{562}/ADM 细胞形态无明显变化。

2. TFS 对肿瘤生长的抑制作用和 IC_{50} 测定结果:实验结果显示,当 TFS 浓度在 12.5g/L 以下时,TFS 对 K_{562}/ADM 细胞无明显的细胞毒作用,但当 TFS 浓度达 25g/L 以上时,K_{562}/ADM 细胞明显受抑,抑制率达 59%。通过目测概率单位法换算,TFS 对 K_{562}/ADM 细胞的半数抑制浓度为 20.30g/L,与以往研究结果基本一致。实验同时显示,当 TFS 浓度为 1.56g/L 时有逆转作用,随着 TFS 浓度增加,逆转作用逐渐增强,6.25g/L 时抑制率为 44%,12.5g/L 时为 73%,25g/L 时为 89%。由于 TFS 浓度在 25g/L 以上有明显的毒性作用,故有效的逆转浓度应为 6.25g/L($P<0.01$),12.5g/L($P<0.005$),无毒性的最大逆转浓度应为 12.5g/L。

3. P - 糖蛋白功能测定。

(1)动态观察用药前后 K_{562}/ADM 细胞内 DNR 浓度变化:如图 1 所示。由图 1 可知,加药组的 K_{562}/ADM 细胞内 DNR 浓度随孵育时间的延长而增加,30min 左右达饱和。未加药组 K_{562}/ADM 细胞在孵育约 10min 后细胞内 DNR 浓度增加缓慢,60min 达饱和状态(观察至 70min),且细胞内药物浓度始终处于低水平。二者有极显著差异,$P<0.005$。

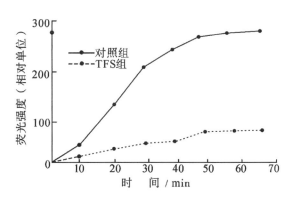

图1　细胞内柔红毒素浓度变化曲线

(2)用药前后 K_{562}/ADM 细胞排药比较:如图 2 所示。由图 2 可知,对照组细胞无明显排药现象,而 TFS 组细胞内 DNR 浓度在 30～60min 内降至最低水平,并保持此浓度至 120min。结合图 1 可以看出,TFS 组细胞内药物保持浓度仍高于对照组排药前的最高药物浓度。二者有显著性差异,$P<0.01$。

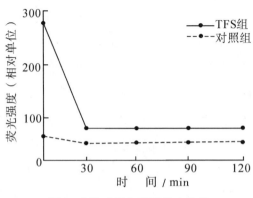

图2 细胞内柔红霉素排出曲线

4.P－糖蛋白表达：以细胞形态完整、结构清晰、黄色或棕褐色颗粒定位在细胞膜或胞浆的细胞为阳性细胞，多视野计数100个细胞的阳性细胞数。实验结果表明：未加药前 K_{562}/ADM 耐药细胞的阳性细胞数为72%，加入终浓度为12.5g/L 的 TFS，3h后 P－gp 表达即开始下降，为67%；6h 后作用明显，为39%；24h 后 P－gp 表达为15%，48h 后 P－gp 表达完全消失。而对照组 K_{562}/ADM 耐药细胞的阳性细胞数终为72%。这提示 TFS 可以抑制甚至完全抑制 P－gp 表达。

四、讨论

肿瘤耐药性的产生是临床上的难题。尽管目前发现许多化合物有逆转肿瘤耐药性的作用，但多数逆转剂毒性较大，临床应用不理想。而中药毒副作用相对较低，从中筛选很有必要。近年有报道补骨脂、浙贝母、佛手等中药有逆转肿瘤耐药性的作用，但尚未发现中药复方制剂逆转肿瘤耐药性的报道，而中药复方恰恰是中医的优势所在。TFS 系中药复方制剂，由西洋参、天门冬、倒卵叶五加、佛手、蟾酥等药组成[5]，全方共奏益气养阴、攻毒抗癌、行气祛痰、活血散瘀、消肿散结之功。本研究结果显示：TFS 无细胞毒浓度为12.5g/L，6.25g/L 具有显著逆转 K_{562}/ADM 细胞耐药性的作用。流式细胞仪检测结果提示：TFS 无细胞毒浓度12.5g/L 处理 K_{562}/ADM 细胞后，其细胞内的 DNR 浓度明显提高，约为对照组的7倍；去 DNR 后加药组细胞内 DNR 浓度迅速下降，而对照组细胞排药较少，且加药组细胞内 DNR 浓度仍是对照组的2倍，并高于对照组细胞排药前的最高浓度。免疫组化法检测结果提示：K_{562}/ADM 的耐药性与 P－糖蛋白高表达有关，TFS 使 K_{562}/ADM 细胞膜的 P－糖蛋白表达阳性率降低，且呈时间依赖性。笔者认为 TFS 可能通过与 P－gp 竞争结合，抑制 P－gp"药泵"功能，从而增加肿瘤细胞内抗癌药物蓄积，达到逆转肿瘤耐药的目的。而本药系复方制剂，可能通过多种机制逆转肿瘤耐药，且只要口服天佛参口服液150mL/d 即可达到有效的逆转浓度。

本方正在做进一步的研究,其有效成分待开发。

参考文献:

　　[1]张爱凤,苏宁.环孢素 A 逆转白血病耐药细胞系 K_{562}/VCR 耐药性的研究[J].实用癌症杂志,1999,1(14):9-10.

　　[2]何一心.多药耐药细胞的鉴别与分离[J].中华血液学杂志,1992,2(13):173-174.

　　[3]肖培.P-糖蛋白的细胞学检查方法[J].实用肿瘤学杂志,1999,2(13):86.

　　[4]沈明,蒋海鹰.Triton-X-100 在培养细胞免疫组化染色中的应用[J].临床与实验病理学杂志,1998,2(14):197.

　　[5]孔平孝.天佛参口服液治疗中晚期恶性肿瘤的实验与临床研究[J].中国中西医结合杂志,2001,6(21):427-430.

　　(中国人民解放军第135医院肿瘤科:杨国武;原陕西中医学院肿瘤研究室:党琦、李新民)

天佛参(TFS)口服液实验研究

天佛参(TFS)口服液是根据祖国医学对癌瘤的认识和"扶正祛邪"理论,总结临床多年实践的经验方,并运用现代科学方法研制而成的纯天然抗癌复方制剂,为给临床应用提供实验和理论依据,进行了体内 TFS 对小鼠移植瘤抗癌作用及裸鼠体内人瘤抑制作用的实验、体外 TFS 对人和动物肿瘤细胞抑制效应的实验和对放、化疗治疗癌瘤增效减毒作用的实验研究,报告如下。

一、实验材料

1. 药物:TFS 口服液,20mL/支(含生药量 2.5g/mL),由陕西中医学院制剂教研室提供;5 - 氟尿嘧啶(5 - Fu),南通制药厂生产,批号:861203;复方天仙胶囊 0.25g/粒,吉林通化长白山制药厂生产,批号:91055;丝裂霉素 C(MMC),日本协和发酵药厂生产,每支 2mg;甲氨蝶呤(MTX),上海第十二制药厂生产,每支 5mg,批号:831004。

2. 动物:昆明种小白鼠 $C_{57}BL/J$,ICR 小鼠,体重均为 18 ~ 22g,6 ~ 8 周龄,雌雄兼用;裸鼠 BALB/C - Nu/Nu,体重 15 ~ 20g,分别由第四军医大学实验动物中心提供。

3. 瘤株:小鼠移植性肝癌(H_{22}),小鼠移植性肉瘤(S_{180});小鼠艾氏腹水癌(EAC),小鼠淋巴细胞白血病(P_{388}),肺癌(Lewis),乳腺癌(MA_{737}),胃癌(MGC_{803}),肝癌($SMMC_{7721}$),小鼠乳腺癌(EMT_6),HeLa 细胞株,人肠黏液腺癌,食管癌(Eca_{109}),分别由第四军医大学实验动物中心、西安医科大学病理教研室、河南医科大学组胚教研室、北京市肿瘤防治研究所、天津市药物研究所、陕西中医学院药理教研室提供。

4. 材料:同位素标记物:氚 - 胸腺嘧啶核苷($^3H - TdR$),购自中国原子能科学研究院,放射比度 20Ci/mmol($1Ci = 3.7 \times 10^{10}Bq$)。实验前用生理盐水稀释成 $10\mu Ci/mL$。

5. 主要试剂:闪烁液:2.5 = 苯基噁唑(PPO)5g,1.42 - 双 2'15' - 苯基噁唑 - 苯(POPO)0.4g,加 = 甲苯至 1000mL。瑞氏姬姆萨染液(北京化工厂,批号 780826),0.4% 台盼蓝染液(上海化学试剂分装厂,Chroma 进口分装 85 - 91 - 05),0.25% 胰蛋白酶消化液(DIFCO 进口分装,上海采购站分装),$RPMI_{1640}$ 粉购自 USA Sigma。按其要求配制 $RPMI_{1640}$ 培养液,其中含氢离子缓冲剂 HEPES,购自 USA Sigma,最终使用浓度为 10mmol/L;5,5' - 二巯基 - 2,2' - 二硝基本甲酸(DTNB)由第四军医大学防化室提供。199 培养粉由美国 GLBCO 分公司生产。

6. 主要仪器:CO_2培养箱(购自 USA Forma scientific),倒置显微镜(购自日本 O-lympus),离心机(购自北京医用离心机厂),超净工作台(购自苏州净化设备厂),FJ-2101 型双道液体闪烁计数仪,悬浮旋转式钴源(第四军医大学钴源室提供),分析天平,751 型分光光度计(上海分析仪器厂产品)。

二、方法与结果

(一)天佛参(TFS)口服液体内抗肿瘤作用的实验研究

1. TFS 对 S_{180}、Lewis、MA_{737}、H_{22}、U_{14}移植性肿瘤的抑制作用。

H_{22}、S_{180}、U_{14}选用昆明种小鼠,Lewis 选用 $C_{57}BL/J$ 小鼠,MA_{737}选用 ICR 小鼠,体重 20g ± 2g,雄雌兼用,同一批同一性别,重复 3 次,取接种 7 ~ 10d 的 S_{180}、Lewis、MA_{737}、H_{22}、U_{14}瘤块,按1:4用 1640 溶液将瘤块匀浆成瘤细胞悬液,每鼠右腋皮下接种 5 × 10^6/0.2mL,接种后 24h,随机分为空白对照组、TFS 不同剂量组及阳性对照组。以天仙胶囊[40mg/(次·d)]为阳性对照组,TFS 采用大、中、小不同剂量[80mg/(次·d)、40mg/(次·d)、20mg/(次·d)],等体积灌胃,连续用药 14d,以 5-Fu 为阳性对照组时,5-Fu 0.5mg/0.2mL 腹腔注射,每天 1 次;生理盐水 0.4mL 灌胃,每天 1 次;TFS 组用等容不同量[1g/(次·d)、0.5g/(次·d)]TFS 灌胃,等容生理盐水腹腔注射,连续用药 8d,空白对照组用等容生理盐水。停止给药后次日解剖,取瘤块称重,计算瘤重抑制率,结果分别见表 1 至表 5。

表 1　TFS、5-Fu 对 S_{180}抗肿瘤作用比较

组　别	动物数/只	瘤重($\bar{x} \pm SD$)	抑制率/%	P 值
空白对照	20	1.8157 ± 0.115		
低剂量	10	0.8847 ± 0.099	43.5	< 0.01
高剂量	10	0.8951 ± 0.115	50.7	< 0.01
5-Fu	10	0.5723 ± 0.032	68.5	< 0.01

表 2　TFS、5-Fu 对 H_{22}抗肿瘤作用比较

组　别	动物数/只	瘤重($\bar{x} \pm SD$)	抑制率/%	P 值
空白对照	20	1.1922 ± 0.046		
TFS 低剂量	10	0.9476 ± 0.069	35.8	< 0.01
TFS 高剂量	10	0.8629 ± 0.076	41.5	< 0.01
5-Fu	10	0.5741 ± 0.045	61.1	< 0.01

表3 TFS 对 U_{14} 的抑制作用

组 别	动物数/只	瘤重($\bar{x} \pm SD$)	抑制率/%	P 值
空白对照	20	2.17 ± 0.19		
TFS 大剂量	20	1.24 ± 0.12	42.85	<0.01
TFS 中剂量	20	1.29 ± 0.18	40.55	<0.01
TFS 小剂量	20	1.40 ± 0.15	35.48	<0.01
天仙胶囊	20	1.51 ± 0.18	30.41	<0.01

表4 TFS 对 Lewis 的抑制作用

组 别	动物数/只	瘤重($\bar{x} \pm SD$)	抑制率/%	P 值
空白对照	20	1.65 ± 0.52		
TFS 大剂量	20	0.92 ± 0.17	44.24	<0.01
TFS 中剂量	20	0.96 ± 0.27	41.81	<0.01
TFS 小剂量	20	1.19 ± 0.19	27.87	<0.05
天仙胶囊	20	1.18 ± 0.15	28.48	<0.05

表5 TFS 对 MA_{737} 的抑制作用

组 别	动物数/只	瘤重($\bar{x} \pm SD$)	抑制率/%	P 值
空白对照组	20	2.14 ± 0.38		
TFS 大剂量组	20	0.76 ± 0.12	64.48	<0.01
TFS 中剂量组	20	0.92 ± 0.18	57.00	<0.01
TFS 小剂量组	20	0.97 ± 0.21	54.67	<0.01
天仙胶囊组	20	0.99 ± 0.24	53.73	<0.01

2. TFS 对移植性腹水癌 H_{22}、EAC、P_{388} 小鼠生存期的影响。

取接种 7d 的 H_{22}、EAC、P_{388} 小鼠腹水,按 1:4 用 1640 溶液稀释,调整细胞浓度,每鼠腹腔接种 $5 \times 10^6 / 0.2mL$,接种后次日小鼠随机分为对照组、TFS 不同剂量组及天仙胶囊组,各组均于接种后连续用药 7d,对照组灌服等容量的生理盐水,记录小鼠死亡时间,计算小鼠生命延长率。结果分别见表6至表8。

表6　TFS 对 H_{22} 小鼠生存期的影响

组　别	动物数/只	存活期 $(\bar{x} \pm SD)/d$	存活 >60d (n)	生命延长率/%	P 值
空白对照	20	14.2±4.1	0		
TFS 大剂量	20	24.4±3.5	3	171	<0.05
TFS 中剂量	20	22.1±2.7	2	155	<0.05
TFS 小剂量	20	20.8±2.6	0	146	<0.05
天仙胶囊	20	17.2±3.1	2	121	<0.05

表7　TFS 对 EAC 小鼠生存期的影响

组　别	动物数/只	存活期 $(\bar{x} \pm SD)/d$	存活 >60d (n)	生命延长率/%	P 值
空白对照	20	16.2±4.4	0		
TFS 大剂量	20	28.4±3.2	2	175	<0.01
TFS 中剂量	20	26.3±2.2	1	162	<0.01
TFS 小剂量	20	22.1±1.8	0	136	<0.01
天仙胶囊	20	24.9±3.6	1	154	<0.01

表8　TFS 对 P_{388} 小鼠生存期的影响

组　别	动物数/只	存活期 $(\bar{x} \pm SD)/d$	存活 >60d (n)	生命延长率/%	P 值
空白对照	20	14.7±0.85	0		
TFS 大剂量	20	21.3±2.1	2	144	<0.05
TFS 中剂量	20	19.3±1.31	0	131	<0.05
TFS 小剂量	20	18.2±1.4	0	124	<0.05
天仙胶囊	20	17.1±1.62	0	116	<0.05

3. TFS 对裸鼠体内 MGC_{803} 细胞和人肠黏液腺癌细胞、Eca_{109} 细胞的抑制作用。

制备成 MGC_{803} 细胞悬液,调整细胞浓度,镜下计数,于每鼠右前肢腋部皮下接种 5×10^6 个 MGC_{803} 细胞;食管癌 Eca_{109} 细胞悬液制备,接种同 MGC_{803}。人肠黏液腺癌细胞取瘤源裸鼠瘤组织,切成 0.3～0.4mm 的小块,将瘤组织接种在裸鼠背部皮下,将接种不同瘤株动物分别随机分成 TFS 组(2g/kg 灌胃,相当于临床治疗剂量)、天仙胶囊组(2g/kg 灌胃,相当于临床治疗剂量)和对照组(等容量生理盐水灌胃)。48h 后用药,连续21d,停药后次日处死动物观察不同瘤株细胞在裸鼠体内的生长情况并称瘤重。结果见表9至表11。

表9 TFS对裸鼠体内 MGC_{803} 细胞的抑制作用

组 别	动物数(n)	瘤重($\bar{x} \pm SD$)/d	抑制率/%	P 值
对 照	8	1.021 ± 0.37		
TFS	8	0.431 ± 0.38	57.78	< 0.01
天仙胶囊	8	0.452 ± 0.35	55.72	< 0.01

表10 TFS对裸鼠体内 Eca_{109} 细胞的抑制作用

组 别	动物数(n)	瘤重($\bar{x} \pm SD$)/d	抑制率/%	P 值
对 照	6	1.32 ± 0.14		
TFS	6	0.62 ± 0.17	53.03	< 0.01
天仙胶囊	6	0.70 ± 0.14	46.96	< 0.01

表11 TFS对裸鼠体内人肠黏液腺癌的抑制作用

组 别	动物数(n)	瘤重($\bar{x} \pm SD$)/d	抑制率/%	P 值
对 照	5	1.036 ± 0.07		
TFS	5	0.461 ± 0.04	55.50	< 0.01
天仙胶囊	5	0.524 ± 0.05	49.42	< 0.01

(二)TFS口服液对人和动物肿瘤细胞体外抑制效应的实验研究

1. TFS口服液对 MGC_{803}、$SMMC_{7721}$、EMT_6 的生长抑制作用。

将TFS口服液分别稀释为原液(2.5g/mL)的1/10,1/100,/1000,1/10000,1/100000,每个稀释度做10mL备用,天仙胶囊也同时做5个稀释度。取天仙胶囊12粒将其溶于 $RPMI_{1640}$ 中制备成为12mL,即为原液(2.5g/mL),再稀释为原液的1/10,1/100,1/1000,1/10000,1/100000,采用染料排斥法[1-2]和集落形成法[3]分别测定对 MGC_{803}、$SMMC_{7721}$、EMT_6 的生长曲线、集落形成率的影响。测得 TFS 对 MGC_{803}、$SMMC_{7721}$、EMT_6 的半数抑制浓度(IC_{50})分别为 $4\mu L/mL$、$6\mu L/mL$ 和 $3\mu L/mL$。

2. TFS口服液对 H_{22} 体外抑制率和DNA合成的影响[4-6]。

取接种后7~10d生长良好的 H_{22} 癌细胞液,以生理盐水洗涤,3500r/min 离心2

次。用 199 培养液悬浮癌细胞。并调至 2×10^6 癌细胞/mL。台盼蓝染色证明癌细胞存活率在 95% 以上方能使用。实验分对照组和给药组。每组平行为 8 支试管,给药组设高、中、低剂量组。各组分别加上述癌细胞液 0.8mL,给药组加 TFS 0.2mL,以其浓度为 0.01mL/mL、0.02mL/mL 和 0.04mL/mL。对照组加 0.2mL 199 培养液,5 - Fu 组加 5 - Fu 稀释液 0.2mL,其浓度为 2.5mg/mL,同时各管再加入 0.1m ^{3}H - TdR,充分混匀后置入 37℃ CO_2 培养箱培养 1.3h 后,台盼蓝染色计数存活癌细胞数。用时各管以 3500r/min 离心 10min,弃去上清液。用 10% 三氯醋酸 2mL 洗涤沉淀,以清除游离的 ^{3}H - TdR 及其他小分子物质,再以 3500r/min 离心 5min,弃去上清液。将沉淀用 1:1 乙醇 - 乙醚混合液 2mL 洗涤以除去脂类物质,3500r/min 离心 5min,弃上清液。沉淀以 88% 0.5mL 甲酸消化后取 0.1mL 加入 4mL 闪烁液中,混匀,用 Fj - 2101 型双道液体闪烁计数仪测量每管的脉冲数(cpm),计算掺入抑制率,结果见表 12 和表 13。

表 12　不同浓度 TFS 对 H_2 细胞的杀伤作用

分　组	药物的终浓度 /(mL/mL)	实验次数	蓝染率/%		
			1h	3h	5h
对　照	—	2	5	11	13
TFS	0.01	2	12	20	25*
	0.02	2	31**	48**	60**
	0.04	2	70**	83**	92**
5 - Fu	0.02	2	75**	36**	95**

注:* 表示 $P < 0.05$,** 表示 $P < 0.01$。

表 13　^{3}H - TdR 掺入对 H_{22} 体外抑制率和 DNA 合成的影响

分　组	药物浓度 /(mL/mL)	作用时间 /h	掺入量(cpm) $\bar{x} \pm SD$	抑制率 /%	P 值
对　照		1	351.01 ± 27.24		
		3	582.46 ± 54.39		
TFS	0.01	1	198.08 ± 20.32	43.6	< 0.01
		3	223.25 ± 24.07	61.7	< 0.01
	0.02	1	183.25 ± 15.61	47.7	< 0.01
		3	248.25 ± 34.05	57.4	< 0.01
	0.04	1	144.66 ± 10.57	58.3	< 0.01
		3	246.24 ± 30.46	57.7	< 0.01

(三)TFS 对放、化疗的增效减毒作用的实验研究

1. TFS 对 ^{60}Co 治疗癌瘤的增效减毒作用。

(1)30d 存活率观察:昆明种小鼠,随机分组。实验组照前给 TFS 3d,照后继给 10d。每只 0.4mL/d,一次灌胃。对照组给等量生理盐水。照射剂量 500cGy,距离 140cm,剂量率 136.57cGy/min。两组同批一次全身均匀照射,空白组无处理。从照射之日起,记录各组动物存活时间及亡鼠存活时间。在照后 30d,统计各组动物存活数及亡鼠平均存活时间,计算存活率及保护系数,用 μ 检验求显著性见表 14。

表 14　TFS 对小鼠 30d 存活期的影响

组　别	动物数/只	存活数/只	存活率/%	亡鼠平均存活时间/d	保护系数
单　照	26	12	46	7.4	
加药照	24	19	79*	12.7	1.7

注:*表示 $P<0.01$。

(2)白细胞总数计数:昆明种小鼠,分组方法、给药方法、照射条件、对照组处理均同(1)。于照后第 1d、5d、10d 分别用试管法测尾尖血白细胞总数,用 t 检验,分别求各时间点上的显著性,见表 15。

表 15　TFS 对 WBC 减少和恢复的影响

组　别	动物数/只	第 1d($\bar{x}\pm SD$)	第 5d($\bar{x}\pm SD$)	第 10d($\bar{x}\pm SD$)
对　照	15	3703±1182	2066±376	3200±830
实　验	17	5227±1704*	3556±930*	6287±1418**

注:*表示 $P<0.05$,**表示 $P<0.01$。

(3)骨髓有核细胞、脾重、内源性脾结节观察:动物、分组方法、给药方法、照射条件、对照组处理均同(1),给药时间为照前 3d、照后 8d。在照后第 8d,处死小鼠,取左侧股骨,剪去股骨关节,用 4 号针头抽取生理盐水冲出骨髓细胞,光镜下计数有核细胞。在取股骨后,剖腹取脾称重,后用 Bouin 液固定 30min,统计各组出现脾结节例数。骨髓有核细胞、脾重用 t 检验,内源性脾结节例用 χ^2 检验,求显著性,结果见表 16。

表16　TFS对骨髓有核细胞、脾重、内源性脾结节的影响

组　别	动物数 /只	有核细胞数($\bar{x} \pm SD$) /($\times 10^8$/支股骨)	脾结节例数 （出现数/动物数）	脾重($\bar{x} \pm SD$) /mg
对　照	15	38.6 ± 4.6	4	5.1 ± 0.68
实　验	15	52.0 ± 8.4**	10*	7.2 ± 1.30*

注: * 表示 $P < 0.05$, ** 表示 $P < 0.01$。

(4)胃肠黏膜非蛋白巯基(NPSH)含量测定[7]:昆明种小鼠,随机分组。照后6h测:实验组照前给 TFS 3d,对照组照前给等量生理盐水。照后6d测:实验组照后给药6d,对照组照后给等量生理盐水。在规定时间,分别引颈处死相应组小鼠,用眼科手术剪剖腹取胃、十二指肠。沿胃大弯剪开,用次序生理盐水冲洗干净,在幽门及十二指肠部剖取黏膜组织 3~40mg,在 1mL 10% 三氯乙酸 0.02mol/L 的 EDIA 中制成匀浆,移入塑料管中离心(3000r/10min),上清移入另管,沉淀以 1mL 10% 三氯乙酸 0.02mol/L 的 EDTA 悬浮后再次离心,合并上清,待测 NPSH。取 1mL 上清以 175μL 3.0mol/L 的 NaOH 中和后,加入 2.225mL 0.5mol/L 的 Tris HCL。缓冲液(pH 值为8.5)为 100μL 14mmol/L 的 DTNB 液,混匀后,放室温 30min,在波长 412nm 下用 751型分光光度计以三蒸水为参比液测吸收光密度 A 值。用 t 检验求各组 A 值的显著性,结果见表17。

表17　TFS 对胃肠黏膜 NPSH 的影响(A 值)

组　别	照后6h($\bar{x} \pm SD$)	照后6d($\bar{x} \pm SD$)
对　照	0.0290 ± 0.0025	0.0310 ± 0.0062
实　验	0.0365 ± 0.0055*	0.0390 ± 0.0062*

注: * 表示 $P < 0.05$。

(5)移植瘤再生长延迟观察[8]:BABL/C 小鼠,右腹股沟下常规接种 S_{180} 细胞 10^6个。7d 后按肿瘤大小配对分组。①照前加药组:照前给药3d,照后不给药。②照加药组:照后给药10d。③单照组:照前给生理盐水3d,照后给 10d。④单药组:给药13d。⑤空白组:不给药、不照射。给药方法同(1)。照射条件:肿瘤及接种侧鼠腿照射,其他部分用 10cm 厚铅板遮蔽。剂量 1000cGy。距离 110cm,剂量率 221.32cGy/min。全部照射组同批照射。在照后第 1d、5d、10d、15d、20d,分别用卡尺测肿瘤互相垂直三直

径,计算各组肿瘤三直径平均增加 3mm 时的平均时间,用 F 检验求显著性。

(6)肿瘤组织 NPSH 含量测定:分组方法同(4),动物处理,照射条件均同(5)。取小鼠肿瘤组织,剥离干净后,用生理盐水洗净血污,用眼科手术剪从肿瘤中间剪开,取一楔形小块(含外、中、内三层肿瘤组织)160mg。其余方法同(4)。只在完成备测时将上清稀释 4 倍后取 1mL 测 NPSH。结果见表 18。

表 18　TFS 对照后肿瘤组织 NPSH 的影响(A 值)

组　别	动物数/只	照后 6h($\bar{x}+SD$)	照后 6d($\bar{x}+SD$)
对　照	14	0.0240 ± 0.00275 *	0.0258 ± 0.00225
实　验	16	0.0255 ± 0.002 *	0.0295 ± 0.00325 *

注:* 表示 $P > 0.05$。

(7)HeLa 细胞集落形成:取对数生长期细胞,消化稀释后,以 10^5 个接种于 50mL 培养瓶中,在照后第 10d,倒去培养液,经甲醇固定,吉姆萨染色,倒置显微镜下计数每瓶集落数,按种植系数求校正后细胞存活数,绘制存活曲线,求增强比 ER。

细胞接种 18h 给药,浓度按以往实验的中等有效剂量每毫升培养液 10μL。实验分有 O_2 照射、乏 O_2 照射 2 批。每批均分 5 组。①药后照组:给药 2h 后照射,照后立即换新鲜培养液。②照后给药组:照后换加药培养液,12h 后换正常培养液。③单照组:每毫升培养液加 10μL 三蒸水新鲜培养液。④单药组 A:给药 2h 后换正常培养液。⑤单药组 B:给药 12h 后换正常培养液。2 批均在 500cGy/mL 培养液、20μL 培养液 2 个剂量组给药方法为照前给 TFS 2h,照后换加药培养液 12h 后维持乏 O_2 状态照射。采用 100cGy、300cGy、500cGy、1000cGy、1500cGy 共 5 个照射剂量点。全部细胞均在培养液中电离,在有 O_2 照射时,照前给药无作用(两线重合),照后给药有协同作用(ER =1.24)。乏 O_2 照射,照前给药有轻微增效作用($ER = 1.1$),照后给药有明显协同作用($ER = 1.38$)。有 O_2 照射与乏 O_2 照射均有药物剂量依赖性。

2. TFS 对化疗药物治疗癌瘤增效减毒作用的实验研究。

(1)TFS 对 MMC 抗肿瘤作用的增效减毒作用。取昆明种小白鼠 30 只,体重 20g ± 2g,雄性,在无菌条件下于右前肢腋部皮下接种 S_{180} 细胞 5×10^6 个/0.2mL,随机分成对照组、MMC 组和 MMC + TFS 组。MMC 腹腔注射,剂量为 1mg/kg;TFS 口服液灌胃,剂量为 2g/kg(临床治疗剂量),给药结束后,次日解剖称瘤重,结果见表 19。

表 19　TFS 和 MMC 对 S_{180} 抑制作用

组　别	动物数(n)	瘤重($\bar{x} \pm SD \cdot g$)	抑制率/%	P 值
对　照	10	1.04 ± 0.37		
MMC	10	0.20 ± 0.12	80.76	
MMC + TFS	10	0.18 ± 0.09	82.69	> 0.05

（2）TFS 口服液对 5 - Fu 抗肿瘤作用的影响：小鼠右腋皮下接种 5×10^6 个/ 0.2mL 的 S_{180} 肿瘤细胞，接种 24h 后，随机分为对照组、5 - Fu 组和 TFS 组，5 - Fu 腹腔注射（50mg/kg）1 次，TFS 口服液灌胃（2g/kg）连续 14d，于用药结束后，处死动物，解剖，称取瘤重，计算抑制率（%），结果见表 20。

表 20　5 - Fu 和 TFS 对 S_{180} 的抑制作用

组　别	动物数(n)	瘤重($\bar{x} \pm SD \cdot g$)	抑制率/%	P 值
对　照	10	1.334 ± 0.14		
5 - Fu	10	0.70 ± 0.04	47.52	
5 - Fu + TFS	10	0.42 ± 0.03	68.51	< 0.05

（3）TFS 口服液对 MTX 致死毒性小鼠的解毒作用。取昆明种小白鼠 40 只，随机分为 MTX 组、MTX + TFS 组，每组 20 只，两组小鼠均腹腔注射 1 次 MTX（20mg/kg）成中毒模型，MTX + TFS 组于注射 MTX 前 5d 开始灌胃 TFS 口服液（2g/kg）；MTX 组灌服等容量生理盐水，观察 10d 生存率，并且重复 3 次，结果见表 21。

表 21　TFS 对 MTX 的解毒作用

组　别	动物数(n)	10d 存活数(n)	生存率/%	P 值
MTX	20	5	25	
MTX + TFS	20	12	60	< 0.01

三、小结

TFS 系列实验研究表明，该药具有提高小鼠免疫功能[9]，影响肿瘤细胞 DNA 的合成,阻滞肿瘤细胞增殖于 $G_2 + M$ 期[10],对 S_{180}、U_{14}、Lewis、MA_{737}、MGC_{808}、Eca_{109}、$SMMC_{7721}$、EMT_6、人肠黏液腺癌的生长具有明显的抑制和杀伤作用,对 H_{22}、EAC、P_{383} 腹水型荷瘤小鼠的生命延长率有明显提高作用,其抗瘤谱广,疗效优于天仙胶囊,其中,中、大剂量与 5 – Fu 疗效相近,与化疗药物 5 – Fu、MTX 合用有增效减毒作用,但对 MMC 协同作用不明显,对 ^{60}Co 照射小鼠,能提高存活率,促进 WBC 减少的恢复,保护骨髓干细胞和免疫细胞,提高胃肠黏膜 NPSH,揭示其有保护胃肠黏膜的作用[11]。照后给药,可以延长移植瘤再生长延迟时间,增强对 HeLa 细胞集落形成数的抑制,提高单纯放疗疗效,起到增敏作用,其中尤以对乏氧细胞增效作用更为明显。因此,TFS 对提高恶性肿瘤尤其是实体瘤的疗效,解决放、化疗的增效减毒问题,均开辟了一片新的天地。

参考文献:

[1]徐淑云,等.药理实验方法学[M].北京:人民卫生出版社,1989:1411.

[2]曹先兰.刺五加国外实验研究[J].中草药,1980(6):277.

[3]徐淑云,等.药理实验方法学[M].北京:人民卫生出版社,1989:1412.

[4]冯作化,等.用^{3}H – TdR 标记的靶细胞检测细胞介导的细胞毒作用[J].中国免疫学杂志,1988(2):73.

[5]吴厚生,等.用^{3}H – TdR 释放法测量细胞介导的细胞毒能[J].上海免疫学杂志,1987(2):73.

[6]钱伯文.抗癌中草药的临床效用[M].上海:上海翻译公司,1989:59.

[7]刘树铮.放射生物学[M].北京:人民卫生出版社,1980:152.

[8]陈凯,李新民.扶正抗癌液对移植瘤小鼠免疫功能的影响[J].中国中西医结合杂志,1993,13(3):171.

[9]杜秀平,李新民.天佛参口服液对体外人癌细胞抑制效应及其对细胞动力学影响的实验研究[J].癌症,1991,3(1).

（原陕西中医学院肿瘤研究室:李新民、王益民、李丽、董玉安、杨峰、陈凯、杜秀平;原第四军医大学:朱德生;原西安医科大学:王一理）

天佛参口服液抗肿瘤机理的实验研究

摘 要：**目的**：观察天佛参口服液对 Hep－2 细胞的影响以探讨其抗肿瘤的机理。**方法**：采用体外细胞培养实验方法。应用 MTT、透射电镜、DNA 琼脂糖凝胶电泳、TUNEL 等技术,检测药物对细胞的抑制率及凋亡率。**结果**：MTT 测得细胞抑制率随时间、剂量而增大。活细胞观察、透射电镜下见到凋亡细胞及凋亡小体形成,电泳结果显示清晰的 DNAladder,TUNEL 法检测出细胞凋亡率具有时间、剂量依赖性,药物组与对照组有显著性差异。**结论**：天佛参口服液能诱导 Hep－2 细胞凋亡,细胞凋亡率随时间延长增加,且呈现剂量依赖性。

关键词：天佛参口服液;Hep－2 细胞;细胞凋亡

Experimental Study on Anti－tumor Mechanism of TFS

Abstract：**Objective**：To observe the efficacy of TFS on inducing human laryngeal squamous cell carcinoma strain Hep－2. **Methods**：MTT,electron－microsocopy,DNA agarose gel electrophoresis,terminal deoxynudeotidy 1 transferase dUTP nick and labeling (TUNEL) were conducted to observe apoptosis index and apoptosis morphosis. **Results**：Inhibition rate increased with time and dose. Apoptosis cell and apoptosis bodies formed were found by living cell observation and under electron－microscopy,and clear DNA ladder bands in agarose gel electrophoresis were observed. Apoptosis index increased with time and dose dependently,detecting by TUNEL. **Conclusion**：TFS can induce apoptosis in Hep－2 cells. The apoptosis rate increases as the time prolongs. There is an enhanced efficiency of apoptosis in a dose－dependent manner.

Key words：TFS;Hep－2 cell;Apoptosis

中医药的抗肿瘤作用已越来越受到人们的关注,应用现代药理学方法研究抗癌中药的作用机理,使不少中药的提取物已成为当前有效的抗癌制剂。从细胞水平、分子水平验证并揭示中药及其复方的药效物质基础的研究正成为当今中药复方研究的一个重要动向。天佛参口服液(TFS)重在益气养阴,消肿散结,解毒化瘀,临床用于呼吸系统肿瘤取得了较好的疗效。目前正在Ⅱ期临床试验[1]。既往实验表明该药确有明显的抗肿瘤作用,如影响肿瘤细胞 DNA 的活性,提高机体免疫力等[2]。为探讨其抗肿瘤的机理,我们进行了有关实验,现将结果报告如下。

一、材料和方法

(一)材料

(1)药物:由陕西中医学院肿瘤教研室提供。原药包括蟾酥、土贝母、天冬、刺五加、西洋参等,水煎或醇提,浓缩,300r/min 离心 15min×4,去沉淀,用生理盐水调整浓度为 2g/mL,ϕ0.22μm 微孔滤膜过滤除菌,4℃保存备用。

(2)试剂及主要仪器:RPM1640 为美国 GIBCO 公司产品。MTT、胰酶、fluo-3/AM、F-127、碘化丙啶(PI)均为美国 Sigma 公司产品。琼脂糖、蛋白酶 k(pk)为 Merck 公司产品;POD 试剂盒购自华美生物工程公司(批号:62709),透射电镜为日立 H-600 型。

(3)细胞株:人喉鳞状细胞癌 Hep-2 细胞株购自第四军医大学口腔医学院生物学教研室。

(二)方法

(1)细胞培养及药物处理:Hep-2 细胞培养于含 10% 胎牛血清,100U/mL 青、链霉素的 RPMI1640 培养液中,培养箱内温度 36.5℃,CO_2 浓度 5%。将处于对数生长期的细胞随机分为对照组及处理组,对照组更换新鲜培养液,正常培养,处理组加入含 TFS 的新鲜培养液,使培养基终浓度分别为 4mg/mL、10mg/mL 和 25mg/mL,作用时间相同,或者同一浓度下作用不同时间比较。

(2)光学显微镜观察:经 FTS 处理组和对照组 Hep-2 细胞直接置于光学显微镜下观察 72h 内细胞形态变化。

(3)测定 TFS 对 Hep-2 细胞存活率的影响:按 MTT 法测定[3]。

(4)透射电镜观察:于药物作用 48h 后,各组收获 $1×10^7$ 个细胞样品,洗涤,2% 戊二醛前固定 2h,1% 四氧化锇后固定 30min,常规脱水、包埋、聚合、切片,醋酸双氧铀、铅染液染色[3],透射电镜观察。

(5)DNA 琼脂糖凝胶电泳:按(4)收集各组细胞,按酚、氯仿、异戊醇抽提,乙醇沉淀等常规方法提取细胞总 DNA,取 8μL 的 DNA 溶液并用 2μL 含 2% 甘油的溴酚蓝染色,1% 琼脂糖,10mg/mL 的 EB6μL 凝胶电泳槽中,30mA,2h 后透射紫外灯下观察

DNA 条带[4]。

（6）原位末端标记法定量检测凋亡细胞：分别于药物作用后 24h、48h、72h 收集细胞，PBS 洗 2 次，细胞涂片，室温干燥。按原位细胞凋亡检测试剂盒说明进行操作，在普通光镜下计算凋亡率（AI）。计算方法：随机选取 5 个高倍视野，分别计数阳性细胞数及总细胞数，代入下式：

$$AI = 阳性细胞数／总细胞数 \times 100\%$$

（三）统计学分析

数据以均数 ± 标准差表示；符合正态分布，采用 t 检验。

二、结果

（一）细胞形态观察

光镜下见经 TFS 处理后悬浮细胞明显增多，贴壁细胞间排列较前疏松，细胞分裂象减少，胞质间颗粒增多。随着药物剂量的增大及作用时间的延长，培养液中出现碎片，并逐渐增多。透射电镜下观察到 TFS 处理后部分细胞的胞质内可见到较多线粒体及其他细胞器，结构完整，胞质浓缩，核畸形，染色质高度凝集，边集，出现典型的凋亡细胞和凋亡小体（如图 1 所示），此变化与 TFS 药物浓度呈依赖关系，而对照组细胞无此特征。在大剂量组较易见到胶质破坏溶解的坏死细胞。

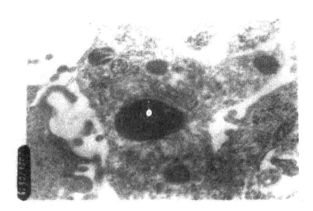

图 1　透射电镜观察：TES 作用后的凋亡小体（×20000）

（二）TFS 对细胞存活率的影响

TFS 对 Hep－2 细胞具有明显的抑制作用，各剂量组与同时间对照组 OD 值比较差异显著，其抑制作用有一定剂量、时间依赖关系（见表 1）。小剂量组细胞增殖能力小于对照组，但增殖大于死亡，故整体仍呈现增殖趋势；大剂量组曲线呈下降趋势，提示细胞死亡占优势（如图 2 所示）。

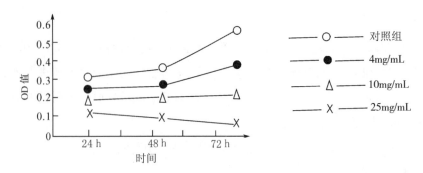

图 2　不同浓度 TFS 作用后 Hep – 2 细胞的相对生长曲线

表 1　不同浓度 TFS 作用 Hep – 2 细胞不同时间的 OD 值、抑制率

组　别	24h		48h		72h	
	OD 值	抑制率/%	OD 值	抑制率/%	OD 值	抑制率/%
对照组	0.31 ± 0.05		0.36 ± 0.04		0.57 ± 0.03	
4mg/mL	0.25 ± 0.04*	19.35	0.27 ± 0.05**	25.00	0.39 ± 0.02**	31.58
10mg/mL	0.19 ± 0.02**	38.71	0.21 ± 0.03**	41.67	0.23 ± 0.04**	59.65
25mg/mL	0.13 ± 0.02**	61.30	0.10 ± 0.02**	72.22	0.07 ± 0.03**	87.81

注：* 表示与同时间组比较 $P < 0.05$；** 表示与同时间组比较 $P < 0.01$。

（三）细胞凋亡检测

①DNA 琼脂糖凝胶电泳：如图 3 所示。TSF 处理组均呈现出典型的"DNA ladder"。
②TUNEL 标记：见表 2。Hep – 2 具有一定的自然凋亡率，经 TIS 作用后，细胞凋亡率明显升高，各剂量组与同时间对照组比较差异显著，且呈现一定的时间、剂量依赖性。

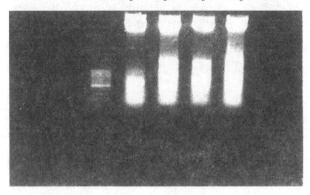

图 3　DNA 电泳图谱(×400)

表 2　不同浓度 TFS 作用后 Hep – 2 细胞不同时间的细胞凋亡率

组　别	细胞凋亡率/%		
	24h	48h	72h
对照组	1.8 ± 0.4	2.2 ± 0.5	3.9 ± 0.7
4mg/mL	$2.8 \pm 0.6^{*}$	$5.3 \pm 0.8^{**}$	$10.9 \pm 1.4^{**}$
10mg/mL	$11.2 \pm 0.7^{**}$	$15.8 \pm 1.1^{**}$	$25.3 \pm 1.9^{**}$
25mg/mL	$14.3 \pm 0.5^{**}$	$21.5 \pm 1.3^{**}$	$36.1 \pm 1.6^{**}$

注：* 表示与同时间组比较 $P < 0.05$；** 表示与同时间组比较 $P < 0.01$。

三、讨论

祖国医学认为恶性肿瘤是邪毒积聚，毒发五脏，虚实夹杂的全身性病症，因此在治疗上注重祛邪与扶正相结合，调整肌体平衡，启动自身抗病能力与疾病斗争；其主要治法包括扶正培本、活血化瘀、清热解毒、软坚散结、化痰祛温、以毒攻毒等，天佛参口服液中蟾酥、土贝母等清热解毒，活血消肿散结，配合天冬、西洋参等药益气养阴，共奏气阴双补、扶正祛邪之功，使气行滞消积除。方中充分体现了扶正与祛邪兼顾，辨病与辨证相结合的治则。

细胞凋亡是由细胞内基因编程控制的。外界刺激经过复杂的信号传导系统进入细胞核，活化细胞凋亡相关基因的表达，启动凋亡程序，最终由内源性核酸内切酶沿核小体切断 DNA 链，导致一系列凋亡表型改变[5]。其形态学主要特征为凋亡小体的形成，不引起炎症反应；其生化特征突出表现在内源性 Ca^{2+}、Mg^{2+} 依赖性的核酸内切酶激活，导致染色体 DNA 有控降解为 $180 \sim 200bp$ 的不同倍数的核苷酸片段[6]。细胞的增殖、分化和凋亡，维持着正常组织的生长平衡。越来越多的资料表明，肿瘤既是增殖和分化异常的疾病，也是凋亡异常的疾病。

有观点认为，肿瘤细胞可能是应该走向凋亡而未能发生正常凋亡的细胞。实验证实，多种抗癌药物使癌细胞消退是通过细胞凋亡机制[7]，如顺铂及阿霉素等。细胞凋亡已为恶性肿瘤的治疗提供了一条新的思路。用细胞凋亡研究手段研究中医药的抗肿瘤作用也已取得一定的成果，如有报道紫杉醇的细胞毒作用被证实主要是诱导肿瘤细胞凋亡。经现代药理学研究，本方中重要成分蟾酥[8]及土贝母[9]在一定浓度时可分别诱导肺癌或人肾颗粒细胞癌细胞系 GRC – 1 及裸鼠移植性人肾透明细胞癌 RLC – 310 的凋亡。

本实验通过 MTT 法及光镜观察到各用药组 Hep – 2 细胞的生长均受到一定的抑制，与对照组比较差异显著。并对其诱导凋亡作了一定的探讨，首先通过透射电镜，精确地观察到用药前后 Hep－2 细胞的微观结构变化,发现了用药组部分细胞的变化符合凋亡细胞的形态学特征,出现典型的凋亡小体;同时与坏死细胞作了比较。继之用电化学的方法,观察到了用药组典型的 DNA ladder,说明 TFS 确有诱导 Hep－2 细胞凋亡的作用,其中小剂量组条带较细,结合 MTT 实验,细胞总体呈增殖趋势,仅速率减慢,考虑为其凋亡细胞数目较少、规则 DNA 片段浓度低所致,此时的抑瘤作用可能包括诱导分化及凋亡两方面,有待进一步研究证实。后进一步运用 TUNEL 法定量观察了 TFS 诱导 Hep－2 细胞凋亡的规律:Hep－2 细胞有一定的自然凋亡率,但用药组中的阳性细胞数明显多于对照组,并且在一定的范围内,随着药物浓度的增大,作用时间的延长,阳性细胞数越多,差异显著。综上所述,诱导肿瘤细胞凋亡可能是天佛参口服液抗肿瘤的重要机制之一。

参考文献:

[1]孔平孝,陈光伟,李新民,等.天佛参口服液治疗中晚期恶性肿瘤的临床与实验研究[J].中国中西医结合杂志,2001(6):427.

[2]陈凯,李新民.天佛参口服液对移植肿瘤小鼠免疫功能的影响[J].中国中西医结合杂志,1993(3):171.

[3]司徒镇强,吴军正.细胞培养[M].西安:世界图书出版社,1996:397.

[4]姜泊,张亚历,周殿元.分子生物学常用实验方法[M].北京:人民军医出版社,1994:147－155.

[5]曹世龙.肿瘤学新理论与新技术[M].上海:上海科技教育出版社,1997:267.

[6]徐德龙,刘宁青.细胞凋亡的研究进展[J].中国肿瘤临床与康复,1999(5):93.

[7]Ormerod M G,O'Neill C F,Robertion D,et al. Cisplafin induce apoptosis in human ovarian carcinoma cell line without concomitant intemucleosomal degradation of DNA[J]. Exp Cell Res,1994(2):231.

[8]王洁,王曾礼,朱元珏,等.化疗药物对肺癌细胞凋亡诱导作用的研究[J].中华内科杂志,1998(8):532.

[9]李笑弓,南勋义,党建功,等.中药土贝母对人肾细胞癌影响的实验研究[J].中国中西医结合外科杂志,1998(2):100.

(解放军第 148 医院:党琦;原陕西中医学院肿瘤研究室:杨国武、李新民)

天佛参口服液诱导人喉癌 Hep - 2 细胞凋亡
及机理探讨(一)

摘 要:**目的**:探讨天佛参口服液诱导人喉癌 Hep - 2 细胞凋亡及其机制。**方法**:采用体外细胞培养实验方法。应用 MTT、透射电镜、DNA 琼脂糖凝胶电泳、流式细胞仪检测、原位末端标记等技术,观察药物对细胞的抑制率及凋亡形态,检测凋亡率及胞内[Ca^{2+}]变化。**结果**:MTT 测得细胞抑制率随时间、剂量而增大,透射电镜下见到凋亡细胞及凋亡小体形成,DNA 琼脂糖凝胶电泳结果显示清晰的 DNA 梯状条带,原位末端标记检测出细胞凋亡率亦有时间、剂量依赖性,细胞内[Ca^{2+}]随药物浓度的增加而升高,且具有统计学意义。**结论**:天佛参口服液确有诱导 Hep - 2 细胞凋亡的作用,其机制可能与胞内[Ca^{2+}]的变化有关。

关键词:天佛参口服液;Hep - 2 细胞;细胞凋亡;[Ca^{2+}];机制

Experimental Study on Anti - tumor Mechanism of TFS

Abstract:**Objective**:To investigate the induction of apoptosis and its possible mechanism in TFS - treated human laryngeal squamous cell carcinoma strain Hep - 2. **Methods**:MTT,electron microscope, DNA agarose gel electrophoresis, flow cytometry, terminal deoxynudeotidyl transferased UTP nick and labeling(TU NEL) were conducted to observe apoptosis index and apoptosis morphous. **Results**:Inhibition rate increased with time and does. Apoptosis cell and apoptosis bodies formed in electronmicroscopy DNA ladder bands were observed in agarose gel electrophoresis. Apoptosis index increased with time and dose dependence by TUNEL. The density of intracellularfree calcium ([Ca^{2+}]) increased with the density of TFS. **Conclusion**:TFS can induce the apoptosis of human laryngeal squamous cell carcinoma strain Hep - 2, and its mechanism may be related to the change of intracellular - free calcium ([Ca^{2+}]).

Key words:TFS;Human laryngeal squamous cell carcinoma strain Hep - 2;Apoptosis;[Ca^{2+}];Mechanism

天佛参口服液(TFS)具有益气养阴、消肿散结、解毒化瘀等功效,临床用于呼吸系统肿瘤,取得较好的疗效。目前正在Ⅱ期临床实验[中华人民共和国卫生部药政管理局[1997]ZL－35号]。既往实验[1]表明该药确有多种抗肿瘤活性,如影响肿瘤细胞DNA活性,提高机体免疫力,和化、放疗同用有增效减毒作用等,为进一步探讨其作用机制,我们观察了其对Hep－2细胞的诱导凋亡作用及其与[Ca^{2+}]的关系。

一、材料与方法

(一)材料

1. 药物:由陕西中医学院肿瘤教研室提供。原药包括蟾酥、土贝母、天冬、西洋参等,水煎或醇提,浓缩,3000r/min离心15min×4,去沉淀,用生理盐水调整浓度为2g/mL,直径0.22μm微孔滤膜过滤除菌,4℃保存备用。

2. 试剂及主要仪器:RPMI1640培养液为美国GIBCO公司产品;fluo－3/AM、F－127、PI均为美国Sigma公司产品;琼脂糖、PK为Merck公司产品;POD试剂盒购自华美生物工程公司(批号:62709);EPICS ELIFE流式细胞仪为美国Coulter公司产品;透射电镜为日立H－600型。

3. 细胞株:人喉鳞状细胞癌Hep－2细胞株购自第四军医大学口腔医学院生物学教研室。

(二)方法

1. 细胞培养及药物处理:Hep－2细胞培养于含10%胎牛血清,1×10^5U/L青、链霉素的RPMI1640培养液中,培养箱内温度36.5℃,CO_2浓度5%。细胞生长至对数生长期,更换新鲜培养液,加入TFS,使培养基终浓度分别为0g/L、4g/L、10g/L、25g/L,作用时间相同,或者同一浓度下作用不同时间比较。

2. 测定TFS对Hep－2细胞存活率的影响:按MTT法测定。

3. 透射电镜观察:于药物作用48h后,各组收获1×10^7个细胞样品,洗涤,2%戊二醛和1%四氧化锇双固定,常规包埋、聚合、切片,醋酸双氧铀、铅染液染色。透射电镜下观察,照相。

4. DNA琼脂糖凝胶电泳:按3收集各组细胞,按酚、氯仿、异戊醇抽提,乙醇沉淀等常规方法[2]提取细胞总DNA,取8mg/L溶液并入2μL含2%甘油的溴酚蓝染色。1%琼脂糖,10g/L的EB6μL电泳槽中,30mA,2h后透射紫外灯下观察DNA条带。

5. 原位末端标记法(TUNEL)定量检测凋亡细胞:分别于药物作用后24h、48h、72h收集细胞,PBS洗2次,细胞涂片,室温干燥。按原位细胞凋亡检测试剂盒说明进行操作,用普通光镜计算凋亡率(AI)。计算方法:随机选取5个高倍视野,分别计数阳性

细胞数及总细胞数,代入下式:

$$AI = 阳性细胞数/总细胞数 \times 100\%$$

6. 细胞内$[Ca^{2+}]$检测:于药物作用2h后,收集细胞配成$2 \times 10^9/L$单细胞悬液,分别加入$1\mu L$的$F-127$,再加入$10\mu L$的$Fluo-3/AM(2.2\mu mol/L)$,摇匀,37℃孵育30min,轻微震动,不完全培养液洗2次,300目筛网过滤,EPICS ELIFE型流式细胞仪检测,发射波长488nm,检测波长530nm;阴性组不加任何试剂直接上机。检测各组PK:position(峰值)及Mean值。

7. 统计学分析:数据以$\bar{x} \pm s$表示。采用方差分析,t检验。

二、结果

(一)TFS对细胞存活率的影响

TFS对Hep-2细胞具有明显的抑制作用,各剂量组与同一时间对照组OD值比较有显著差异,其抑制作用有一定的剂量、时间依赖关系(见表1)。小剂量组增殖能力虽然小于对照组,但增殖大于死亡,整体仍呈增殖趋势;大剂量组曲线呈下降趋势,提示细胞死亡占优势(如图1所示)。

表1　不同浓度的TFS作用Hep-2细胞不同时间的OD值、抑制率(t检验)

组别	24h		48h		72h	
	OD值	抑制率/%	OD值	抑制率/%	OD值	抑制率/%
对照组	0.31 ± 0.05		0.36 ± 0.04		0.57 ± 0.03	
4g/L	0.25 ± 0.04[1]	19.35	0.27 ± 0.05[2]	25.00	0.39 ± 0.02[2]	31.58
10g/L	0.19 ± 0.02[2]	38.71	0.21 ± 0.03[2]	41.67	0.23 ± 0.04[2]	59.65
25g/L	0.12 ± 0.02[2]	61.30	0.10 ± 0.02[2]	72.22	0.07 ± 0.03[2]	87.71

注:1)表示与同时间组比较$P < 0.05$,2)表示与同时间组比较$P < 0.01$。

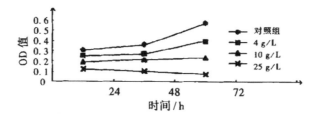

图1　不同浓度TFS作用后Hep-2细胞的相对生长曲线

（二）形态学观察

透射电镜下见到 TFS 处理后部分细胞胞质内较多线粒体及其他细胞器，结构完整，胞质浓缩，核畸形，染色质高度凝集、边集，并有典型的凋亡细胞和凋亡小体，而对照组细胞无此特征。在大剂量组较易见到胞质破坏溶解的坏死细胞。

（三）细胞凋亡检测

1. DNA 琼脂糖凝胶电泳：TFS 处理组均呈现典型的"DNAladder"。

2. TUNEL 标记：TFS 作用各组细胞凋亡率明显升高，与同时间对照组比较差异有显著性，且呈现一定的时间、剂量依赖性（见表2）。

表2　不同浓度的 TFS 作用 Hep - 2 细胞不同时间的细胞凋亡率比较　　单位：%

组　别	24h	48h	72h
对照组	1.8 ± 0.4	2.2 ± 0.5	3.9 ± 0.7
4g/L	2.8 ± 0.6[1]	5.3 ± 0.8[2]	10.9 ± 1.4[2]
10g/L	11.2 ± 0.7[2]	15.8 ± 1.1[2]	25.3 ± 1.9[2]
25g/L	14.3 ± 0.5[2]	21.5 ± 1.3[2]	36.1 ± 1.6[2]

注：1）表示与同时间组比较 $P < 0.05$，2）表示与同时间组比较 $P < 0.01$。

（四）细胞内 $[Ca^{2+}]$ 检测

经 TFS 作用后细胞内 $[Ca^{2+}]$ 明显高于对照组，经统计学处理差异显著，不同用药组之间的细胞内 $[Ca^{2+}]$ 比较亦有显著差异（见表3）。

表3　不同浓度的 TFS 作用 Hep - 2 后细胞内相对钙离子浓度变化（方差分析）

组　别	PK：position	Mean
对照组	6.1 ± 0.8	8.1 ± 0.9
4g/L	8.6 ± 1.1[1]	11.3 ± 1.1[1]
10g/L	11.6 ± 0.5[2)3]	14.5 ± 1.8[2)3]
25g/L	17.0 ± 2.0[2)4]	17.3 ± 1.6[2)3]

注：1）表示不同浓度组与对照组比较 $P < 0.05$，2）表示不同浓度组与对照组比较 $P < 0.01$，3）表示不同浓度组之间比较 $P < 0.05$，4）表示不同浓度组之间比较 $P < 0.01$。

三、讨论

细胞凋亡是生物体内普遍存在的生理性细胞死亡，由细胞内基因编程控制，与坏死有本质区别[3]。凋亡形态学主要特征为凋亡小体形成及不引起炎症反应。而内源性核酸内切酶被激活,导致 DNA 有控降解为其生化学特征。大量的实验证明,肿瘤既是增殖和分化异常的疾病,也是凋亡异常的疾病。在临床使用的多种机制的抗癌剂及放疗已被证实可诱导不同类型的敏感肿瘤细胞凋亡。对肿瘤细胞凋亡的诱导率已成为评估抗肿瘤药物疗效的指标[4]。从细胞凋亡角度研究中药的抗肿瘤作用,也取得一定成果。现代药理研究本方中蟾酥[5]及土贝母[6]在一定浓度时可分别诱导肺癌或肾癌细胞凋亡。

本组先通过电镜精确地观察用药前后 Hep－2 细胞的微观结构变化,发现用药中部分细胞的变化符合凋亡细胞的形态学特征。同时比较了与此完全不同的细胞变大、核溶解消失,细胞崩解的坏死细胞。后用 DNA 电泳观察到用药组典型的 DNA ladder,说明 TFS 确有诱导 Hep－2 细胞凋亡的作用,其中小剂量组条带最细,结合 MTT 抑瘤实验,考虑为小剂量组的凋亡细胞数较少,规则 DNA 片段浓度低所致,此时的抑瘤作用可能包括诱导分化及凋亡两方面,有待进一步研究证实。在此基础上,用 TUNEL 法定量观察 TFS 诱导 Hep－2 细胞凋亡的规律。Hep－2 细胞有一定的自然凋亡率,但用药组中的阳性细胞数明显多于对照组,且具有时间、剂量的依赖性。

Ca^{2+} 信号传导在细胞凋亡机制研究中的作用日益受到人们重视。在大多数细胞凋亡过程中,胞内 $[Ca^{2+}]$ 均有所增加,如已证实 VP_{16} 诱导的乳腺癌细胞凋亡[7]及 DDP 诱导的胃癌细胞系 BGC823 细胞凋亡[8]就依赖于胞内 $[Ca^{2+}]$ 的变化。目前对胞质 $[Ca^{2+}]$ 的变化诱导细胞凋亡的内因主要有以下几种认识:①Ca^{2+} 本身作为凋亡信号,其在胞质内浓度的变化调节着关键酶(如对 Ca^{2+} 敏感的磷酸酶、核酸内切酶)的活性,进而影响基因的转录,诱导细胞凋亡;②内质网中 Ca^{2+} 储存的耗竭可引起生物小分子的释放,诱导胞外 Ca^{2+} 的内流而诱导凋亡;线粒体中 Ca^{2+} 储存的耗竭也是一种细胞凋亡的信号;另外,钙调素只有与 Ca^{2+} 结合后才能发挥生物学效应,参与细胞凋亡的某些信号转导的调控。本研究选用荧光染料 fluo－3/AM,F－127 在流式细胞仪上分析 $[Ca^{2+}]$ 变化,结果显示 TFS 作用后 $[Ca^{2+}]$ 明显大于对照组,且随着药物浓度的增高,$[Ca^{2+}]$ 亦增高,各组之间均有显著性差异,与其他肿瘤凋亡时 $[Ca^{2+}]$ 变化一致。提示 $[Ca^{2+}]$ 的变化在 TFS 诱导 Hep－2 细胞凋亡中起重要作用,可能系其诱导凋亡的关键机制之一。细胞内 $[Ca^{2+}]$ 升高,使 Ca^{2+}、Mg^{2+} 依赖的核酸内切酶激活,或通过前述的其他信号传导途径,从而引发一系列的凋亡生化改变。进一步的机制有待于深入的研究。

参考文献：

[1]孔平孝,陈光伟,李新民,等.天佛参口服液治疗中晚期恶性肿瘤的临床与实验研究[J].中国中西医结合杂志,2001,21(6):427－430.

[2]姜泊,张亚历,周殿元.分子生物学常用实验方法[M].北京:人民军医出版社,1994:147－155.

[3]Kerr J F R,Wyllie A H,Currie A R. Apoptosis:a basic biological phenomenon with wide－ranging impli cati ons in tissue kin etics[J]. Br J Cancer,1972,26(2):239－246.

[4]Donnel T J,Meyn R E,Robert son L E. Implicati on of Apopt otic cell death regul ation in cancer therapy[J]. Semin Cancer Biol,1995(6):53－59.

[5]王洁,王曾礼,朱元珏,等.化疗药物对肺癌细胞凋亡诱导作用的研究[J].中华内科杂志,1998,18(8):532－535.

[6]李笑弓,南勋义,党建功,等.中药土贝母对人肾细胞癌影响的实验研究[J].中国中西结合外科杂志,1998,4(2):100－103.

[7]Sokolova I A,Cowan K H,Schneider E. Ca^{2+}/Mg^{2+}－dependent endonucl ease activation is an early event in VP_{16} induced apoptosis of human breast cancer MGF 7 cells in vitro[J]. Biochem Biophys Acta,1995,1266:135－142.

[8]邢永忠,陈俊青.细胞内游离 Ca^{2+} 和 CAMP 浓度在胃癌细胞凋亡过程中的变化特点[J].中国肿瘤临床,1995(5):355－357.

（解放军第 148 医院:党琦;解放军第 135 医院:杨国武;原陕西中医学院肿瘤研究室:李新民）

天佛参口服液诱导人喉癌 Hep-2 细胞凋亡及机理探讨(二)

摘　要:

试验题目	天佛参口服液辅助治疗原发性非小细胞肺癌的多中心Ⅱ期临床研究
批准文号	(97)ZL-35
研究单位	上海中医药大学附属龙华医院,西安交通大学第一医院,陕西省肿瘤医院,陕西省人民医院
试验时间	1998年3月至2003年7月
目　的	评价其辅助化疗治疗气阴两虚证的原发性支气管非小细胞肺癌的有效性及安全性
试验设计	随机,多中心临床研究
受试人群	有明确病理、细胞学诊断的非小细胞肺癌气阴两虚证患者
治疗方案	化疗方案:两组均采用 MVP 方案,用法相同 　　　MMC　6mg/m^2　iv　d_1 　　　VDS　4mg　iv　$d_{1,8}$ 　　　DDP　70~80mg/m^2　ivgttd$_{1-2}$(配合适当水化利尿) 治疗组:化疗+天佛参口服液。从化疗开始同时服,每次1支(20mL),3次/日 对照组:单纯化疗组
疗　程	56d 为1个疗程
疗效指标	中医证候,生活质量,体重,免疫功能(NK,T淋巴细胞及亚群),对抗化疗毒副反应,瘤体大小
安全性指标	三大常规,肝、肾功能,心电图,毒副症状,不良反应
统　计	所有的统计检验均采用双侧检验,P 值小于或等于0.05被认为所检验的差别有统计学意义。综合疗效分别选用全分析集和符合方案集的数据进行分析
符合方案	治疗组201例,对照组100例
疗效结果	治疗组症状改善显效率为23.88%,症状改善总有效率为70.14%;对照组显效率为9%,总有效率为27%;治疗组治疗后的生活质量提高率(55.22%)优于对照组(11%);治疗组治疗后的体重提高和稳定率(87.06%)明显优于对照组(35%);天佛参口服液对免疫功能具有保护和改善的作用,有保护外周血象,稳定病灶的作用,并有减轻化疗引起的毒副反应等作用
安全性结果	试验中未见有不良反应发生,表明试验药在临床使用是安全的
结　论	天佛参口服液对气阴两虚证的非小细胞肺癌化疗患者,具有改善临床症状,提高生活质量,对免疫功能有保护和改善的作用,并有保护外周血象,减轻化疗引起的毒副反应等作用,且未见明显不良反应。是一个安全有效的治疗非小细胞肺癌的中药口服液

续表

试验题目	天佛参口服液辅助治疗原发性非小细胞肺癌的随机,双盲,平行,安慰剂对照Ⅱ期临床研究
批准文号	(97)ZL-35
研究单位	西安交通大学第一医院,陕西省肿瘤医院
试验时间	2002年4月至2004年2月
目 的	评价其辅助化疗治疗气阴两虚证的原发性支气管非小细胞肺癌的有效性及安全性
试验设计	随机,双盲,平行,安慰剂对照,多中心临床研究
受试人群	有明确病理、细胞学诊断的非小细胞肺癌气阴两虚证患者
治疗方案	化疗方案:两组均采用MVP方案,用法相同 　　MMC　6mg/m² iv d₁ 　　VDS　4mg iv d₁,₈ 　　DDP　70~80mg/m² ivgtt d₁₋₂(配合适当水化利尿) 治疗药:天佛参口服液。从化疗开始同时服,每次1支(20mL),3次/日 对照药:安慰剂。从化疗开始同时服,每次1支(20mL),3次/日
疗 程	56d为1个疗程
疗效指标	中医证候,生活质量,体重,免疫功能(NK,T淋巴细胞及亚群),对抗化疗毒副反应,瘤体大小
安全性指标	三大常规,肝、肾功能,心电图,毒副症状,不良反应
统 计	所有的统计检验均采用双侧检验,P值小于或等于0.05被认为所检验的差别有统计学意义。综合疗效分别选用全分析集和符合方案集的数据进行分析
符合方案集	甲组40例,乙组40例
疗效结果	甲组症状改善显效率为22.5%,症状改善总有效率为67.50%;乙组显效率为7.5%,总有效率为15%;甲组治疗后生活质量的提高率(85%)优于乙组(42.50%);甲组治疗后体重的增加稳定率(82.50%)明显优于乙组(40%);甲组有保护和改善免疫功能的作用,并有保护外周血象,稳定病灶的作用,能减轻化疗引起的毒副反应
安全性结果	试验中未见有不良反应发生,表明试验药在临床使用是安全的
结 论	天佛参口服液对气阴两虚证的非小细胞肺癌化疗患者,具有改善临床症状,提高生活质量,有保护和改善免疫功能的作用,并有保护外周血象,减轻化疗引起的毒副反应等作用,且未见明显不良反应。是一个安全有效的治疗非小细胞肺癌的中药口服液

一、材料

(一)实验对象

人喉鳞状细胞癌 Hep-2 细胞株,购自第四军医大学口腔医学院生物学教研室。

（二）实验用药

天佛参口服液（TFS），由陕西中医学院制剂教研室提供。

（三）实验主要试剂

RPMI－1640 培养液为美国 Gibco 公司产品；胎牛血清为浙江金华清湖犊牛利用研究所产品；MTT，胰酶，fluo－3/AM，F－127，碘化丙啶（PI）均为美国 Sigma 公司产品；琼脂糖，蛋白酶 K（PK）为 Mecrk 公司产品；POD 试剂盒购自华美生物工程公司。

（四）实验主要仪器

DG322 酶联免疫检测仪为国营华东电子管厂产品；YJ－875 医用净化工作台为苏州净化设备厂产品；CO_2 培养箱为美国 Forma Scientific 公司产品；普通光学显微镜，倒置相差显微镜 PM－10AD 及相机 IMT－2 均为日本 Olympus 公司产品；JS－600 型电泳仪为上海复生生物研究所产品；EPICS ELIFE 流式细胞仪（FCM）为美国 Coulter 公司产品。透射电镜为日立 H－600 型。

二、方法

（一）细胞培养

人喉鳞状细胞癌 Hep－2 细胞培养于含 10% 胎牛血清，100U/mL 青霉素、链霉素的 RPMI－1640 培养液中，培养箱内温度 36.5℃，湿度 100%，CO_2 浓度 5%。培养细胞呈贴壁生长，2～3d 换液 1 次，4～6d 细胞生长达汇合状态时，低浓度胰蛋白酶消化后传代。全部实验均选用指数生长期细胞，接种于相适应的培养器皿中。

（二）细胞的药物治疗

细胞接种 24h 后，贴壁，生长旺盛，药物用培养液稀释至一定浓度，加入相应组别的培养基中，使培养基终浓度为 0mg/mL、4mg/mL、10mg/mL、25mg/mL（为便于描述，分别用 C、D_1、D_2、D_3 表示），分别于 24h、48h、72h 按要求收集细胞。

（三）活细胞观察

将培养瓶置于倒置相差显微镜平台上，室内条件与培养箱相同，观察并记录细胞加药前及药物作用后 72h 内细胞形态变化并拍照。

（四）测定 TFS 对 Hep－2 细胞存活率的影响

采用四唑盐比色法。取指数生长期 Hep－2 细胞，用 RPMI－1640 完全培养液调整细胞浓度为 1×10^5/mL，以 100μL/孔接种于 96 孔培养板，常规培养 24h，各实验孔加入 100μL 完全培养液或 TFS 稀释液，使孔内培养液终浓度分别为 0mg/mL、4mg/mL、10mg/mL、25mg/mL，与实验孔平行设不加细胞，只加培养液或 TFS 稀释液的调零孔，其他实验步骤同实验孔。每个剂量组平行 5 孔×3 板，分别于培养 24h、48h、72h 后各取出一板，每孔加入 MTT（5mg/mL）20μL，37℃，继续培养 4h，终止培养。在倒置相差显微镜下观察各组蓝紫色结晶物并拍照。吸弃孔内培养上清液，加入 150μL

DMSO,振荡 10min,选择波长为 490nm 的酶联免疫检测仪测定各孔光吸收值(OD 值),记录结果,并按以下公式计算细胞存活率[4]。

细胞存活率 =(实验组光吸收值/对照组光吸收值)×100%。

(五)HE 染色光镜下观察凋亡细胞

取指数生长期细胞,用胰蛋白酶消化制成单细胞悬液,调整细胞密度为 1×10^5/mL 接种于含盖玻片的培养瓶中,常规培养 24h 后,弃培养液,用药组加含有 D_1、D_2、D_3 浓度的 TFS 培养液,对照组更换新培养液,继续培养,分别于 24h、48h、72h 后,取出盖玻片,PBS 洗后,浸入 95% 酒精固定 15min,常规 HE 染色,梯度酒精脱水,中性树胶封片,普通光学显微镜下观察并拍照。

(六)透射电镜观察凋亡细胞

于药物作用 48h 后,各组收集 1×10^7 个细胞样品,分别离心,去上清液,4℃预冷,用 2% 戊二醛 4mL 前固定 2h,1% 四氧化锇后固定 30min,梯度酒精脱水,EPON812 浸透,包埋,修块,制备超薄切片,醋酸双氧铀、铅染液(含醋酸铅、硝酸铅和枸橼酸铅)染色,晾干[4]。在透射电镜下观察细胞的超微结构并拍照。

(七)DNA 琼脂糖凝胶电泳

按(六)收集各组细胞,加 0.9% NaCl 至 50mL,以 1200r/min 离心 15min,弃上清液,提取 DNA:于各样本中分别加入 STE 5mL(5M NaCl,2M Tris 7.5,0.1M EDTA 7.4),10% SDS 250μL,PK 50μL(100mg/mL),55℃过夜,加 5mL 酚(氯仿,异戊醇)混匀 10min,低温 (0℃)处理 10min 后,4000r/min 离心 20min,取上清,加入 NaAc 555μL,乙醇 11mL,-20℃过夜,4000r/min 离心,弃上清液,即得 DNA。自然干燥后,取 DNA 各样本分别溶于 100μL TE 缓冲液中,取 8μL DNA 溶液并用 2μL 含 2% 甘油的溴酚蓝染色,加入含 1% 琼脂糖,10mg/mL EB 6μL 凝胶电泳槽中,30mA,2h 后透射紫外灯下观察并拍照[5]。

(八)流式细胞仪检测凋亡细胞

于药物作用 24h 后,胰酶消化,离心,各组分别收集 2×10^6 个细胞样品,75% 乙醇固定 30min,1% Trition - 100,0.1% RNA 酶与 0.005% 的 PI 处理 20min,300 目筛网过滤,EPICS ELIFE 型流式细胞仪检测,发射波长 488nm,检测波长 620nm,DNA multi - eyele 软件分析结果。

(九)原位末端标记法定量检测凋亡细胞

分别于药物作用后 24h、48h、72h 收集细胞,PBS 洗 2 次后,细胞涂片,室温干燥。按原位细胞凋亡检测试剂盒(In Situ Cell Apoptosis Deteciton Kit,POD)说明进行操作: 10% 中性缓冲福尔马林室温固定 25min,PBS 洗 3min/次 ×2,放入 0.2% Tirton X - 100 PBS 溶液中,室温下 5min,PBS 洗 3min/次 ×2,双蒸水洗 3min/次 ×3,加标记缓冲液 (Labeling Buffer)50μL/片,室温 15min 后甩掉,加入混合液[内 μL TdT(末端脱氧核糖核酸转移酶),16μL Biotin - 11 - dUTP],37℃湿盒中标记 60min 后浸泡于 2 × SSC 液

中,室温 15min,PBS 洗 3min/次 ×3,放入新配制的 0.3% 过氧化氢 – 甲醇溶液中,室温 15min 后 PBS 洗 3imn/次 ×3,加封闭液(Blocking Reagent)50μL/片,室温放置 30min,甩掉封闭液,加入工作液[封闭液:Avidin – HRP(亲和素辣根过氧化物酶)= 50:1] 50μL/片,37℃湿盒反应 60min,PBS 洗 3min/次 ×3,DAB 显色液显色,苏木素复染,常规封片。在普通光学显微镜下计算凋亡指数(Apoptosis Index, AI),也称凋亡率,并拍照。计算方法:随机选取 5 个高倍视野,分别计数阳性细胞数及总细胞数,代入下式:

AI =(阳性细胞数/总细胞数)×100% 。

(十)细胞内钙离子浓度的检测

于药物作用 2h 后,低浓度胰蛋白酶消化,用不完全 RPMI – 1640 培养液配成 2×10^6/mL 的单细胞悬液,各实验组分别加入 1μL F – 127,摇匀,再加入 10μL Fluo – 3/AM(2.2μmol/L),摇匀,37℃孵育 30min 后,轻微振荡,不完全培养液洗 3 次后,重悬于不完全 RPMI – 1640 培养液中,37℃水浴保温备用,流式细胞仪同上,300 目筛网过滤,发射波长 488nm,检测波长 530nm[6];阴性组不加任何试剂直接上机。检测各组 PK;position(峰值)及 Mean(平均通道)值,了解细胞内相对钙离子浓度。

(十一)统计学分析

数据以均数 ± 标准差表示($\bar{x} \pm s$),符合方差齐性,正态分布,采用方差分析,q 检验,t 检验。

二、结果

(一)活细胞观察

正常状态下 Hep – 2 为贴壁生长细胞,生长旺盛,细胞分裂象多,细胞排列密集,整齐,呈梭形,多角形,轮廓清楚。药物处理组悬浮细胞明显增多,贴壁细胞间排列较前疏松,渐呈分离状态,细胞分裂象渐少,细胞逐渐变圆,胞质间颗粒增多,细胞折光性增强(见图 1 和图 2)。高倍镜下可见部分细胞核浓缩,有膜突起出泡现象。随着药物剂量的增大及作用时间的延长,培养液中出现碎片,并逐渐增多。

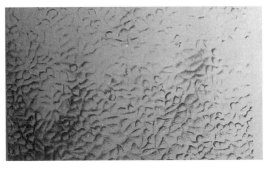 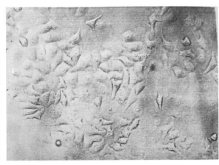

图 1　培养中的 Hep – 2 细胞生长状态(×200)　　图 2　TFS 作用后的 Hep – 2 细胞状态(×200)

(二)TFS 对细胞存活率的影响

四唑盐(MTT)比色实验是一种检测细胞存活和生长的方法。外源性的 MTT 能将活细胞线粒体中的琥珀酸脱氢酶还原成难溶性的蓝紫色结晶物(Formazan)并沉积在细胞中,而死细胞无此功能,通过二甲基亚矾(DNSO)溶解活细胞中的蓝紫色结晶物,并在酶联免疫检测仪 490nm 波长处测定其光吸收值(OD 值),来间接反映活细胞数量。不同剂量 TFS 作用细胞后形成的蓝紫色结晶物见图 3 和图 4。根据所测得的 OD 值求出细胞的存活率,药物作用细胞后对细胞的抑制率(细胞抑制率 = 1 − 细胞存活率)(见表 1)。

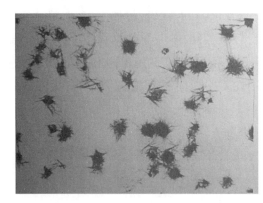 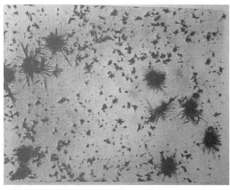

图 3　MTT 法:对照组的蓝紫色针状结晶物(×200)　　图 4　MTT 法:TFS 作用后结晶物减少(×200)

表 1　不同浓度的 TFS 作用 Hep − 2 不同时间的 OD 值,抑制率(t 检验)

组　别	24h		48h		72h	
	OD 值	抑制率/%	OD 值	抑制率/%	OD 值	抑制率/%
C	0.31 ± 0.05		0.36 ± 0.04		0.57 ± 0.03	
D_1	$0.25 \pm 0.04^*$	19.35	$0.27 \pm 0.05^{**}$	25.00	$0.39 \pm 0.02^{**}$	31.58
D_2	$0.19 \pm 0.02^{**}$	38.71	$0.21 \pm 0.03^{**}$	41.67	$0.23 \pm 0.04^{**}$	59.65
D_3	$0.12 \pm 0.02^{**}$	61.30	$0.10 \pm 0.02^{**}$	72.22	$0.07 \pm 0.03^{**}$	87.71

注:与同时间组比较,* 表示 $P < 0.05$,** 表示 $P < 0.01$。

以培养时间为横坐标,OD 值为纵坐标,绘出不同浓度药物作用后 Hep − 2 细胞的相对生长曲线(见图 5)。

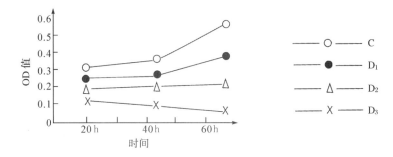

图5　不同浓度 FTS 作用后 Hep－2 细胞的相对生长曲线

根据上表可见,TFS 对 Hep－2 细胞的生长具有明显的抑制作用,各剂量组与同一时间对照组 OD 值比较均有显著差异(除小剂量组 24h 与对照组比较 $P < 0.05$ 外,其余均为 $P < 0.01$),其抑制作用具有一定的剂量、时间依赖关系,随着时间的延长,剂量的增大,抑制率随之增大。从图5可见,小剂量组细胞的增殖能力虽然小于对照组,但增殖大于死亡,故整体仍呈现生长增殖趋势;中剂量组细胞 72h 数目变化不明显,提示增殖与死亡处于平衡状态;大剂量组曲线呈下降趋势,提示细胞死亡占优势。

(三)HE 染色光镜下观察凋亡细胞

判断标准:凋亡细胞散在分布,体积缩小,细胞浆浓缩,核染色质密度增高,核边聚,细胞膜出现皱褶伴有出泡现象,但膜完整;坏死细胞则呈均质红染的无结构物质,核染色消失。观察结果:对照组细胞核染色淡而均匀,细胞大小差异不大(见图6);实验组可见部分细胞体积缩小,细胞膜完整,核浓染,核碎裂,伴有出泡现象,凋亡小体形成;随着 TFS 药物浓度的增大,作用时间的延长,该类细胞数目明显增多(见图7 和图8);实验组亦可观察到均质红染的无结构物质,尤其在大剂量组,随着药物作用时间的加长而增多。

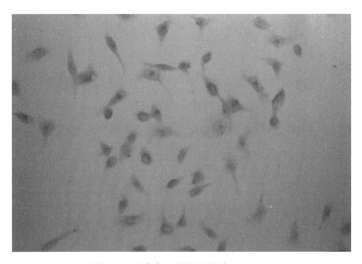

图6　HE 染色:对照组细胞(×200)

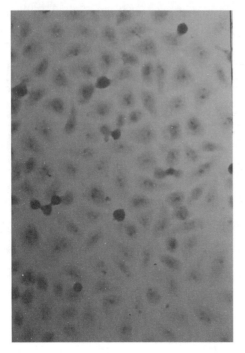 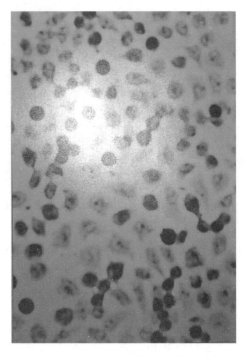

图 7　HE 染色:TFS 小剂量观察凋亡细胞　　　图 8　HE 染色:TFS 大剂量观察凋亡细胞
　　　（×200）　　　　　　　　　　　　　　　　　　（×200）

（四）透射电镜观察凋亡细胞

判断标准:凋亡细胞核浓缩,边聚,细胞浆内可见完整的细胞器,胞浆内"小泡"及"凋亡小体"形成。观察结果:对照组 Hep－2 瘤细胞圆形,细胞表面有许多细小突起,细胞质内细胞器减少,可见少量线粒体,粗面内质网及少量脂滴,细胞核畸形,核内常染色质呈颗粒状分布,异染色质凝集,核仁明显,可见到多个核仁,核质比高,瘤细胞分化度低,无凋亡小体形成(见图9 和图10)。TFS 作用后部分瘤细胞的胞质内可见到较多的线粒体及其他细胞器,细胞器结构完整,胞质浓缩,细胞核畸形,染色质高度凝集、边集,出现典型的凋亡细胞和凋亡小体(见图11 和图12),并可见凋亡小体正从瘤细胞表面向细胞间脱落(见图13),此变化与 TFS 药物浓度呈依赖关系,而对照组细胞无此特征。在大剂量组同时较易见到胞质破坏溶解的坏死细胞(见图14),提示大剂量组细胞的死亡方式以凋亡与坏死并存。

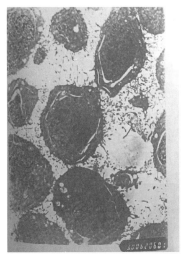 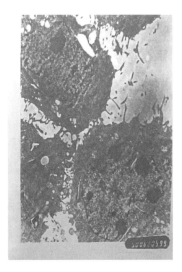

图9　透射电镜观察:对照组细胞(×300)　图10　透射电镜观察:对照组细胞(×500)

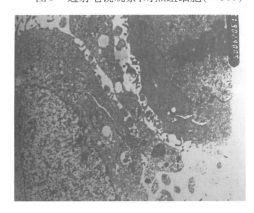 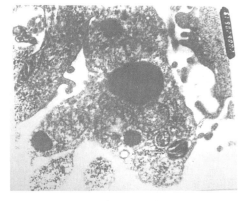

图11　透射电镜观察:
TFS作用后的凋亡细胞(×5000)

图12　透射电镜观察:
TFS作用后的凋亡小体(×20000)

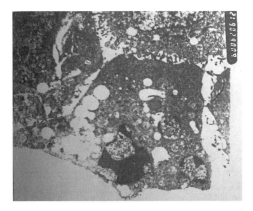 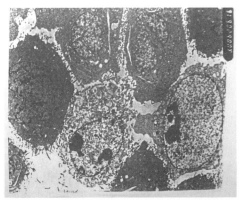

图13　透射电镜观察:TFS作用后正从
瘤细胞表面脱落的凋亡小体(×6000)

图14　透射电镜观察:
TFS作用后的坏死细胞(×3000)

(五)DNA 琼脂糖凝胶电泳

TFS 作用 Hep－2 细胞后大、中、小剂量组均出现典型的阶梯状 DNA 电泳条带（DNA ladder）（见图15），表明 TFS 三个剂量组在作用48h 后均可诱导 Hep－2 细胞发生凋亡；其中小剂量组电泳条带最细，考虑是该组细胞凋亡率偏小，规则 DNA 片段的含量较少所致；中、大剂量组电泳条带均较粗，而大剂量组除呈现典型 DNA 梯带外，背景较模糊，类似"血抹片"，提示该组细胞中部分细胞 DNA 发生不规则降解，DNA 片段大小不一，考虑为坏死细胞，此结果与前形态学观察相符。

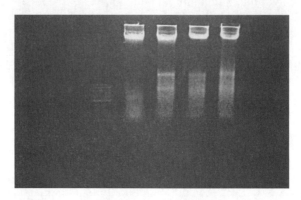

图15　DNA 电泳图谱

(六)流式细胞仪检测细胞凋亡

1. 光散射图谱

流式细胞仪检测的前向角散射光（fowrard csater，FSC）反映细胞的体积大小，侧向角散射光（side scater，SSC）与细胞内染色质的颗粒度有关，细胞凋亡时体积缩小，细胞内碎片增多，呈现低于正常的前散射和较高的侧散射，而坏死细胞则呈现单一较高的前、侧向散射，TFS 作用 Hep－2 细胞24h 后大、中剂量组图谱可见略低的前向散射角及较高的侧向散射角（见图16），符合细胞凋亡特征；小剂量组图谱与对照组图谱比较变化不明显。

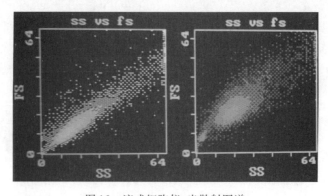

图16　流式细胞仪：光散射图谱

2.亚二倍体分析

TFS 作用 Hep - 2 细胞后大、中剂量组显示有 DNA 低含量颗粒(亚二倍体峰),亚二倍体峰表示 DNA 降解,又称细胞凋亡峰(见图17 和图18);小剂量组未见亚二倍体峰,结合光散射图谱分析,考虑为药物作用时间短,细胞凋亡率低,DNA 含量图显示不明显。

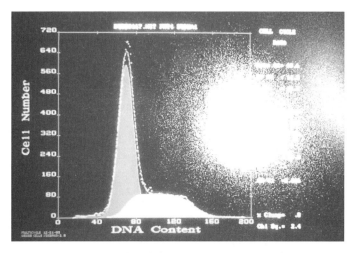

图17　流式细胞仪:对照组 DNA 含量图谱

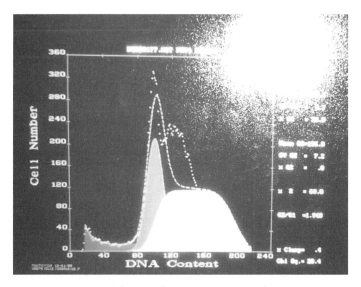

图18　流式细胞仪:TFS 作用后 DNA 含量图谱——凋亡峰

(七)原位末端标记法定量检测凋亡细胞

阳性细胞为细胞内有棕色颗粒者(见图19 和图20)。结果见表2。

表2　不同浓度的 TFS 作用 Hep – 2 细胞不同的细胞凋亡率(t 检验)

组　别	细胞凋亡率/%		
	24h	48h	72h
C	1.8 ± 0.4	2.2 ± 0.5	3.9 ± 0.7
D_1	$2.8 \pm 0.6^*$	$5.3 \pm 0.8^{**}$	$10.9 \pm 1.4^{**}$
D_2	$11.2 \pm 0.7^{**}$	$15.8 \pm 1.1^{**}$	$25.3 \pm 1.9^{**}$
D_3	$14.3 \pm 0.5^{**}$	$21.5 \pm 1.3^{**}$	$36.1 \pm 1.6^{**}$

注:与同时间对照组比较,$*$ 表示 $P < 0.05$,$**$ 表示 $P < 0.01$。

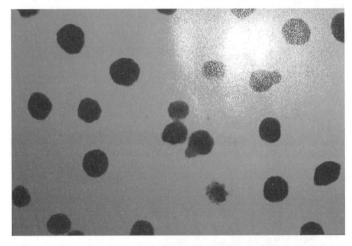

图19　原始末端标记检测:对照组的阴性细胞($\times 200$)

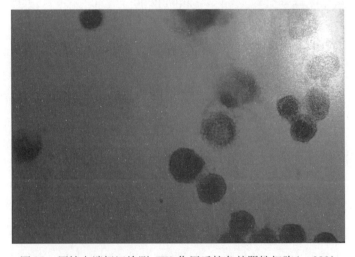

图20　原始末端标记检测:TFS 作用后棕色的阴性细胞($\times 200$)

Hep－2 细胞具有一定的自然凋亡率,镜下偶尔可见到阳性细胞,余均为阴性细胞,经 TFS 作用后,细胞凋亡率明显升高,各剂量组与同时间对照组比较差异显著[其中小剂量组 24h 凋亡率为(2.8±0.6)%,与对照组比较 $P<0.05$,其余结果均 $P<0.01$],表明 TFS 具有较强的诱导细胞凋亡作用。同时可观察到,细胞的凋亡率随着时间的延长及药物浓度的增大而增大,提示在一定的时间,剂量范围内,TFS 诱导 Hep－2 瘤细胞凋亡的作用具有时间、剂量依赖性。在大剂量组还可见到部分细胞核溶解、消失的坏死细胞碎片。

(八)细胞内钙离子浓度的测定

结果见表 3 及图 21、图 22。

表3　不同浓度 TFS 作用 Hep－2 后细胞内相对钙离子浓度变化(方差分析)

	PK:position	Mean
C	6.1±0.8	8.1±0.9
D$_1$	8.6±1.1[*]	11.3±1.1[*]
D$_2$	11.6±0.5[**△]	14.5±1.8[**△]
D$_3$	17.0±2.0[**△△]	17.3±1.6[**△]

注:不同浓度组与对照组比较,＊表示 $P<0.05$,＊＊表示 $P<0.01$;不同浓度组之间比较,△表示 $P<0.05$,△△表示 $P<0.01$。

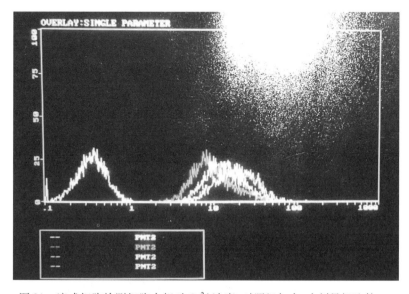

图 21　流式细胞检测细胞内相对 Ca^{2+} 浓度,对照组与中、小剂量级比较

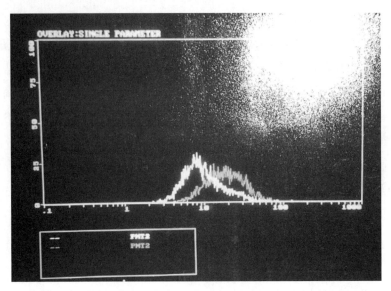

图22　流式细胞检测细胞内相对 Ca^{2+} 浓度,对照组与大剂量级比较

从表3及照片可见经 TFS 作用过的细胞内相对钙离子浓度均明显高于对照组,经统计学处理,差异显著(小剂量组与对照组比较 $P < 0.05$,中、大剂量组与对照组比较 $P < 0.01$)。不同剂量组之间细胞内钙离子浓度亦有明显不同,以 PK 峰值为参考,中、小剂量组比较 $P < 0.05$,中、大剂量组比较 $P < 0.01$,均具有显著差异;以 Mean 值为参考,结果与上相似,两组比较均为 $P < 0.05$,比较 PK 峰值及 Mean 值两种指标所测得的细胞内相对钙离子浓度,无明显差异($P > 0.05$)。提示胞内钙离子浓度的升高在 FTS 诱导的 Hep－2 细胞凋亡启动中可能起着重要的作用,同时也反映 PK 峰值及 Mean 值均可较好地反映细胞内的钙离子浓度。

参考文献:

[1]汤钊猷.现代肿瘤学[M].上海:上海科技出版社,1996:198－199.

[2]司徒镇强,吴军正.细胞培养[M].西安:世界图书出版社,1996:397.

[3]姜泊,张亚历,周殿元.分子生物学常用实验方法[M].北京:人民军医出版社,1994:147－155.

[4]方福德,杨焕明,张德昌,等.分子生物学前沿技术[M].北京:北京医科大学－中国协和医科大学联合出版社,1998:157.

[5]孙燕,中医中药在肿瘤综合治疗中的应用[J].中国中西医结合杂志,1997(6):323－324.

[6]王宁生,雷燕.关于血清药理学的若干思考[J].中国中西医结合杂志,1999(5):263－266.

[7]王洁,王曾礼,朱元珏,等.化疗药物对肺癌细胞凋亡诱导作用的研究[J].中华内科杂志,1998(8):532－535.

[8]邢承忠,陈俊青.细胞内游离 Ca^{2+} 和 CAMP 浓度在胃癌细胞凋亡过程中的变化特点[J].中国肿瘤临床,1999(5):355-357.

[9]李达,刘瑞萍,杨淑莲,等.中医药诱导肿瘤细胞凋亡的可行性探讨[J].中国中西医结合杂志,1996(7):433-434.

[10]左云飞,魏巍,张耀铮.榄香烯诱导肿癌腹水瘤细胞系 Hca-F25/16A3 凋亡的实验研究[J].中药药理与临床,1998(2):20-22.

[11]杨建勤.中药诱导肿瘤细胞凋亡的研究进展[J].湖北中医杂志,1998(1):54.

[12]常秀青,刘彤华,吴秉铨,等.全国端粒酶,P53 和细胞凋亡的研究及应用研讨会会议纪要[J].中华病理杂志,2000(1):9-10.

（原陕西中医学院肿瘤研究室:党琦、李新民）

天佛参口服液(TFS)对免疫调节作用的实验研究

一、实验材料

1. 实验动物:ICR 小白鼠,体重 18～20g;Wistar 大白鼠,体重 150～180g,雌雄兼用。由第四军医大学实验动物中心提供。

2. 实验药物:TFS 口服液,每支 20mL(含 50g 生药),由陕西中医学院制剂教研室提供。

3. 细胞株:S_{180} 肉瘤,L_{929} 细胞,分别由第四军医大学免疫研究室和南京中医学院微生物教研室提供。

二、方法与结果

1. 天佛参口服液对小鼠 IgA、IgG、IgM 含量的影响。

取 ICR 小白鼠 30 只,体重 18～20g,随机分为正常对照组、荷瘤对照组和 TFS 组,常规接种 S_{180} 肉瘤,接种后 24h,TFS 组灌服 TFS 口服液 0.3mL/只,第 15d 小白鼠眼球采血。测定 IgA、IgG、IgM 含量,结果见表 1。

表 1　天佛参口服液对小鼠 IgA、IgG、IgM 含量的影响($\bar{x} \pm SD$)　　　单位:mg/dL

组　别	动物数(N)	IgA	IgG	IgM
正常对照组	10	81 ±4.3	864 ±13	70 ±5.7
荷瘤对照组	10	64 ±5.2 *	548 ±11 *	58 ±6.4 *
天佛参组	10	73 ±2.8 **	677 ±15 **	62 ±5.1 **

注:* 表示 $P < 0.01$(与正常对照组比较),** 表示 $P < 0.05$(与荷瘤对照组比较)。

结果表明:荷瘤小鼠免疫球蛋白 IgA、IgG、IgM 含量低于正常对照小鼠;天佛参口服液可以提高荷瘤小鼠已经低下的 IgA、IgG、IgM 含量。

2. 天佛参口服液对大白鼠血浆中 cAMP 含量的影响。

取 Wistar 大白鼠 45 只,体重 150～180g,雌雄兼用,随机分为正常对照组、荷瘤对照组和天佛参组。常规接种 S_{180} 肉瘤,24h 后,天佛参组灌服天佛参口服液 2mL/只,连续 14d,对照组灌服等容量生理盐水,第 15d,大白鼠心脏采血,测定 cAMP 含量,结果见表 2。

表2　天佛参口服液对大白鼠血浆 cAMP 含量的影响($\bar{x} \pm SD$)

组　别	动物数(n)	cAMP/(pmol/mL)
正常对照组	15	58.67 ± 3.07
荷瘤对照组	15	37.5 ± 2.43
天佛参组	15	$49.84 \pm 3.81^{*}$

注:* 表示 $P < 0.05$(与荷瘤对照组比较)。

结果表明:天佛参口服液可使荷瘤小鼠低下的 cAMP 含量提高($P < 0.05$)。

3. 天佛参口服液对肿瘤坏死因子(INF)诱生的提高作用。

取 Wistar 大白鼠 20 只,随机分为对照组和天佛参组,每只动物均腹腔注射 10mg 卡介苗,第 15d 腹腔内注射 80μg LPS,90min 后采血。天佛参口服液组灌服天佛参口服液 2mL/只,连续 14d,对照组灌服等容量生理盐水。

取待测血清,稀释成不同浓度;靶细胞 L_{929} 用 10% 小牛血清、RPM1 - 1640 培养液调整为 2×10^{6}/mL 细胞,加入 96 孔细胞培养板中;100μL/孔,再加不同稀释倍数的待测血血清 100μL/孔,置 37℃,5% CO_2 培养箱中培养 18h。结果判定:以 50% 靶细胞死亡的最大稀释倍数为 INF 效价。结果见表3。

表3　天佛参口服液对大鼠 INF 诱生的促进作用

组　别	动物数(n)	INF 效价/(U/mL)	P 值
正常对照组	10	320	
天佛参组	10	640	< 0.001

结果表明:天佛参口服液能够明显促进 INF 的诱生作用($P < 0.001$)。

三、结语

本实验结果表明,天佛参口服液具有扶正培本的功效,对荷瘤小鼠的免疫功能低下有一定的提高作用,并可调节体内 cAMP 含量和促进肿瘤坏死因子(INF)的产生,为天佛参口服液的临床应用提供了一定的科学依据。

参考文献:

[1]李仪奎,王钦茂.中药药理实验方法学[M].北京:人民卫生出版社,1991:512.

[2]巴德年.实用免疫学技术与应用[M].北京:北京医科大学 - 中国协和医科大学联合出版社,1998.

[3]余贺,谢少文,杨桂贞,等.临床免疫技术[M].上海:上海科学技术出版社,1982.

(原陕西中医学院中心试验室:张跃林;原陕西中医学院免疫研究室:王益民)

天佛参口服液(TFS)对小鼠移植性肿瘤的
抗癌活性和机制的初步研究

天佛参口服液(以下简称 TFS)是陕西中医学院肿瘤研究室主任医师李新民教授治疗中晚期恶性肿瘤的常用方剂。对中晚期恶性肿瘤患者具有减少痛苦,提高生存质量,延长生命的作用,并能缓解放、化疗引起的毒副作用。为进一步探讨 TFS 抗癌效果及作用机理,我们进行了 TFS 抗肿瘤作用的实验研究。现将初步结果报道如下:

一、实验材料

1. 实验动物:昆明种 $C_{57}BL/J$ 小白鼠,体重 $18 \sim 22g$,雌雄兼用。由第四军医大学实验动物中心提供。

2. 瘤株:小鼠移植性肝癌(H_{22})和小鼠移植性肉瘤 S_{180},由本院药理教研室提供。小鼠艾氏腹水癌 EAC、小鼠淋巴细胞红白血病 P_{388} 瘤株,由第四军医大学动物实验中心提供。

3. 药品:TFS 由本院制剂教研室提供,20mL/支(含生药量 2.5g/mL),用于细胞培养时,将其 pH 值用 5% 碳酸氢钠调至 $7.2 \sim 7.4$。5 - 氟尿嘧啶(5 - Fu),南通制药厂生产,批号 861203。

4. 细胞培养液:199 培养基,产自美国 GIBCO 分公司。199 储存液的配制:在无菌室内,取其粉末 54.45g,加双蒸水至 1100mL,轻轻搅拌,待其完全溶解后用直径为 $0.45\mu m$ 的超微滤膜过滤灭菌,以 100mL 为单位进行分装,冻存。临用前取储存液 100mL,加双蒸水至 500mL,再分别加碳酸氢钠 175mg(0.35mg/mL)、青霉素 5 万单位(100 单位/mL)、链霉素 50mg(100μg/mL),后用 NaOH 或 HCl 调 pH 值至 $7.2 \sim 7.4$ 备用。

5. 同位素标记物:氚 - 胸腺嘧啶核苷(^{3}H - TdR)购自中国原子能科学研究院,放射比度 20Ci/mmol,实验前用生理盐水稀释成 10μCi/mL。

6. 闪烁液:二苯基噁唑(ppo)5g,1,2 - 双 2′[5′ - 苯基噁唑] - 苯(popop)0.4g,加

二甲苯至 1000mL。

7. 器材:分析天平,二氧化碳培养箱,Fj - 2101 型双道液体闪烁计数仪。

二、实验方法

1. 台盼蓝染色法:参照文献法[3],取接种 7 ~ 10d 生长良好的 H_{22} 癌细胞液,用生理盐水洗涤,离心 2 次。用 199 培养液稀释成 10×10^6 癌细胞/mL,台盼蓝染色证明存活率在 95% 以上,取其稀释液 0.5mL 置试管中,加入 0.5mL 不同浓度的 TFS,对照管加等容量的 199 培养液,混匀后置于 37℃ CO_2 培养箱中分别培养 1h、3h、5h 后取出,每管加生理盐水配制 0.2% 台盼蓝溶液 2 滴,混匀后置于显微镜下观察,以细胞被染为蓝色者为死亡的指征,观察每 100 个癌细胞中的细胞死亡数,求出其百分死亡率。

2. 小鼠移植性肿瘤筛选法按国内抗肿瘤疗效指标进行[4-5],小鼠 60 只,体重 18 ~ 22g,雌雄兼用,同一批同一性别,重复 3 次。每次实验均以接种后 7 ~ 10d 生长良好的 H_{22} 癌细胞液用生理盐水稀释 2 ~ 3 倍进行右腋皮下接种,每只 $5 \times 10^6/0.2mL$ 并要求在 30min 内接种完毕。次日随机分为 TFS 组(高低剂量两组)、5 - Fu 组、5 - Fu + TFS 组和生理盐水组。高剂量 TFS 组每天灌胃 TFS 原液 0.4mL,同时腹腔注射生理盐水 0.2mL;低剂量 TFS 组每天灌胃稀释 1 倍的 TFS 0.4mL,同时腹腔注射生理盐水 0.2mL;5 - Fu 组每天灌胃生理盐水 0.4mL,同时腹腔注射 5 - Fu0.2mL(按 25mg/kg 用生理盐水稀释);5 - Fu + TFS 组每天灌胃稀释 1 倍的 TFS 0.4mL,同时腹腔注射 5 - Fu 0.2mL(药量同 5 - Fu 组);生理盐水附对照组,每天灌胃生理盐水 0.4mL,同时腹腔注射生理盐水 0.2mL。每组动物分别灌服 TFS 或生理盐水。腹腔注射 5 - Fu 或生理盐水均 8d,次日称重后处死,解剖取出瘤块,分析天平称其重量,并做记录。按下列公式计算给药组瘤重抑制率,并进行统计学处理。

$$瘤重抑制率 = \frac{对照组平均瘤重 - 治疗组平均瘤重}{对照组平均瘤重} \times 100\%$$

TFS 口服液对小鼠移植肿瘤 S_{180} 的体内抑制作用,实验方法同 H_{22}。

3. 取移植性腹水癌 EAC、P_{388} 腹水按 1:4 稀释,每鼠腹腔注射 0.2mL(含癌细胞 5×10^6 个);接种后小鼠分为对照组,TFS 大(4g/kg)、中(2g/kg)、小(1g/kg)剂量组,天仙胶囊(2g/kg)对照组,每组均用灌胃法给药,对照组灌服等容量生理盐水,共 7 天,计算各组小鼠生命存活天数,各组生命的延长率。

4. 氚 - 胸腺嘧啶核苷($^3H - TdR$)掺入法:参照文献法[3,6],取接种后 7 ~ 10d 生长良好的 H_{22} 癌细胞液,以生理盐水洗涤,3500r/min 离心 2 次。用 199 培养液悬浮癌细胞。并调至 2×10^6 癌细胞/mL。台盼蓝染色证明癌细胞存活率在 95% 以上方能使用。实验分给药组和对照组。每组平行为 8 支试管,给药组设高、中、低剂量三组。各组分别加上述癌细胞液 0.8mL,给药组加 TFS 0.2mL,使其浓度分别为 0.01mL/mL、0.02mL/mL 和 0.04mL/mL。对照组加 0.2mL 199 培养液。同时各管再加入 0.1mL ^3H-TdR,充分混匀后置入 37℃ CO_2 培养箱 1h,3h 后,计数存活癌细胞数。同时各管以 3500r/min 离心 10min,弃去上清液。用 10% 三氯醋酸 2mL 洗涤沉淀,以清除游离的 ^3H-TdR 及其他小分子物质,再以 3500r/min 离心 5min 弃去上清液。将沉淀用1∶1乙醇-乙醚混合液 2mL 洗涤以除去脂类物质,3500r/min 离心 5min,弃去上清液。沉淀以 88% 0.5mL 甲酸消化后取 0.1mL 加入 4mL 闪烁液中,混匀,用 Fj2101 型双道液体闪烁计数仪测量每管的脉冲数(cpm),根据下列公式计算掺入抑制率,并进行统计学处理。

$$掺入抑制率 = \frac{对照组\ cmp - 给药组\ cmp}{对照组\ cmp} \times 100\%$$

三、实验结果

1. 体外对 H_{22} 的抑癌作用。由表 1 可见,TFS 体外对 H_{22} 癌细胞有直接杀死作用,其作用强度随浓度的增加及作用时间的延长而加强。

表 1　不同浓度 TFS 对 H_{22} 细胞的损害作用

分　组	药物的终浓度	实验次数	蓝染率		
			1h	3h	5h
对照组	—	2	5	11	13
TFS 组	4%	2	12	20	25[*]
	8%	2	31[**]	48[**]	60[**]
	12%	2	70[**]	83[**]	92[**]

注:[*] 表示 $P < 0.05$,[**] 表示 $P < 0.01$。

2. 体内对 H_{22}、S_{180} 的抑癌作用。由表 2 和表 3 可见,TFS 口服给药对 H_{22}、S_{180} 实体瘤有一定的抑制作用。低剂量 TFS 对 H_{22} 的平均抑癌率为 33.4%,高剂量为 39.8%,TFS 对 S_{180} 的低剂量平均抑瘤率为 41.1%,高剂量为 49.3%。抑瘤率有明显的剂量依赖关系,复试重现性好。TFS + 5-Fu 组,抑瘤率高于 5-Fu 组。TFS 对两种移植瘤的抑制率剂量间比较见表 2、表 3。

表2 TFS、5-Fu、5-Fu+TFS 对 H_{22} 抑制肿瘤作用比较

药物名称	剂量、给药途径及天数	动物只数		动物体重		瘤重($\bar{x} \pm SD$)		抑制率	P值
		治疗组 始/终	对照组 始/终	治疗组 始/终	对照组 始/终	治疗组	对照组		
低剂量 TFS	TFS 稀释1倍 0.4mL po×8 NS0.2mL ip×8	10/10	20/20	22.6/26.2	22.6/26	0.819±0.104	1.1922±0.046	31.3%	<0.01
		10/10	20/20	21/25.1	21/25	0.8042±0.097	1.2018±0.036	33.1%	<0.01
		10/10	20/20	22.5/20.5	22.9/20.5	0.9476±0.069	1.4748±0.086	35.8%	<0.01
								平均33.4%	
高剂量 TFS	TFS 原液 0.4mL po×8 NS0.2mL ip×8	10/9	20/20	22.6/26.4	22.6/26	0.7271±0.112	1.1922±0.046	39.0%	<0.01
		10/10	20/20	21/24.7	21/25	0.7334±0.078	1.2018±0.036	39.0%	<0.01
		10/10	20/20	22.3/20.5	22.9/20.5	0.8629±0.076	1.4748±0.086	41.5%	<0.01
								平均39.8%	
5-Fu	5-Fu0.2mL （25mg/kg）ip×8NS0.4mL po×8	10/10	20/20	22.6/22	22.6/26	0.3922±0.0311	1.1922±0.046	67.1%	<0.01
		10/10	20/20	21/22.4	21/25	0.4127±0.023	1.2018±0.036	65.7%	<0.01
		10/10	20/20	20/20.5	22.9/20.5	0.5741±0.045	1.4748±0.086	61.1%	<0.01
								平均64.6%	
5-Fu+ TFS	5-Fu 用量同5-Fu组 TFS用量同低剂量 TFS 组	10/10	20/20	22.6/24	22.6/26	0.288±0.029	1.1922±0.046	75.8%	<0.01
		10/10	20/20	21/23.6	21/25	0.3251±0.023	1.2018±0.036	72.9%	<0.01
		10/10	20/20	19.4/20.5	22.9/20.5	0.4991±0.032	1.4748±0.086	66.2%	<0.01
								平均71.6%	

表3 TFS、5-Fu、5-Fu+TFS 对 S_{180} 抗肿瘤作用比较

药物名称	剂量、给药途径及天数	动物只数		动物体重		瘤重($\bar{x} \pm SD$)		抑制率	P值
		治疗组 始/终	对照组 始/终	治疗组 始/终	对照组 始/终	治疗组	对照组		
低剂量 TFS	TFS 稀释1倍 0.4mL po×8 NS0.2mL ip×8	10/10	20/20	19/23.9	19/24.4	1.0671±0.123	1.8157±0.115	41.2%	<0.01
		10/10	20/20	21/22.3	21/22.2	0.8228±0.138	1.335±0.131	38.4%	<0.01
		10/10	20/20	20/19.7	20/21	0.8847±0.099	1.5691±0.1157	43.6%	<0.01
								平均41.1%	

表 3(续)

药物名称	剂量、给药途径及天数	动物只数		动物体重		瘤重($\bar{x} \pm SD$)		抑制率	P 值
		治疗组始/终	对照组始/终	治疗组始/终	对照组始/终	治疗组	对照组		
高剂量TFS	TFS 原液 0.4mL po×8 NS 0.2mL ip×8	10/10	20/20	19/24.2	19/24.4	0.8951±0.115	1.8157±0.115	50.7%	<0.01
		10/10	20/20	21/21.8	21/22.2	0.7081±0.129	1.335±0.131	46.9%	<0.01
		10/10	20/20	20/20.1	20/21	0.7784±0.098	1.5691±0.1157	50.4%	<0.01
								平均49.3%	
5-Fu	5-Fu 0.2mL (25mg/kg) ip×8 NS 0.4mL po×8	10/10	20/20	19/20.1	19/24.4	0.5723±0.032	1.8157±0.115	68.5%	<0.01
		10/10	20/20	21/19.8	21/22.2	0.39±0.048	1.335±0.131	70.8%	<0.01
		10/10	20/20	20/18.7	20/21	0.48±0.064	1.5691±0.1157	69.4%	<0.01
								平均69.6%	
5-Fu+TFS	5Fu 用量同 5-Fu 组，TFS 同 0.2mL TFS 组	10/10	20/20	19/21.6	19/24.4	0.5187±0.018	1.8157±0.115	71.4%	<0.01
		10/10	20/20	21/20.4	21/22.2	0.3004±0.03	1.335±0.131	77.5%	<0.01
		10/10	20/20	20/19.9	20/21	0.3916±0.058	1.5691±0.1157	75%	<0.01
								平均74.6%	

对 H_{22} 两组差异显著($P < 0.05$)，但对 S_{180} 差异不显著($P > 0.05$)。

3. 对移植性肿瘤腹水型延长存活率提示 TFS 对 EAC 和 H_{22} 腹水型 H_{22} 的作用较好，其大中剂量组生存期延长率均超过对照组的 50% 以上，但对 P_{388} 腹水型的存活率未达到要求。说明本药对白血病的癌细胞作用较差(见表 4 至表 7)。

4. TFS 对 [3]H - TdR 掺入 H_{22} 癌细胞的影响：由表 7 可见，剂量在 0.01mL/mL、0.02mL/mL、0.04mL/mL 培养 1h 的掺入抑制率分别为 43.6% 、47.7% 和 58.89%；3h 的掺入抑制率分别为 61.7% 、57.4% 和 57.7% 。说明 TFS 能够干扰 [3]H - TdR 掺入 H_{22} 癌细胞。与对照组比较，差异非常显著($P < 0.01$)。

表 4 TFS 对 EAC 小鼠生存期的影响

组 别	鼠数(n)	剂量	存活期($\bar{x} \pm SD$)/d	生命延长率(T/C×100%)
对照组	20	NS·0.2mL×7d	16.2±4.4	
TFS 大剂量组	20	4g/kg×7d	28.4±3.2	175
TFS 中剂量组	20	2g/kg×7d	26.3±2.2	162
TFS 小剂量组	20	1g/kg×7d	221.1±1.8	136
天仙胶囊组	20	2g/kg×7d	24.9±3.6	154

表 5　TFS 对 P_{388} 小鼠生存期的影响

组　别	鼠数(n)	剂量	存活期($\bar{x}\pm SD$)/d	生命延长率(T/C×100%)
对照组	20	NS·0.2mL×7d	14.7±0.85	
TFS 大剂量组	20	4g/kg×7d	21.3±2.1	144
TFS 中剂量组	20	2g/kg×7d	19.3±1.31	131
TFS 小剂量组	20	1g/kg×7d	18.2±1.4	124
天仙胶囊组	20	2g/kg×7d	17.1±1.62	116

表 6　TFS 对 H_{22} 小鼠生存期的影响

组　别	鼠数(n)	剂量	存活期($\bar{x}\pm SD$)/d	生命延长率(T/C×100%)
对照组	20	NS·0.2mL×7d	14.2±4.1	
TFS 大剂量组	20	4g/kg×7d	24.4±3.5	171
TFS 中剂量组	20	2g/kg×7d	22.1±2.7	155
TFS 小剂量组	20	1g/kg×7d	20.8±2.6	146
天仙胶囊组	20	2g/kg×7d	17.2±3.1	121

表 7　TFS 体外对 ^3H-TdR 掺入 H_{22} 癌细胞 DNA 合成的影响

分　组	TFS						对照组	
药物浓度/(mL/mL)	0.01		0.02		0.04		—	
作用时间/h	1	3	1	3	1	3	1	3
掺入量(cpm) $\bar{x}\pm SD$	198.08± 20.82	223.25± 24.07	183.25± 15.61	248.25± 34.05	144.66± 10.57	246.24± 30.46	351.01± 27.24	582.46± 54.39
抑制率/%	43.6*	61.7*	47.7*	57.4*	58.8*	57.7*	—	—

参考文献：

[1]李仪奎,王钦茂.中药药理实验方法学[M].上海:上海科学技术出版社,1991:512－520.

[2]王本祥.人参的研究[M].天津:天津科学技术出版社,1985:251－263.

[3]曾先兰,等.刺五加国外实验研究[J].中草药,1980(6):227.

[4]王永清,等.土贝母提取物抗肿瘤作用的研究[J].陕西新医药,1981(8):55.

（原陕西中医学院肿瘤研究室：董玉安、李新民）

233

TFS 对正常小鼠和移植瘤小鼠
免疫功能影响的实验研究

天佛参口服液(简称 TFS),是由天门冬、佛手、西洋参、倒卵叶五加、猕猴桃根、蟾酥等药研制而成,由陕西中医学院制剂教研室提供,动物实验初步证明该制剂能抑制小鼠移植瘤 S_{180}、H_{22} 肿瘤的生长,延长存活期[1]。为了进一步观察该口服液对正常小鼠和移植瘤小鼠免疫功能的影响,为临床应用提供理论基础及实验依据,本实验观察了该药在体外对正常小鼠 NKC 活性和 IL－2 活性的影响,该药对移植瘤 S_{180} 小鼠 NKC 活性、IL－2 活性、T 淋巴细胞转化功能、巨噬细胞吞噬功能以及脾和胸腺重量的影响,并初步探讨了该方的抑瘤机理。其方法结果报告如下。

一、材料与方法

1. 实验动物。

昆明种 $C_{57}BL/J$ 小鼠,NIH 小白鼠、615 近交系小鼠,体重 18 ~ 22g,雌雄各半,由中国中医研究院动物房提供。S_{180} 瘤种由北京中医学院免疫研究室提供。按常规选择接种后 7 ~ 11d,肿瘤生长旺盛,取动物健康较好的瘤源动物,将瘤细胞制成悬液,活力 >95%,以 2×10^5 个 S_{180} 瘤细胞接种于实验鼠右腋下,于 24h 后随机分组,用药组以 TFS 0.4mL 灌胃,对照组以等量生理盐水灌胃,每天 1 次。

2. 实验材料。

(1)TFS 由陕西中医学院制剂教研室提供。

(2)YAC－1 细胞由北京中医学院免疫研究室提供。

(3)RPMI－1640 培养基(GIBCO)。

(4)^3H－TdR 购自中国原子能科学研究院。

(5)DNA 酶:中科院上海生物化学研究所生产,批号:8702032。

(6)胰酶:Difco 产品。

(7)ConA:USA Sigma 产品。

(8)PHA:广州白云制药厂生产,批号:870805。

（9）闪烁液配方：ppo 4g，popop 0.4g，二甲苯 1000mL。

3. 仪器：多头细胞收集器，Beckman5701 液闪仪。由北京中医学院免疫教研室提供。

4. 方法：正常小鼠，移植瘤小鼠脾细胞 NKC 活性测定[2-4]。

（1）效应细胞制备：将小鼠摘眼球放血、处死，无菌取脾研碎，用 RPMI - 1640 液冲洗，经不锈钢网过滤后再经尼龙网过滤，用双蒸水破坏红细胞，恢复等渗后，用完全培养液制成单个脾细胞悬液，调整 NKC 数 1×10^7/mL，活力 > 95%。

（2）靶细胞标记：取传代 24h 的 YAC - 1 细胞 1×10^6/mL，活力 > 95%，加 10μCi/mL，^{3}H - TdR（比活性 20Ci）用液闪仪测 CPM，计算抑制率，两组统计学处理。

$$抑制率（\%）= \frac{单加靶细胞孔\ CPM - （效 + 靶孔\ CPM）}{单加靶细胞孔\ CPM} \times 100\%$$

5. 正常组小鼠、移植瘤 S_{180} 小鼠 IL - 2 活性测定[5-7]。

（1）IL - 2 粗制剂来源：无菌取脾研碎，用完全 RPMI - 1640 培养液制成单个脾细胞悬液 1×10^7/mL，ConA10μg/mL，37℃培养 2 ~ 4h，用 RPMI - 1640 培养液洗涤 3 次，除 ConA 后调成原细胞浓度，继续 37℃、5% CO_2 培养箱培养 48h，收集培养物，2000r/min 离心 20min，收集上清液，- 20℃冰箱保存备用。

（2）胸腺细胞制备：用纯系 615 小鼠，无菌取出胸腺研碎，用 RPMI - 1640 液冲洗，经不锈钢网和尼龙网过滤后，用完全培养液调细胞浓度 1×10^6/mL，ConA 60μg/mL。

（3）IL - 2 活性测定：取 96 孔圆底板，每孔加 1×10^6/mL，100μL 无 ConA 诱导的胸腺细胞悬液为对照，用药组、对照组加 100μL 的 IL - 2 粗制剂，每个标本 3 个复孔，于 37℃、5% CO_2 培养箱培养 72h，每孔加 1μCi ^{3}H - TdR，继续培养 14 ~ 16h，用多头细胞器收集到 49 型纤维滤纸上，测 CPM，计算刺激指数（SI）。两组统计学处理。

$$SI = \frac{用药级\ CPM}{对照组\ CPM}$$

6. 移植瘤 S_{180} 小鼠 T 淋巴细胞转化 ^{3}H - TdR 掺入法。

无菌取血 0.2mL，加入含完全 1640 培养液的瓶中，加入 PHA 70 单位，另设一组无 PHA 瓶对照摇匀后，置 37℃恒温箱中培养 72h，在完全培养结束前，16 ~ 24h，每瓶加入 ^{3}H - TdR 1μCi，培养结束后，将培养物移到离心沉淀管内，用 3% 冰醋酸 6mL，分 2 次冲洗培养瓶，洗液并入离心管内，2000r/min，离心沉淀 10min，如此重复 2 次，最后沉渣加 3% H_2O_2 1 滴，85℃水浴加温 15min 脱色，再加甲酸 0.2mL 继续加热 30min，使沉淀物完全溶解，将消化溶解的液体移于测样杯内，加闪烁液 10mL，用液闪仪测定 CPM 并计算刺激指数（SI）。

$$SI = \frac{\text{用药组 CPM}}{\text{对照组 CPM}}$$

7. 移植瘤 S_{180} 小鼠腹腔巨噬细胞功能测定。

将用药组和对照组小鼠腹腔注入 5% 鸡红细胞悬液 1mL,4h 后,拉颈处死,注入 1mL 生理盐水冲洗腹腔,吸出洗液滴于载玻片上,将玻片置 37℃ 培养 30min,用生理盐水洗去玻片上悬浮的细胞,自然吹干,甲醇固定 5min,Gremsa – Wright 氏染色,镜检计数 200 个巨噬细胞吞噬鸡红细胞的数和吞噬指数,计算吞噬百分率和吞噬指数,两组统计学处理。

$$吞噬百分率 = \frac{吞噬鸡红细胞的巨噬细胞数}{200 \text{ 个巨噬细胞}} \times 100\%$$

$$吞噬指数 = \frac{200 \text{ 个巨噬细胞中吞噬鸡红细胞总数}}{200 \text{ 个巨噬细胞}} \times 100\%$$

8. 移植瘤 S_{180} 小鼠脾脏,胸腺重量测定,以指数表示(mg/g)。

9. 移植瘤 S_{180} 小鼠肿瘤重量测定,计算抑瘤率,两组统计学处理。

$$抑瘤率 = \frac{对照组瘤重 - 用药组瘤重}{对照组瘤重} \times 100\%$$

二、实验结果分析

1. TFS 在体外对正常小鼠脾细胞 NKC 活性的影响。

实验期间,我们选择了 TFS 含量 $200\mu g/mL$、$400\mu g/mL$、$800\mu g/mL$ 进行实验,结果如图 1 所示。同时为了不影响靶细胞,而可促进效应细胞的用药剂量,在 YAC – 1 细胞管中加入 $800\mu g/mL$、$1mg/mL$、$1.2mg/mL$ 的 TFS,然后测 YAC – 1 细胞的脉冲数,当药物剂量达到 $1mg/mL$ 时,脉冲数明显降低,说明高剂量对靶细胞有毒性作用(如图 2 所示)。TFS 在 $200\mu g/mL$、$400\mu g/mL$、$800\mu g/mL$ 时,同正常对照组比,$P > 0.05$,见表 1。

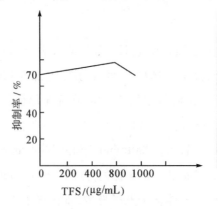

图 1　不同剂量 TFS 对 NKC 活性的影响

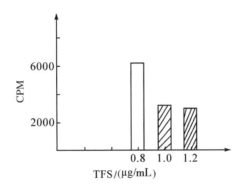

图 2　TFS 在不同剂量对靶细胞毒性的作用

表 1　为 400μg/mL 时 TFS 对 NKC 活性影响的结果

分　组	用药组	对照组	正常对照组
YAC $- 11 \times 10^5$/mL	100μL	100μL	100μL
NKC $- 1 \times 10^7$/mL	100μL	100μL	—
TFS	50mL	—	—
培养液	—	50μL	150μL
CPM	1402 ± 60	1880 ± 322	6540 ± 870
抑制率	78.5%	71.25%	—
P	< 0.05	—	—

2.TFS 在体外对正常小鼠 IL－2 活性的影响。

（1）IL－2 粗制剂在制备时,分别加 TFS 200μg/mL、400μg/mL、800μg/mL,在 37℃培养 4h,然后洗涤掉,同前法。

（2）TFS 有促进正常小鼠 IL－2I 活性的作用(见表 2)。

（3）不同剂量对 IL－2 活性的影响如图 3 所示,当 TFS 剂量为 1mg/mL 时,对细胞有毒性作用。

表 2　TFS 对正常小鼠 IL－2 活性的促进作用

分　组	胸腺细胞 1×10^5/mL（Con A 3μg/mL）	IL－2	培养液	CPM $\bar{x} \pm$ SD	SI	P
用药组	100μL	100μL$^{\triangle}$	—	2418 ± 76	13.73	—
对照组	100μL	100μL	—	1561 ± 80	8.87	< 0.05
正常对照组	100μL	—	100μL	176	—	—

注:△表示含 400μg/mL TFS 作用的粗制剂 IL－2。

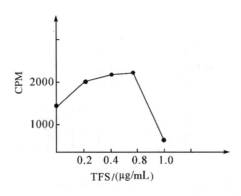

图 3   不同剂量的 TFS 对 IL－2 活性的影响

3. TFS 在体内对移植瘤 S_{180} 小鼠免疫功能的影响。

（1）TFS 的抗肿瘤作用见表 3。小鼠接种 S_{180} 后，5d 可触及皮下肿瘤，12d 对照组肿瘤长至 2.01g（2 次均值），用药组 5d 也触及皮下肿瘤，12d 肿瘤长至 0.998g（2 次均值）。

表 3   TFS 的体内抗肿瘤作用

分　组	始末鼠 /只	药量 /mL	给药途径	给药次数	瘤重 $(\bar{x} \pm SD)$/g	抑瘤率	P
用药组	9	0.4	灌胃	12	0.91 ± 0.44	51.85%	< 0.02
对照组	9	0.4$^\triangle$	灌胃	12	1.89 ± 0.85		
用药组	9	0.4	灌胃	12	1.06 ± 0.56	50.47%	< 0.01
对照组	9	0.4$^\triangle$	灌胃	12	2.14 ± 0.52		

注：△表示生理盐水，以下同。

（2）移植瘤 S_{180} 小鼠胸腺，脾脏重量测定，以 mg/g 表示，见表 4。

表 4   TFS 的体内抗肿瘤对移植 S_{180} 小鼠脾重和胸腺指数的影响

分组	始末鼠 /只	药量 /mL	给药途径	给药次数	胸腺指数 $(\bar{x} \pm SD)$	P	脾脏 $(\bar{x} \pm SD)$	P
用药组	9	0.4	灌胃	12	2.59 ± 0.40		194.55 ± 57.2	< 0.01
对照组	9	0.4$^\triangle$	灌胃	12	1.89 ± 0.46		124.3 ± 19.38	
用药组	9	0.4	灌胃	12	2.78 ± 0.32	< 0.05	199.1 ± 56.3	< 0.01
对照组	9	0.4$^\triangle$	灌胃	12	2.61 ± 0.18		125.5 ± 20.6	

表 5 TFS 对移植瘤 S_{180} 小鼠腹腔巨噬细胞吞噬功能的影响

分组	始末鼠/只	药量/mL	给药途径	给药次数	MQ 吞噬率 ($\bar{x} \pm SD$)/%	P	吞噬指数 ($\bar{x} \pm SD$)	P
用药组	8	0.4	灌胃	12	51.88 ± 16.36		0.76 ± 0.18	
对照组	8	0.4△	灌胃	12	28.75 ± 7.34	< 0.02	0.39 ± 0.06	< 0.01
用药组	8	0.4	灌胃	12	49.5 ± 15.74		0.81 ± 0.17	
对照组	8	0.4△	灌胃	12	31 ± 9.67	< 0.05	0.43 ± 0.09	< 0.01

表 6 TFS 对移植瘤 S_{180} 小鼠 T 淋巴细胞转化功能的影响

分组	始末鼠/只	药量/mL	给药途径	给药次数	CPM ($\bar{x} \pm SD$)	无 PHACPM ($\bar{x} \pm SD$)	SI	P
用药组	8	0.4	灌胃	12	2872 ± 528	336 ± 91	8.55	
对照组	8	0.4△	灌胃	12	1490 ± 427	401 ± 91	3.72	< 0.01

本次实验重复 3 次。

表 7 TFS 移植瘤 S_{180} 小鼠 IL - 2 的影响

分 组	始末鼠/只	药量/mL	给药途径	给药次数	CPM ($\bar{x} \pm SD$)	SI	P
用药组	7	0.4	灌胃	12	3409 ± 1070	14.69	
对照组	7	0.4△	灌胃	12	1595 ± 660	6.88	< 0.02
正常对照组	—	—	—	—	232		
用药组	7	0.4	灌胃	12	4414 ± 1712	24.79	
对照组	7	0.4△	灌胃	12	1564 ± 396	8.79	< 0.01
正常对照组	—	—	—	—	178		

表 8 TFS 对移植瘤 S_{180} 小鼠 NKC 活性影响

分 组	始末鼠/只	药量/mL	给药途径	给药次数	CPM ($\bar{x} \pm SD$)	抑制率/%	P
用药组	7	0.4	灌胃	12	1388 ± 548	64.62	
对照组	7	0.4△	灌胃	12	2652 ± 446	32.4	< 0.002

表8(续)

分　组	始末鼠/只	药量/mL	给药途径	给药次数	CPM ($\bar{x} \pm SD$)	抑制率/%	P
正常组对照组	—	—	—	—	3923		
用药组	7	0.4	灌胃	12	1721 ± 410	57.05	
对照组	7	0.4△	灌胃	12	2706 ± 327	32.5	< 0.01
正常组对照组	—	—	—	—	4007		

三、结 论

本文结果表明:TFS 在体外实验中可以促进正常小鼠脾脏的 NKC 活性和 IL－2 活性(在 ConA 诱导下)。在体内实验中可以提高移植瘤 S_{180} 小鼠脾脏 NKC 活性和 IL－2活性,促进 T 淋巴细胞转化,提高吞噬功能,增加脾脏、胸腺的重量,从而起到抑瘤作用。

参考文献:

[1]冯作化,等. 用^{3}H－TdR 标记的靶细胞检测细胞介导的细胞胞毒作用[J].中国免疫学杂志,1988(2):27.

[2]吴厚生,等. 用^{3}H－TdR 释放法测量细胞介导的细胞毒功能[J].上海免疫学杂志,1987(4):230.

[3]郑一,等.应用小鼠胸腺细胞测定的细胞介素 2 及白介素 1 的条件和局限性[J].中国免疫杂志,1988(2):80.

[4]吴易元.人类 T 细胞生长因子的产生和测定[J].中华微生物和免疫学杂志,1984(4):691.

[5]周道洪.测定淋巴细胞转化和鼠白细胞介素 2 活性的新方法——MTT 比色分析法[J].1986(1):39.

[6]杨贵贞.医学免疫学[M].长春:吉林人民出版社,385.

(原陕西中医学院治疗研究室:陈凯、李新民;原北京中医学院免疫教研室:周勇、严宣左)

天佛参口服液对人和动物肿瘤细胞
体外抑制效应的实验研究

提　要：本实验应用集落形成法测定 TFS 对 MGC_{803}、$SMMC_{7721}$、EMT_6 肿瘤克隆原细胞的抑制作用和应用上 3 种肿瘤细胞染料排斥试验测定 TFS 对肿瘤细胞生长率的影响。证明了天佛参口服液(TFS)可抑制人和动物肿瘤集落的形成,直接杀伤人和动物肿瘤细胞,抑制人和动物肿瘤细胞的生长、降低其生长率,肿瘤细胞的生长率与药物浓度呈负相关,肿瘤细胞集落形成率与药物浓度呈负相关,而 TFS 药物浓度与抑制集落形成呈正相关。TFS 与对照抗肿瘤药物天仙胶囊,相关显著($P < 0.05$)。但它们的 $LC_{50} < 10\mu g/mL$ 均有进一步研究的价值。TFS 对 3 种肿瘤细胞的半数抑制率 LC_{50} 分别为 $MGC_{803}4\mu g/mL$、$SMMC_{7721}6\mu g/mL$、$EMT_63\mu g/mL$。

关键词：MGC_{803};$SMMC_{7721}$;EMT_6;TFS;肿瘤 细胞;抑制

天佛参口服液(简称 TFS)是由天门冬、佛手、西洋参、倒卵叶五加、猕猴桃根、蟾酥等药物制成,体内实验已证实对小鼠 S_{180} 和 H_{22} 实体肿瘤生长有明显的抑制作用,延长其生存时间,和 5 - Fu 联合使用具有增效作用[1]。本实验采用染料排斥试验测定 TFS 抗肿瘤作用和集落形成法测定 TFS 对肿瘤克隆原(Clonogenic)细胞的抑制作用,现将实验报告如下。

一、材料和方法

(一)细胞株

胃癌 MGC_{803} 细胞,肝癌 $SMMC_{7721}$ 细胞,小鼠乳腺癌 EMT_6 细胞。

(二)药物

天佛参口服液由陕西中医学院肿瘤研究室提供,每毫升含生药 2.5g,以 $RPMI_{1640}$ 培养液稀释并将其调至 pH 值为 7.0 ~ 7.2;阴性对照药物选用 $RPMI_{1640}$ 培养液;阳性对照药物选用天仙胶囊,批号为 910714,同样以 $RPMI_{1640}$ 培养液将其稀释过滤后提取药液并调至 pH 值为 7.0 ~ 7.2,同时过滤除菌。

（三）试剂

瑞氏姬姆萨染液（北京化工厂生产），批号 780826;0.4% 台盼蓝染液（上海化学试剂分装厂生产,chroma 进口分装 85 - 91 - 05）;0.25% 胰蛋白酶消化液;DIFco 进口分装（上海采购站分装）;RPMI$_{1640}$ 粉购自 USA Sigma。按其要求配制 RPMI$_{1640}$ 培养液,其中含氢离子缓冲剂 HEPES 购自 USA Sigma,最终使用浓度为 10mmol/L。

（四）器材

25mL 带帽细胞培养瓶,10mL 带帽刻度离心管,血细胞计数板和刻度滴管等均购自上海医用玻璃器材厂。

（五）设备

CO_2 培养箱,购自 USA Forma scientific。超净工作台,购自苏州净化设备厂。倒置显微镜,购自日本 Olympus。离心机,购自北京医用离心机厂。

（六）药物

稀释浓度,将天佛参口服液分别稀释为原液（2.5g/mL）的 1/10,1/100,1/1000,1/10000,1/100000,每个稀释度做 10mL 备用,天仙胶囊也同时做 5 个稀释度。取天仙胶囊 12 粒将其溶于 RPMI$_{1640}$ 中制备成为 12mL,即为原液（2.5g/mL）,再稀释为原液的 1/10,1/100,1/1000,1/10000,1/100000。

（七）染料排斥法实验步骤

（1）分别取生长良好的 MGC$_{803}$ 细胞、SMMC$_{7721}$ 细胞、EMT$_6$ 细胞经胰酶消化离心,计数细胞浓度调至 1×10^4/mL,分别加入 25mL 培养瓶中,每瓶 4mL,即每瓶细胞数为 4×10^4。

（2）每种细胞为一组,而每个药物稀释度为一剂量组,每剂量组设对照药物,每剂量组为 3 瓶。

（3）将每一个稀释度的药物 40μL 分别加入相应各个剂量组的培养瓶中。

（4）在含 5% CO_2、37℃培养箱中培养 4d。

（5）4d 后分别取各瓶细胞经胰酶消化后加 RPMI$_{1640}$ 吹打均匀,取细胞悬液 0.4mL 加 0.4% 台盼蓝液 0.1mL,室温内作用 5min 以血球数板计活细胞数,未染色为活细胞,死细胞呈蓝色。

（八）集落形成法测定药物对肿瘤克隆原细胞抑制实验方法

（1）分别取 MGC$_{803}$、SMMC$_{7721}$、EMT$_6$ 对数生长期的肿瘤细胞,经胰蛋白酶消化,离心,台盼蓝染色计数调至 50mL 活细胞。

（2）取 15mL 培养瓶每瓶加细胞悬液 2mL,即 1000 个活细胞,并分别加不同受试药物 20μL 摇匀。

（3）以 5% CO_2、37℃培养箱中培养 7d。

（4）弃培养液，用瑞氏姬姆萨染液染色。镜下计含有 50 个细胞以上的集落。

（九）观察指标

（1）求出各浓度组的生长率，绘制生长率曲线，实验组与对照药物组的生长率曲线。

$$生长率 = \frac{各实验组活细胞数}{对照活细胞率} \times 100\%$$

（2）凡超过 50 个细胞的团块为一个集落，计算各不同浓度组集落形成率，并绘制细胞集落形成率曲线。

$$集落形成率 = \frac{集落形成数}{所接种细胞} \times 100\%$$

二、结果

（一）TFS 对细胞生长率的影响

从图 1 至图 3 中可以看出细胞生长率随着 TFS 药物对数浓度的增加而呈下降的趋势，经统计学处理呈高度的负相关（r 值在 0.8~0.7 之间，$P < 0.01$），与对照药物组天仙胶囊相差显著（$P < 0.05$）。TFS 对 MGC_{803}、$SMMC_{7721}$、EMT_6 半数抑制浓度（LC_{50}）分别为 $4\mu g/mL$、$6\mu g/mL$ 和 $3\mu g/mL$，而对照组药物对上述 3 种细胞的半数抑制浓度分别为 $6\mu g/mL$、$8\mu g/mL$ 和 $5\mu g/mL$。

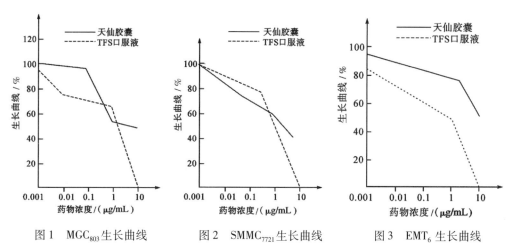

图 1　MGC_{803} 生长曲线　　图 2　$SMMC_{7721}$ 生长曲线　　图 3　EMT_6 生长曲线

（二）TFS 对肿瘤细胞集落形成的影响

从图 4 至图 6 中可以看出 TFS 具有抑制细胞集落形成的能力，随着药物浓度的增加，其对集落形成抑制率也相应增加，呈现正相关，而与细胞集落形成率呈负相关。从图中不难看出与对照药物天仙胶囊相差显著（$P < 0.05$），但其 LC_{50} 均小于 $10\mu g/mL$，

提示有进一步实验价值。

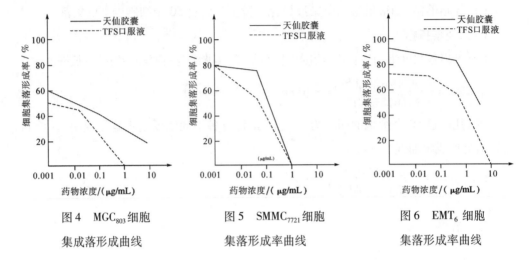

图 4　MGC$_{803}$ 细胞
集成落形成曲线

图 5　SMMC$_{7721}$ 细胞
集落形成率曲线

图 6　EMT$_6$ 细胞
集落形成率曲线

三、结论

（1）从 TFS 对三株人和动物肿瘤细胞集落形成抑制情况来看，该药不但具有直接杀伤肿瘤细胞作用，而且体外实验证明具有抑制单个细胞克隆的增殖能力。

（2）从 TFS 对三株人和动物肿瘤细胞生长率的影响和集落形成来看，对照药物天仙胶囊的 LC$_{50}$ 小于 10μg/mL，而 TFS 的 LC$_{50}$ 小于 6μg/mL，其在肿瘤药物研究方面均有进一步探讨的价值。

（3）从 TFS 体外对人和动物三株肿瘤细胞抑制和杀伤作用并且结合以前的研究结果，表明 TFS 具有广谱的抗肿瘤作用，且具有一定的量效关系。

（原第四军医大学：朱德生、刘文英、娄清林；原陕西中医学院肿瘤研究室：李新民）

天佛参(TFS)口服液抑制肿瘤转移的作用

转移是恶性肿瘤细胞的基本生物学特征之一,也是引起宿主死亡的主要原因,目前对转移的研究仍处于生物学研究摸索阶段。许多因素可以引起肿瘤的自发性转移,但是否发生转移,主要决定于肿瘤和机体两方面的状态。我们的研究证明:天佛参(TFS)口服液/冲剂具有直接杀伤肿瘤细胞和提高机体免疫功能的作用,在此基础上,进一步探讨了 TFS 对肿瘤转移的抑制作用,为临床应用提供实验依据。

一、实验材料

(1)药物:TFS 口服液,20mL/支(含生药50g)。由陕西中医学院制剂教研室提供。

(2)动物:昆明种 $C_{57}BL/J$ 小白鼠。体重 18～22g,雌雄兼用,由第四军医大学动物中心提供。

(3)瘤株:Lewis 肺癌细胞株,H_{22}小鼠移植性肝癌细胞株,由第四军医大学动物中心和西安医科大学病理教研室提供。

二、方法与结果

1. TFS 对 Lewis 肺癌自发性血道转移的影响。

实验动物 $C_{57}BL/J$ 随机分为对照组和 TFS 组。每组 10 只,两组小鼠均接种 Lewis 肿癌细胞 $1×10^{8}$ 个/只(按常规接种于腋下)。于接种后 24h,TFS 组灌胃(po)TFS 口服液,3g(生药)/(只·d),连续15d;对照组灌服等量生理盐水。于第21d 处死全部动物,解剖取肺,以 Bouin 液固定,24h 后计数肺表面可见的转移结节数,结果见表1。

表1 TFS 对小鼠 Lewis 肺癌血道转移的影响

组　别	肺转移灶数($\bar{x}±SD$)	P 值
对照组	74.30±2.4	
TFS 组	48.7±3.1	<0.01

注:$P<0.01$,表明 TFS 具有抑制肿瘤血行转移的作用。

2. TFS 对 H_{22} 淋巴道转移的抑制作用。

实验动物昆明种 $C_{57}BL/J$ 小鼠随机分为对照组和实验组,每组 10 只,取小鼠 H_{22} 腹水癌细胞,分别接种于小鼠左后肢脚掌皮下,于接种后第 24h,开始灌胃(po)TFS 口服液 3g/(kg·d)。连续 20d,对照组 po 等容量生理盐水。定期检查脚掌肿瘤生长情况和腘窝淋巴结肿大情况,于第 24d 处死小鼠取同侧腘窝淋巴结和左、右腹股沟及腋部淋巴结,10% 福尔马林固定,HE 染色,显微镜下检查肿瘤细胞转移情况,结果见表 2。

表 2　TFS 对小鼠肝癌 H_{22} 淋巴转移的影响

组　　别	淋巴结转移的分布阳性数(n)			总　计
	腘窝淋巴结	腹股沟	腋部	
对照组	10	13	12	35
TFS 组	4	7	4	15*

注:*表示 $P < 0.01$,经统计学处理有显著性差异。表明 TFS 能抑制肿瘤淋巴结转移。

三、结语

肿瘤患者虽经手术、放化疗能阻止原发瘤的生长,但多数患者仍死于肿瘤转移。TFS 是具有中医特色的抗癌新药,具有杀伤肿瘤细胞和提高机体免疫功能的作用,而这两方面恰恰影响着肿瘤细胞转移的发生与发展。我们的实验结果进一步证明了 TFS 抑制肿瘤转移的作用,很值得进一步研究。

(原陕西中医学院肿瘤研究室:王益民、陈凯、杜秀平、李新民)

天佛参口服液(TFS)对化疗药物治疗癌瘤增效减毒作用的实验研究

一、实验材料

(一)实验药物

天佛参口服液(TFS)20mL/支(生药量50g),由陕西中医学院制剂教研室提供。

5-氟尿嘧啶(5-Fu),上海第十三制药厂生产,每支250mg,批号841004。

丝裂霉素C(MMC),日本协和发酵药厂生产,每支2mg。

环磷酰胺(CTX),上海第十二制药厂生产,每支200mg,批号851008。

甲氨蝶呤(MTX),上海第十二制药厂生产,每支5mg,批号831004。

(二)实验动物

昆明种 $C_{57}BL/J$ 小白鼠,体重18~20g,雄性,由第四军医大学动物中心提供。

(三)瘤株

S_{180} 肉瘤腹水型。由第四军医大学提供。本室腹腔注射传代,每周传1次。

二、方法与结果

(一)天佛参口服液(TFS)对 MMC 抗肿瘤作用的增效减毒作用

取昆明小白鼠30只,体重20g±2g,雄性,在无菌条件下于右前肢腋部皮下接种 S_{180} 细胞 5×10^6 个/0.2mL,随机分成对照组、丝裂霉素C(MMC)组和 MMC+TFS 组。

MMC腹腔注射,剂量为1mg/kg;天佛参口服液灌胃,剂量为2g/kg(临床治疗剂量),给药结束后,采血做白细胞、血小板计数和血红蛋白定量,然后检测小鼠腹腔巨噬细胞(MQ)吞噬功能,计算吞噬百分数及吞噬指数,最后解剖称瘤重,结果见表1至表3。

表 1　天佛参口服液和 MMC 对 S_{180} 肉瘤抑制作用

组　别	动物数(n)	瘤重($\bar{x} \pm SD$)/g	抑制率/%	P 值
对照组	10	1.04 ± 0.37		
MMC 组	10	0.20 ± 0.12	80.76	< 0.001
MMC + TFS 组	10	0.18 ± 0.09	82.69	< 0.001

表 2　各组小鼠血白细胞、血小板计数和血红蛋白检验结果

组　别	白细胞数/(千/mm³)	血小板数/(千/mm³)	血红蛋白/(g/100mL)
对照组(10 只)	12.8 ± 3.6	115.3 ± 24.6	13.82 ± 1.21
MMC 组(10 只)	10.9 ± 2.7	87.3 ± 20.8*	11.71 ± 1.35
MMC + TFS 组(10 只)	11.6 ± 3.5	112.9 ± 15.5*	12.36 ± 1.77

注：*表示血小板计数 MMC 组和 MMC + 天佛参组相比差异明显($P < 0.05$)。

表 3　各组小鼠吞噬百分数、吞噬指数试验结果

组　别	动物数(n)	吞噬百分数/%	吞噬指数($\bar{x} \pm SD$)
对照组	10	18.21 ± 6.5	0.216 ± 0.11
MMC 组	10	11.63 ± 7.8*	0.118 ± 0.07*
MMC + TFS 组	10	17.51 ± 4.9*	0.201 ± 0.03*

注：*表示 MMC 组和 MMC + 天佛参组比较，吞噬百分数和吞噬指数 $P < 0.01$。

(二)天佛参口服液(TFS)对 5 - Fu 抗肿瘤作用的影响

小鼠右腋皮下接种 5×10^6 个/0.2mL，S_{180} 肿瘤细胞，接种 24h 后，随机分为对照组、5 - Fu 组和 TFS 组，5 - Fu 腹腔注射(50mg/kg)1 次，天佛参口服液灌胃(2g/kg)连续 14d，于用药结束后，处死动物，解剖，称取瘤重，计算抑制率(%)，结果见表 4。

表 4　5 - Fu 和天佛参口服液对 S_{180} 肉瘤的抑制作用

组　别	动物数(n)	瘤重($\bar{x} \pm SD$)/g	抑制率/%	P 值
对照组	10	1.334 ± 0.14		
5 - Fu 组	10	0.70 ± 0.04	47.52	< 0.01
5 - Fu + TFS 组	10	0.42 ± 0.03	68.51	< 0.01

（三）天佛参口服液（TFS）对甲氨蝶呤（MTX）致死毒性小鼠的解毒作用

取昆明种 C57BL/J 小鼠 40 只，随机分为 MTX 组、MTX + TFS 组，每组 20 只，两组小鼠均腹腔注射 1 次甲氨蝶呤（MTX，20mg/kg）造成毒性模型，MTX + TFS 组于注射 MTX 前 5d 开始灌胃天佛参口服液（2g/kg）；MTX 组灌服等容量生理盐水，观察 10d 生存率，并且重复 3 次。结果见表 5。

表 5　天佛参口服液对 MTX 的解毒作用

组　别	动物数（n）	10 天存活数（n）	生存率/%	P 值
MTX 组	20	5	25.00	
MTX + TFS 组	20	12	60.00	< 0.01

结果表明：天佛参口服液对甲氨蝶呤的致死性毒性有减毒作用（$P < 0.01$）。

三、结论

实验结果表明：天佛参口服液（TFS）对化疗药物具有一定程度的增效减毒作用，提示我们在临床应用中与化疗联合应用，作为化疗药物的保护剂，对于提高疗效、减轻毒副反应的发生，具有重要的应用价值。

（原陕西中医学院肿瘤研究室：董玉安、王益民、陈凯、杜秀平、杨峰、李新民）

天佛参口服液(TFS)对裸鼠体内人肿瘤
抑制作用的实验研究

人体肿瘤裸鼠体内移植是目前最接近人类肿瘤生物学特征的动物实验模型,对研究、筛选有效的抗癌药物具有一定的实用价值。我们在对天佛参口服液(TFS)抗肿瘤作用初筛、扩大瘤谱实验的基础上,进一步研究了天佛参口服液对裸鼠体内移植人体肿瘤的抑制作用。现将观察结果报告如下。

一、实验材料

(1)实验药物:天佛参口服液(TFS)20mL/支(生药量50g),由陕西中医学院制剂教研室提供。

(2)天仙胶囊:0.25g/丸,中国吉林通化长白山制药厂提供,批号910522。

(3)实验动物:裸鼠 BALB/C – Nu/Nu,体重 15～20g,由第四军医大学动物中心提供。

(4)瘤株:人体胃低分化黏液腺癌 MGC_{803} 细胞株,由第四军医大学动物中心细胞培养室提供。人肠黏液腺癌(移植于裸鼠背部皮下的模型),由西安医科大学病理教研室提供。人食管癌 Eca_{109} 细胞株,由河南医科大学组胚教研室提供。

二、方法与结果

(一)TFS 对裸鼠体内 MGC_{803} 细胞的抑制作用

将细胞培养瓶内贴壁生长的 MGC_{803} 细胞,制备成细胞悬液,调整细胞浓度,镜下计数,于每鼠右前肢腋部皮下接种 5×10^6 个 MGC_{803} 细胞,共接种24只,将其随机分成天佛参口服液组(2g/kg,TFS,相当于临床治疗剂量)、天仙胶囊组(2g/kg,相当于临床治疗剂量)和对照组(等容量生理盐水),每组 8 只。48h 后开始用药,连续21d,停药后,处死动物,观察 MGC_{803} 细胞在裸鼠体内生长情况并称瘤重。结果见表 1。

表 1　TFS 对裸鼠体内 MGC_{803} 细胞的抑制作用

组　别	动物数(n)	瘤重($\bar{x} \pm SD$)/g	抑制率/%	P 值
对照组	8	1.021 ± 0.37		
TFS 组	8	0.431 ± 0.38	57.78	< 0.01
天仙胶囊组	8	0.452 ± 0.35	55.72	< 0.01

(二)TFS 对裸鼠体内 Eca_{109} 细胞的抑制作用

制备食管癌 Eca_{109} 细胞悬液,调整细胞浓度,每鼠右前腋皮下接种 Eca_{109} 细胞 5×10^6 个/0.2mL,共接种 18 只,随机分为天佛参口服液组(2g/kg,TFS)、天仙胶囊组(2g/kg)和对照组(等容量生理盐水),每组 6 只、24h 后开始用药,每天 1 次,连续 24d,停药后,处死动物,观察肿瘤生长情况并剖取瘤组织称重。结果见表 2。

表 2　TFS 对裸鼠体内 Eca_{109} 细胞的抑制作用

组　别	动物数(n)	瘤重($\bar{x} \pm SD$)/g	抑制率/%	P 值
对照组	6	1.32 ± 0.14		
TFS 组	6	0.62 ± 0.17	53.03	< 0.01
天仙胶囊组	6	0.70 ± 0.14	46.96	< 0.01

(三)TFS 对裸鼠体内人肠黏液腺癌的抑制作用

取瘤源裸鼠,取出瘤组织,切成 0.3 ~ 0.4mm 的小块,将瘤组织接种在裸鼠的背部皮下,共接种 21 只,于接种后 24d,去除 6 只肿瘤生长相对太小的动物,随机分为天佛参口服液组(2g/kg,TFS)、天仙胶囊组(2g/kg)和对照组(等容量生理盐水),每组 5 只。连续用药 21d,于末次给药后 24h 处死动物,剖取瘤组织称重,计算抑制率(%)。结果见表 3。

表 3　TFS 对裸鼠体内人肠黏液腺癌的抑制作用

组　别	动物数(n)	瘤重($\bar{x} \pm SD$)/g	抑制率/%	P 值
对照组	5	1.036 ± 0.07		
TFS 组	5	0.461 ± 0.04	55.50	< 0.01
天仙胶囊组	5	0.524 ± 0.05	49.42	< 0.01

三、结论

本实验表明：天佛参口服液（TFS）对人胃低分化黏液腺癌 MGC_{803}、人食管癌 Eca_{109} 细胞株和人肠黏液腺癌裸鼠体内移植具有明显的抑制作用，且较对照药天仙胶囊组为优（$P < 0.01$）。

参考文献：

[1]李仪奎.中药药理实验方法学[M].上海：上海科学技术出版社，1991：515.

（原陕西中医学院肿瘤研究室：王益民、张瑛、李新民；原西安医科大学病例教研室：王一理）

天佛参口服液(TFS)体内抗肿瘤作用的实验研究

天佛参口服液(TFS),是根据中医对肿瘤的有关理论,总结近几年来的肿瘤防治经验,将扶正与祛邪相结合组成的抗癌方药,经临床观察,取得了较好的疗效。我们在初筛的基础上,进一步扩大瘤谱,研究了天佛参口服液体内抗肿瘤作用,现报告如下。

一、实验材料

(1)药物:天佛参口服液(TFS)20mL/支(含生药量50g)。由陕西中医学院制剂教研室提供。

(2)复方天仙胶囊,0.25g/丸。中国吉林通化长白山制药厂出品,批号910522。

(3)动物:昆明种小白鼠,$C_{57}BL/J$、ICR 小鼠,体重均为 18~22g,雌雄兼用。分别由第四军医大学动物中心和西安医科大学动物中心提供。

(4)瘤株:S_{180}肉瘤、乳腺癌MA-737、宫颈癌U_{14}、肺癌Lewis分别由第四军医大学动物实验中心、西安医科大学病理教研室、天津药物研究所和北京市肿瘤防治研究所提供。

二、方法与结果

S_{180}、U_{14}选用昆明种 $C_{57}BL/J$ 小鼠、Lewis 选用昆明种小白鼠,MA-737 接种选用 ICR 小鼠,取接种 10d 的 S_{180}、Lewis、MA-737、U_{14}瘤块,按1:4用1640溶液将瘤块匀浆成细胞悬液,每鼠右腋皮下接种0.2mL,接种后24h,随机分为对照组、TFS不同剂量组及天仙胶囊组,连续用药14d,第15d解剖,取瘤块称重,计算瘤重抑制率,结果分别见表1至表4。

表1 TFS对小鼠移植肿瘤S_{180}的抑制作用

组 别	动物数(n)	给药剂量	瘤重($\bar{x} \pm SD$)/g	抑瘤率/%	P 值
对照组	20	NS×0.2mL	2.38±0.26		
TFS 大剂量组	20	4g/kg×14d	1.08±0.16	54.62	<0.01
TFS 中剂量组	20	2g/kg×14d	1.30±0.18	45.37	<0.01
TFS 小剂量组	20	1g/kg×14d	1.40±0.15	41.17	<0.01
天仙胶囊组	20	2g/kg×14d	1.42±0.21	40.33	<0.01

表2 TFS 对小鼠移植性宫颈癌 U_{14} 的抑制作用

组 别	动物数(n)	给药剂量	瘤重($\bar{x} \pm SD$)/g	抑瘤率/%	P 值
对照组	20	NS×0.2mL	2.17±0.19		
TFS 大剂量组	20	4g/kg×14d	1.24±0.12	42.85	<0.01
TFS 中剂量组	20	2g/kg×14d	1.29±0.18	40.55	<0.01
TFS 小剂量组	20	1g/kg×14d	1.40±0.15	35.48	<0.01
天仙胶囊组	20	2g/kg×14d	1.51±0.18	30.41	<0.01

表3 TFS 对小鼠肺癌 Lewis 的抑制作用

组 别	动物数(n)	给药剂量	瘤重($\bar{x} \pm SD$)/g	抑瘤率/%	P 值
对照组	20	NS×0.2mL	1.65±0.52		
TFS 大剂量组	20	4g/kg×14d	0.92±0.17	44.24	<0.01
TFS 中剂量组	20	2g/kg×14d	0.96±0.27	41.81	<0.01
TFS 小剂量组	20	1g/kg×14d	1.19±0.19	27.87	<0.05
天仙胶囊组	20	2g/kg×14d	1.18±0.15	28.48	<0.05

表4 TFS 对小鼠乳腺癌 MA-737 的抑制作用

组 别	动物数(n)	给药剂量	瘤重($\bar{x} \pm SD$)/g	抑瘤率/%	P 值
对照组	20	NS×0.2mL	2.14±0.38		
TFS 大剂量组	20	4g/kg×14d	0.76±0.12	64.48	<0.01
TFS 中剂量组	20	2g/kg×14d	0.92±0.18	57.00	<0.01
TFS 小剂量组	20	1g/kg×14d	0.97±0.21	54.67	<0.01
天仙胶囊组	20	2g/kg×14d	0.99±0.24	53.73	<0.01

本实验结果表明:天佛参口服液(TFS)对小鼠移植性实体瘤 S_{180}、U_{14}、Lewis、MA-737 具有抑制其生长的作用。

三、结语

实验结果提示:TFS 具有广谱的抗肿瘤作用,我们认为,任何肿瘤机体,无论新发还是久病,其表现均为正虚邪实,天佛参口服液具有扶正抗癌作用,其扶正作用可以通过提高机体免疫功能,而达到扶正祛邪的作用,再加入具有直接抑制或杀伤肿瘤细胞的药物,可以进一步达到祛邪的作用。这与我们以往的研究证明,天佛参口服液可以提高机体的免疫功能和体外直接杀伤癌细胞具有一致性,且较对照药天仙胶囊组为优($P < 0.05$ 或 $P < 0.01$)。

参考文献:

[1]徐叔云,等.药理实验方法学[M].北京:人民卫生出版社,1982.

[2]王浴生,等.中药药理与应用[M].北京:人民卫生出版社,1984.

（原陕西中医学院肿瘤研究室:董玉安、陈凯、李新民;原陕西中医学院中心实验室:王益民、刘茹;原西安医科大学病例教研室:王一理）

中药复方"天佛参口服液"
诱导人喉癌细胞分化作用及其机理实验研究

一、材料与方法

1. 仪器与试剂。

胎牛血清,浙江金华清湖犊牛利用研究所产品。

RPMI – 1640,GIBCO 产品。

胰酶,USA Sigma 产品。

MTT,USA Sigma 产品。

秋水仙素,华美公司产品。

Hep – 2 细胞,引种自第四军医大学唐都医院中心实验室。

流式细胞仪,Coulter 公司产品。

超净工作台,苏州净化设备厂出品。

CO_2 培养箱,USA Forma Scientific 产品。

环核苷酸药盒,上海中医学院同位素室产品。

余皆分子生物学实验室常规试剂与设备。

2. 药物:原药购自陕西中医学院附属医院中药房,按天佛参口服液原比例配方,反复水煎醇提,提取有效成分,合并煎液,3000r/min 反复离心去沉淀,直径 $0.22\mu m$ 微孔滤膜过滤除菌,最终药物浓度为 2g/mL,4℃冰箱保存备用。临用前用 RPMI – 1640 完全培养液稀释成所需浓度。

3. 细胞培养与收获:人喉癌细胞 Hep – 2 培养于含 10% 小牛血清,100U/mL 青霉素、链霉素的 RPMI – 1640 培养液中,培养箱温度 36.5℃,湿度 100% ,CO_2 浓度 5% 。细胞呈贴壁生长,隔日换液,3 ~ d 天传代 1 次,胰酶消化传代,各组均选用对数生长期细胞,加药组接种 24h 后加入相应浓度 TFS,根据预实验结果,选用 TFS 终浓度为 0mg/mL(D_0),1mg/mL(D_1),2mg/mL(D_2),4mg/mL(D_3)。

4. MTT 法测定 TFS 对 Hep – 2 细胞存活率的影响:调整细胞浓度为 $5 \times 10^4/mL$,

取 100μL/孔接种于 96 孔培养板,常规培养 24h 后,加含 TFS 药液的培养液,使培养液中 TFS 终浓度分别为 1mg/mL、2mg/mL、4mg/mL、8mg/mL、16mg/mL 和 32mg/mL,在培养 24h 后每孔加入 MTT(5mg/mL)20μL,37℃ 孵育 4h 后加 DMSO 150μL,振荡 10min,在酶联免疫检测仪上测定光吸收值,调零孔加 200μL 完全培养液,不加细胞。

5. 活细胞视频观察:将各组培养细胞以及培养瓶置于倒置相差显微镜平台上,平台温度、室内条件与细胞培养箱相同,观察和记录细胞形态变化 72h。

6. 集落形成实验:常规消化细胞调整浓度,24 孔培养板每孔接种 1000 个细胞,贴壁 24h 换加有中药的培养液,3d 后更换无中药培养液,继续培养 1 周,镜下计大于 30 个细胞的集落数,计算集落形成抑制率。

$$集落形成抑制率 = \frac{对照组集落数 - 实验组集落数}{对照组集落数} \times 100\%$$

7. 流式细胞仪分析:离心收集细胞,PBS 洗涤后制成单细胞悬液,加 70% 乙醇固定,碘化丙啶(PI)300μL 染色 30min,30 目筛网过滤,用 ELITE 流式细胞仪进行检测,发射波长 488nm,检测波长 620nm,所得资料用 DNA multicyle 软件分析。

8. 染色体标本制备与 G 显带:25mL 培养瓶接种培养,中药处理,视培养细胞中期分裂相居多时(2d 左右)加秋水仙素 0.1μg/mL(培养液终浓度),5h 后弃培养液,用橡皮刮下细胞,0.075M 的 KCl 低渗 30min,3:1 新鲜甲醇冰醋酸预固定后反复固定 3 次,时间分别为 30min、1h,最后一次 4℃ 过夜 90℃ 气干,胰酶显带,Giemsa 染色,封片,镜下观察。

9. 生长曲线绘制:取 24 孔板 4 板,调整细胞浓度,使每孔细胞数为 1×10^4/mL,贴壁 24h 后加中药,各板每天取 3 孔进行计数,连续 8d,以培养时间为横轴,细胞数对数为纵轴绘成曲线。

10. cAMP 检测:收获培养加药后 72h 的细胞,PBS 洗涤,离心弃上清,加 5% 三氯醋酸,在 -20℃ 反复冻融 5 次,直至细胞完全破裂,离心,吸取上清液,按环苷酸药盒说明操作。

11. 收获培养加药后 48h 细胞 PBS 洗涤,4℃ 预冷的 5% 戊二醛固定,送电镜标本检测。

12. 资料的统计处理:正态分布数据采用 t 检验,计数资料采用 χ^2 检验。

二、结果

(一)Hep - 2 细胞存活率

由图 1 可见 Hep - 2 细胞的 LC_{50} 在 8mg/mL 到 16mg/mL 之间,随药物浓度的增

加,死亡细胞逐渐增多。

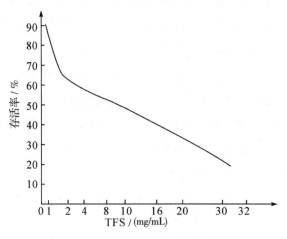

图 1　TFS 对 Hep – 2 细胞的存活率影响

(二)细胞形态学观察

细胞经药物作用后,铺满瓶底的速度变缓,由对照组的成片成堆生长变为分布较稀疏生长,单个细胞体积增大,且随药物浓度的加大,细胞异型性有不同程度的降低,形态由长梭形变为多边形、圆形或类圆形。

透射电镜示加药组细胞表面平滑化,微绒毛减少,胞质内脂滴较多,偶可见包涵体,胞质内细胞器增加较显著,线粒体及高尔基体增加,细胞核内染色质呈团块样凝聚,核质比例较对照组低,核仁及细胞器趋向良性分化。

(三)集落形成实验

各组均有集落形成,随药物浓度的加大,集落形成数明显降低($P < 0.05$),且集落细胞数明显减少,D_3 组有集落形成趋势,细胞数较少,D_1、D_2、D_3 集落形成抑制率分别为 50.1%、32.6% 和 17.5%。

(四)流式细胞仪分析

表 1　流式细胞仪分析

组　别	G_0/G_1	S	$G_2 + M$
D_0	56.4	23.6	20.0
D_1	65.7	24.5	9.8
D_2	69.5	22.2	8.3

各组细胞周期时相分布(%)。

细胞经药物作用后,G_0/G_1 比例上升,$G_2 + M$ 期比例降低,但统计学意义不大($P > 0.05$)。

$$DI = \frac{肿瘤细胞\ G_0/G_1\ 峰均道值}{正常喉组织细胞\ G_0/G1\ 峰均道值}$$

$$PI = \frac{S + (G_2 + M)}{G_0/G_1 + S + (G_2 + M)} \times 100\%$$

表 2　流式细胞仪分析

	D_0	D_1	D_3
DI	2.2	2.14	2.26
PI	43.6%	34.4%	30.5%

增殖指数(PI)作为增生状态的指标,随着药物浓度的加大,增殖指数降低,统计学意义不大。

(五)生长曲线绘制

不同浓度 TFS 处理的 Hep – 2 细胞生长受到抑制,其抑制作用随 TFS 浓度增加而加强,呈明显的剂量依赖性,D_3 细胞几乎处于停止生殖状态,加药组与对照组相比($P < 0.01$),有非常显著性差异。

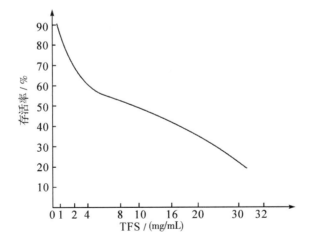

(六)染色体分析

随机计数 50 个中期分裂相染色体数目,空白组主流范围 47～80 条,集中在超二倍体附近,经药物作用后,主流范围减少,大体为 40～58 条,药效关系不明显,各组均能找到标记染色体, M1t(1q:3q), M6(iso9q), MB(7q −)可见到断裂(b), 缺失(del), 断片(f), 环状(r)等结构异常, 但染色体分散情况不佳, 未能做精确分析。

（七）细胞内 cAMP 水平

表3　细胞内 cAMP 水平

组　别	细胞内 cAMP 含量 $\bar{x} \pm SE/(Pmol/10^6)$	P 值
D_0	0.56 ± 0.06	
D_1	0.71 ± 0.08	$P > 0.05$
D_2	0.83 ± 0.07	$P < 0.05$
D_3	0.92 ± 0.09	$P < 0.05$

给药组 cAMP 水平均比对照组高, D_1 组无显著性差异, D_2、D_3 组有较明显的差异($P < 0.05$)。

参考文献：

[1]鄂征. 癌变机理研究[M]. 北京：北京出版社, 1999：24 − 30.

[2]韩悦. 肿瘤化学预防及药物治疗[M]. 北京：北京医科大学、中国协和医科大学联合出版社, 1991：54 − 55.

[3]刘一敏, 王晓利. 苦参诱导 K_{562} 细胞分化的研究[J]. 中草药, 1997, 28(5)：309 − 310.

[4]司徒镇强, 吴军正. 细胞培养[M]. 西安：世界图书出版公司, 1996：166.

[5]汪建, 赵连三. 千斤藤碱对头颈部恶性肿瘤细胞诱导分化的研究[J]. 中华耳鼻咽喉科杂志, 1997, 32(2)：99 − 101.

[6]Berliner J A et al. J Cell Physiol, 1975, 86：523.

[7]许世稳, 赵怀玉, 任礼勤, 等. 六亚甲基双乙酰氨对人胃腺癌细胞条(SCG − 7901)诱导分化的电镜观察[J]. 肿瘤, 1994, 25(2)：60 − 62.

[8]江希明, 郑树, 丁仁瑞. 肿瘤生物学[M]. 杭州：浙江科学技术出版社, 1990, 74 − 75.

[9]Harris C C. Biochemical and nolecular epidemiology of human cancer, P. 1, CC Harris(ed), AR LISE, New York, 1986.

[10]陈炳生, 等. 新鱼腥草素对小鼠艾式腹水癌细胞内 cAMP 的影响[J]. 癌症, 1987, 10(3)：72 − 73.

[11]徐炎. 癌细胞逆转[J]. 国外医学肿瘤学分册, 1991, (3)：132 − 134.

[12]E 帕尔曼多. 癌基因[M]. 贾立斌, 译. 上海：上海医科大学出版社, 1990.

[13]孙靖中, 邹雄. 肿瘤分子生物学[M]. 北京：人民卫生出版社, 1997：142 − 146.

（原陕西中医学院肿瘤研究室：张华、李丽、李新民）

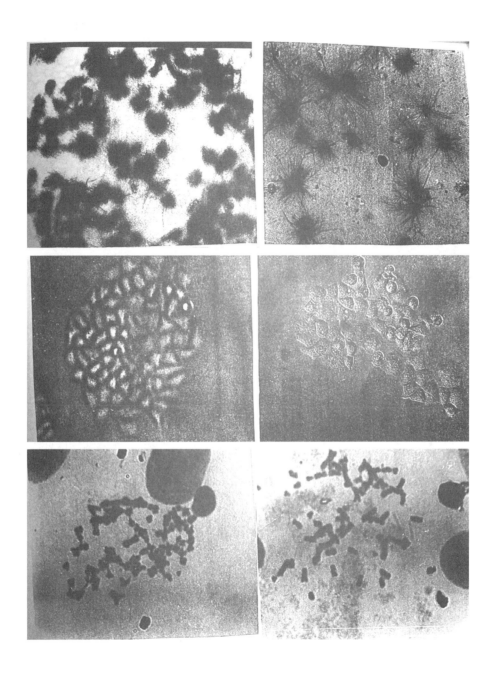

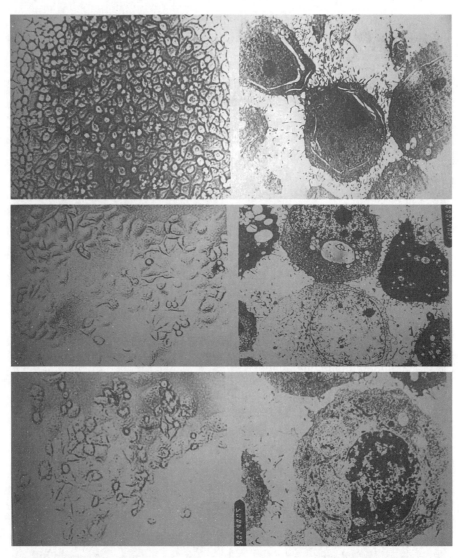

1. 培养中的 Hep–2 细胞生长状态 ×200

2、3. TFS 作用后 Hep–2 细胞状态 ×200

4. 常规培养 Hep–2 细胞电镜形态

5、6. TFS 使用后 Hep–2 细胞电镜形态

1	4
2	5
3	6

其他抗癌类研究

中草药治疗大肠癌 30 例分析

大肠癌是较常见的恶性肿瘤之一,以直肠、乙状结肠、升结肠回盲部多发。男女之比为 2∶1,以 40～60 岁发病率高,一般疗效差。

本病属于祖国医学的"肠搏""脏毒""锁肛痔"等范畴,如《外科大成》谓:"锁肛痔,肛门内外如竹节锁紧,形如海蛇,里急后重,粪便细而扁,时流臭水……"对直肠癌做了非常形象的描述。

我科自 1970 年至 1977 年,先后以中草药为主治疗本病,疗程在 2 个月以上者 30例,收到一定效果。现分析如下。

一、一般资料

本组 30 例,其中直肠癌 23 例,乙状结肠癌 6 例,回盲部癌 1 例。住院患者 26 例,家庭病床 4 例。男性 19 例,女性 11 例。年龄最小者 19 岁,最大者 69 岁。

常见症状和体征:本组病例主要有排便习惯性改变,黏液样或脓血样便,恶臭,假性腹泻,里急后重,疼痛及贫血等(见表 1)。有腹股沟淋巴结肿大者 16 例,腋淋巴结肿大者 4 例。下腹部巨大肿块者 3 例,宫颈癌转移者 2 例。

表 1　症状和体征统计表

项目	排便习惯性改变	黏液血便	假性腹泻	疼痛	里急后重	贫血
例数	28	26	26	25	22	20
占比/%	93	86	86	83	73	66

肛查:直肠指诊可扪及瘤体,指套带血。

镜检:瘤体呈菜花状者 19 例,硬化浸润者 3 例,息肉状者 6 例,结节溃疡者 2 例。

钡剂灌肠造影:表现有边缘不规则,黏膜中断或消失,局部肠腔狭窄,肠袋消失,钡影残缺。

28 例病理确诊为腺癌,2 例为临床诊断。

二、治疗方法

1. 癌零九 - 1

组成:藤梨根二两,野葡萄根一两,水杨梅根一两,凤尾草一两,蚤休五钱,半枝莲一两,半边莲一两,山豆根一两,白术三钱,白茅根一两。

用法:前 3 味加水 500mL,煎 30min,后入它药,水加至 1000 ~ 1500mL,煎至 500mL,每日 1 剂,早晚分服。

加减:脓血严重加白头翁五钱,秦皮四钱,赤白芍各五钱。

腹痛加元胡四钱,川楝子四钱,丹参一两,炙甘草。

便秘者加蓖麻仁三钱,火麻仁四钱,郁李仁四钱,苡仁一两。

贫血加熟地五钱,鸡血藤一两,党参五钱,黄芪一两。

2. 癌零九 - 2

组成:藤梨根四两,瞿麦四两,瘦肉四两。

用法:加水 2500 ~ 3000mL,煎至 500mL,早晚分服(食肉饮汤)。

往:前两方交替服用。

3. 癌零三

制作方法:全鸦胆子研碎,加水煎 2 次,合并浓缩后加乙醇处理,过滤,回收乙醇浓缩,再加水稀释至 20% ,分装 2mL 安瓿,消毒后备用。

用法:每晚 1 次,每次 4mL 加生理盐水 10mL,保留灌肠(用一般导尿管,注入瘤体上方)。

4.20% 蟾蜍皮注射液:每次 2mL,每日 2 次,肌注。

三、治疗效果

(一)疗效标准

1. 临床治愈:症状消失或基本消失,瘤体消失,体重增加,恢复劳动力,并连续观察 3 年以上者。

2. 有效:症状消失或有明显改善,或瘤体缩小 1/2,或恒定,体重未下降,能参加劳动,并连续观察 1 年以上者。

3. 无效:瘤体增大或转移,症状加重,或暂时缓解,体重下降。

(二)疗效

本组 30 例患者中,临床治愈 5 例,有效 15 例,无效 10 例(见表 2)。

表2　疗效评定

性别 \ 疗效	例数	疗效评定		
		临床治愈	有　效*	无　效
男	19	2	11	6
女	11	3	4	4
合　计	30	5	15	10

*:用过一个疗程化疗者3例,共中2例有效,1例无效。

四、病例介绍

例1:李××,女,45岁,工人,住院号29193。

大便带血,排便习惯性改变,日行6~7次,下坠,小腹疼痛,曾以"慢性肠炎"治疗无效,日渐加重。1971年8月经某医院病理确诊为"直肠乳头状腺癌"(病理号71-751785),于同年9月1日住我院治疗。肛门检查:进肛8cm处8点、10点各有枣大瘤体1个,压痛(+),指套血染。大便化验:黏液(+++),脓球(++),红细胞(+)。钡剂灌肠检查:直肠上约7~8cm处见肠管有4~5cm狭窄迹,该处肠袋消失,边缘黏膜不整齐……(X线片号9455)。经用上法治疗3个月后小腹疼痛消失,大便次数比前减少(日2~3次),下坠明显减轻,大便成条,脓血少见,食欲基本正常。再继续用上法,1972年2月13日自觉症状基本消失,唯大便有少量黏液,肛门检查瘤体消失,于同年4月20日临床治愈出院。至今6年余,随访一般状况好。

例2:杨××,女,48岁,小学教师,住院号23697。

于1969年6月9日在某医院经病理确诊为"宫颈鳞状细胞癌"(病理号92310)。进行镭疗症状减轻,1970年元月出现黏液脓血便,日行10~20余次,伴下坠疼痛,食欲下降,日渐消瘦,不能下床走路。经按"放疗后直肠反应"治疗无效,1970年3月25日收住我院。肛查:屈膝位,进肛10cm处可摸及一宽约1cm环形硬块,指诊通过困难,指套血染,触疼(+),双侧鼠蹊部淋巴结可摸及如黄豆大,经会诊确诊为"宫颈癌直肠转移"。

用上法治疗2个月后,大便次数减少,日1~2次,脓血基本消失,下坠疼痛比前减轻,食欲增加,下床活动,体重由原44kg增加到50kg。10月8日肛查:进肛10cm处可容纳二指且通过顺利,原环形硬块消失,仅局部组织较硬,继续用药4个月,停药观察,病情稳定,于1971年4月10日按临床治愈出院。出院后门诊又断续用药,随访至今7年以上,未见复发。

五、体会

中医对大肠癌病因病机的认识：祖国医学认为多由饮食不节或误食不洁之品损伤脾胃，传导失司，使湿热内蕴或湿热之邪侵及肠道，导致气血淤滞，下气不通。《医宗金鉴》关于脏毒谓："此病有内外阴阳之别。发于外者，由醺酒厚味，勤劳辛苦，蕴注于肛门……甚者肛门重坠紧闭，下气不通，刺痛如锥……发于内者，兼阴虚湿热，下注肛门，内结壅肿，刺痛如锥……"或因寒湿留滞与卫气相搏，留结肠道，致成本病。如《灵枢》谓："肠覃者，寒气客于肠外，与卫气相搏，气不得营，因有所系，癖而内着，恶气乃起，息肉乃生，其始得也。"

我们根据辨证与辨病的特点，采取全身与局部用药相结合的方法，在选方用药时尽量采用经过药理筛选有抗癌或抑癌作用，清利湿热，活血化瘀的中草药组成。

通过上述临床初步观察，我们认为中草药"癌零九""癌零三"对于不适宜手术的较晚期病例，在改善全身和局部症状及控制瘤体生长等方面，均有不同程度的效果。在长期用药过程中，未发现不良反应。但用药多在 2 个月以上方见疗效。

中草药治疗癌症，疗效是肯定的，但因我们水平差，病例少，条件所限，对中医药治癌的机理等，尚待今后研究。

（原陕西中医学院附属医院肿瘤科）

中医药对恶性肿瘤化疗毒副反应的防治

恶性肿瘤的化学药物治疗近年来发展较快,它已从姑息性治疗手段向根治性过渡,并且已在很大程度上为广大基层医务人员所掌握。寻找新药的途径也日益广阔,在临床上起有较重要的作用。但是大多数化学药物的毒性都较大,治疗剂量与中毒剂量相近,安全系数较低,现有的多数抗瘤药物均缺乏理想的选择性作用,所以在抑制肿瘤的同时,往往对机体增殖旺盛的细胞(如骨髓和肠上皮)和中枢神经系统具有不同程度的损伤,有些药物还对重要脏器如肝、肾功能和心肌具有损伤,少数药物对皮肤及其附件、肺、内分泌系统有影响。其次,很多抗肿瘤药物都是免疫抑制剂,在相当程度上都可能具有潜在致畸性和致癌作用,有的甚至出现严重的并发症,而且由于患者体质的差异,对化疗剂量的耐受也有明显差别,这就给肿瘤的化疗带来了相当的困难,因此,对化学药物毒副反应的预防和治疗,不仅直接关系着减轻病员的痛苦,而且关系着化疗能否取得满意的临床结果。

一、化学药物的毒副反应

(一)抗肿瘤药物毒副反应的分类

过去往往将抗肿瘤药物的毒性反应分为局部(指注射部位的疼痛、静脉炎、皮肤坏死等)反应和全身(包活消化道反应、发热、皮疹、骨髓抑制及内分泌改变等)反应两类,这种按部位的分类实际上主要反映了药物的作用浓度,具有一定的局限性。

目前,根据毒性作用发生的时间,分为4类(见表1),或简化为近期反应和远期反应2类。但比较理想的分类方法应是综合应用按时间和系统进行,这对进一步的临床药理研究也具有裨益。

表1　抗肿瘤药物毒副作用的分类

即　刻	早　期	间期(几天内)	后期(几个月内)
过敏性休克 心律不齐 注射部位疼痛	恶心、呕吐 发热 过敏反应 流感样综合征 膀胱炎	骨髓抑制 1~3周后(多数抑制骨髓的药物) 4~6周后(亚硝胺类) 口腔炎 腹泻 脱发 周围神经炎,反射消失 肠麻痹 肾毒性 免疫抑制	皮肤色素沉着 重要器官或系统的损伤 心脏:ADM、金属等 肺:BLM、BUS 肝:MTX、CYT 对生育能力的影响 (无月经,精子减少) 内分泌改变(女性化,男性化)致畸胎作用

（二）近期毒性反应

它包括表1所列的即刻、早期和间期反应，主要发生于给药后4周以内。这些情况为医生所熟知（见表2）。

表2　抗肿瘤药物的毒副作用

1. 造血组织
除 BLM、ASP、激素类及 VCR（一般剂量）以外，所有药物均会有程度不等的造血组织损伤。
全血象下降：BUS、PAM、ADM、DRN、6－MP
主要为 WBC ↓↓ CYT
主要为 PC ↓↓ MMC
主要为粒细胞 ↓↓ BUS
主要为淋巴细胞 ↓↓ CB－1348 TSPA

2. 免疫活性细胞
所有药物都有一定程度的影响，特别是大剂量长期应用，如 6－MP、CYT、TSPA、ASP、皮质激素等。

3. 消化系统
恶心呕吐：烷化剂、亚硝胺类、ASP、DACT、HU、Sb－71、DRN、ADM、MTX、CA
口腔黏膜溃疡：MTX、5－Fu、CA、DRN、ADM、DACT、BLM、MMC、HU
腹泻：5－Fu、MTX、CA、DACT、ADM、BCNU、鬼白碱类
便秘、肠麻痹 VCR

4. 肝胆
肝炎：MTX、CYT、CB－1348、BCNU、DACT、DRN、MTH、CA、ASP、PCB、农吉利碱
胆汁：积 6－MP

5. 胰腺
胰腺炎：ASP、CCNU
胰岛细胞破坏：STZ

6. 膀胱
膀胱炎：CYT、CPT
膀胱无张力：VCR

7. 肾功能损害 MTH、MTX、MMC、DRN、BCNU、金属类药物、STZ、ASP、异环磷酰胺

8. 心血管
动脉闭塞：MTH、CYT
心血管意外：雌激素
位置性低血压：VCR、PCB

9. 皮肤及附件
皮炎：BLM、MTX、CYT、DACT、5－Fu、DRN、MTH、ASP
皮肤色素沉着：BLM、BUS、5－Fu（包括甲床）、CYT、MTH、ADM
皮肤过度角化：BLM
皮肤萎缩、脂膜炎、皮质激素类
过敏性丘疹：MTX、ASP、BUS
光照性红斑：DACT
毛囊炎：DACT
脱发：CYT、MTX、DACT、VCR、MMC、BLM、ADM、HN、COLC、鬼白碱类

10. 神经系统
神经炎、颅神经麻痹：VCR、VLB、ADM、5－Fu、PCB
嗜睡、昏迷：ASP、PCB、VCR、HN$_2$

11. 内分泌及代谢
高血糖：ASP、皮质激素
低血钙：MTH
低血钠：VCR
水中毒：GYT
不能耐受酒精：PCB
凝血障碍：ASP、MTH

12. 其他
发热：BLM、ASP、CA、MTH、DACT
流感样综合征：CA
全身性过敏性反应：ASP、BLM

（三）远期毒性反应

即表 1 中所列的后期反应,目前资料中报道过的远期毒性反应见表 3。

表 3　抗肿瘤药物可能引起的远期毒副作用

女性化:雌激素
男性化:睾丸酮
骨质稀疏:皮质激素、MTX
柯兴氏综合征:皮质激素
假性皮质功能不全:BUS
垂体功能低下:BUS
肺纤维化:BUS、CYT、BLM、6 – MP
膀胱纤维化:CYT、CPT
心肌炎:ADM、Sb – 71、DRN、大剂量 CYT
截瘫:MTX、CA(鞘内注射)
精神障碍:皮质激素、PUB、ASP、BCNU
小脑萎缩,共济失调:VCR、PCB
白内障:皮质激素、BUS
骨髓增生障碍:BUS、亚硝脲类
致畸胎作用:MTX、6 – MP、BUS、CYT、PAM、HN₂、5 – Fu、VCR、PCB、HU
致癌作用:PCB、TSPA、VCR、VCB、CYT(膀胱癌)

（四）并发症

由于药物的治疗作用或毒性有时可出现并发症,较常见的有:

1.感染:由于药物对骨髓和细胞免疫有抑制作用,较易发生感染,有时甚至难于控制,危及生命。其中最常见的是肺炎、败血症、腹膜炎等,有时伴有霉菌和病毒感染。

2.出血:由于化疗药物对血小板和其他凝血因素的影响,病人可能有出血倾向。

近年来有人报告,由于药物对组织的损伤,偶可引起 DTC,特别是如前列腺癌和白血病本身也易发生,因此应当注意。

3.穿孔:肿瘤侵犯空肠脏器,尤其是较敏感的肿瘤(如小肠恶性淋巴瘤)在化疗过程中可引起穿孔、出血。

4.尿酸结晶:对敏感的肿瘤大剂量用药时,由于肿瘤组织崩解,尿酸排出量增多,严重时可在肾实质、肾小管、肾盂内结晶沉积,导致尿闭、尿毒症,甚至因此死亡。资料表明,某些肿瘤如白血病、恶性淋巴瘤和晚期肺癌、精原细胞瘤等,在治疗前血尿酸值即较高,在治疗中,血尿酸进一步升高,尿排出量也增多,如不注意,即可导致结晶。

以上所述毒性反应和并发症,虽然发生率各不相同,但提示我们除应对化疗的疗效进行观察以外,对可能发生的不良后果也必须重视。只要我们予以重视,采取中西医结合等措施,绝大多数毒性反应和并发症都可以在相当程度上预防和避免。

近10年来,我们针对化疗的弊病采用中医中药辨证,做了一些尝试性治疗,取得了较好效果,其毒副反应明显较单纯化疗者为轻,现以回顾性分组对比,总结报告如下。

二、临床资料

(一)病例来源

化疗加中医药辨证施治组(简称治疗组)为我院肿瘤科 1972～1982 年病例,单纯化疗组(简称对照组)为西安医学院一附院肿瘤科 1975～1982 年病例。两组均系住院病人,且均为病理学或临床确诊之中晚期患者。

(二)病例选择

治疗组和对照组病例均要求资料完整,属化疗适应证,且两组化疗方案相近似者(见表4)。

表4　各种癌瘤化疗方案比较

	食管癌	肺癌	肝癌	胃癌	肠癌	乳癌	宫癌	恶性淋巴瘤	肾癌	成骨肉瘤	卵巢癌	绒癌
治疗组	▲BLM	▲VCR	▲MMC	▲5-Fu	▲VCR	▲TSPA	CTX	MMC	MMC	VCR	▲VCR	
	▲BUM	CTX		MMC				CTX	CTX	CTX	MMC	
	CTX	5-Fu	▲MMC	▲MMC	5-Fu	▲MTX		pred		MMC	CTX	
	5-Fu	MMC	CTX	5-Fu		CTX					5-Fu	
	▲CCNU	5-Fu	Ara-C	▲5-Fu	5-Fu						▲VCR	
		AT_{1258}									5-Fu	
											TSPA	
对照组	同上	▲VCR	▲5-Fu	5-Fu	▲5-Fu	▲TSPA	▲VCR	▲VCR	同上	▲VCR	VCR	5-Fu
		CTX		VCR	▲VCR	▲AdM	CCNU	CTX		CTX	5-Fu	KSM
		PCB	▲5-Fu	MMC	HN_2	CTX	AT_{1258}	Ara-C		MMC	TSPA	
		▲VCR	TSPA	5-Fu	5-Fu	MTX	pred	pred		▲VCR		
		CCNU		CPT				▲CTX		CTX		
		AT_{1258}					Ara-C			MTX		
		Pred						pred				

注:PCB——甲基苄肼　　　　BLM——争光霉素　　　　AdM——阿霉素

CPT——喜树碱　　　　CTX——环磷酰胺　　　　5-Fu——5-氟尿嘧啶

HN_2——氮芥　　　　AT_{1258}——消瘤芥　　　　SKM——更生霉素

CCNU——环己亚硝脲　　　　MTX——甲氨蝶呤　　　　VLB——长春花碱

MMC——丝裂霉素　　　　Ara-C——阿糖胞苷　　　　TSPA——噻替哌

(三)一般资料

治疗组 109 例,其中,男 58 例,女 51 例,男女之比为 1.14∶1,年龄最小者 20 岁,最大者 74 岁,平均年龄 46.48 岁;对照组 108 例,其中,男 68 例,女 40 例,男女之比为 1.70∶1,年龄最小者 8 岁,最大者 73 岁,平均年龄 44.18 岁(见表 5)。

表 5　一般资料表

	治疗组	对照组
总例数/例	109	108
男/例	58	68
女/例	51	40
男∶女	1.14∶1	1.70∶1
最大年龄/岁	74	73
最小年龄/岁	20	8
平均年龄/岁	46.48	44.18

根据病例选择之要求,两组病人(包括例数、癌类近似)统计见表6。

表 6　两组癌类例数统计表

癌　类	治疗组	对照组
食管癌	12	9
胃癌	17	19
肝癌	9	9
肺癌	15	21
乳癌	20	11
宫颈癌	3	1
大肠癌	16	8
恶性淋巴瘤	3	7
成骨肉瘤	3	3
肾癌	1	2
卵巢癌	3	2
绒毛膜上皮癌		6
其他	7	10
总计	109	108

（四）中医药治疗方法

中医药治疗是根据癌瘤患者在接受化疗过程中,常出现如消化道障碍、骨髓抑制、炎症反应及机体衰弱等4类主要毒副反应证候群,加之癌瘤发生的病机及病理表现,进行辨证与辨病相结合,病症合参,分型施治,随证加减用药的方法。

1.分型施治。

（1）气血双虚型（见表7）。

表7　气血双虚型的辨证施治表

主症	面色萎黄或苍白,消瘦,全身疲乏无力,倦怠嗜卧,心慌气短,体力不支,失眠多梦,眩晕汗出等
脉舌	舌质淡、脉细弱或细数
治则	气血双补
方药	八珍汤(人参、白术、茯苓、炙甘草、地黄、当归、白芍、川芎)加黄芪、鸡血藤、丹参、何首乌、红枣等

（2）阴液亏损型（见表8）。

表8　阴液亏损型的辨证施治表

主症	腰膝酸软,心悸盗汗,咽干口燥,五心烦热,或午后低热等
脉舌	舌质红、少苔或无苔、脉细数
治则	滋补阴液
方药	沙参麦冬汤(沙参、麦冬、玉竹、桑叶、甘草、天花粉、生扁豆)酌加补骨脂、旱莲草、何首乌、女贞子、五味子、枸杞子、炒杜仲、怀牛膝、玄参、龟板胶、山茱萸等

若偏肝阴不足可选一贯煎(生地、沙参、麦冬、枸杞子、当归、川楝子)。

若偏肾阴不足可选六味地黄汤(生地、山茱萸、山药、丹皮、泽泻、茯苓)或大补阴煎(黄柏、知母、熟地、龟板)。

（3）脾胃不和型（见表9）。

表9　脾胃不和型的辨证施治表

主症	食欲减退,恶心呕吐,胸腹胀满,腹痛泄泻等
脉舌	舌淡苔厚,脉濡或滑
治则	健脾和胃
方药	香砂六君子汤(人参、白术、茯苓、甘草、陈皮、半夏、木香、砂仁)加黄芪、山药、薏米仁、炒三仙、鸡内金、莱菔子等

④热毒内蕴型(见表10)。

表10　热毒内蕴型的辨证施治表

主症	发热面赤,局部疼痛或溃烂,咽干口燥,便干尿赤等
脉舌	舌红苔黄,脉数
治则	清热解毒
方药	癌零九方*(藤梨根、山豆根、水杨梅根、野葡萄根、半枝莲、半边莲、白花蛇舌草、凤尾草、蚤休)加二花、连翘、蒲公英、黄芩、土贝母、猪苓、白茅根、夏枯草、土茯苓、龙胆草、鸦胆子、苦参等

*:即治疗癌瘤之第九号方而命名,为我院协定方。

2. 随证加减。

因化疗的毒副反应临床表现较为复杂,以上四型仅为常见的几种情况,但也绝非一成不变,临床有时二、三型互见,有时兼证繁多,所以临证务必扼守病机,随证加减,灵活用药。

腹胀甚者加枳壳、玉片、木香等。

恶心呕吐甚者加半夏、陈皮、竹茹等。

食欲不振者加焦三仙、佛手、生姜等。

大便不通者加酒军、厚朴、枳实、蜂蜜等。

腹痛腹泻者加马齿苋、地锦草、秦皮、白头翁、乌梅、白芍等。

口腔黏膜溃烂者加玄参、知母、石斛、沙参、二花、连翘等。

尿急、尿频、尿痛或血尿者加黄柏、萹蓄、瞿麦、泽泻、车前子、滑石、仙鹤草等。

瘀血疼痛者加三七、乳香、没药、元胡、防己、莪术、三棱、土鳖虫等。

此外,由于化疗后病人的正常组织、器官亦受到杀伤或抑制,体质虚弱,白细胞减少,免疫力受到抑制,尤其是口腔黏膜溃烂、腹泻者,极易导致霉菌、细菌双重感染,当以大蒜注射液及制霉菌素等治疗霉菌感染,以氨苄青霉素及养阴清热解毒的中药控制细菌感染,及时纠正电解质紊乱及对症治疗亦十分重要。

三、结果

两组病人,治疗组因毒副反应严重,患者不能耐受而终止化疗者 11 例,占10.1%;对照组终止化疗者 23 例,占 21.3%;0.05 > P > 0.01,两组差异有显著意义。另外,消化道反应,造血系统反应,炎性反应及机体衰弱等反应,治疗组均较对照组为少且轻。经统计学处理,除炎性反应 0.05 > P > 0.01,有显著性差异外,其余均 P <

0.001,差异有非常显著意义(见表11)。

表11 两组患者化疗主要毒副反应统计表

组 别	中止化疗	消化道反应	造血系统反应	炎性反应	机体衰弱
治疗组	11	19	25	8	12
占比/%	10.1	17.4	22.9	7.3	11.0
对照组	23	67	54	22	37
占比/%	21.3	62.0	50.0	20.4	34.3
P 值	$0.05 > P > 0.001$	< 0.001	< 0.001	$0.05 > P > 0.01$	< 0.001

其次,对消化道、造血系统、炎症性及机体衰弱4个方面毒副反应的主要症状、体征及体检指标分别作了统计对比,可以看出治疗组明显优于对照组(见表12至表15)。

表12 两组患者消化道反应比较

组 别	食欲减退	恶 心	呕 吐	腹胀或痛	腹 泻
治疗组	14	11	1	3	4
占比/%	12.8	10.1	0.9	2.8	3.7
对照组	50	50	21	11	11
占比/%	46.3	46.3	19.4	10.2	10.2

表13 两组患者造血系统反应比较

组别	白细胞降低		贫 血	血小板减少
	4000~3500	3500 以下		
治疗组	7	14	9	3
占比/%	6.4	12.8	8.2	2.8
对照组	5	29	3	37
占比/%	4.6	26.9	2.8	34.3

表 14　两组患者炎性反应比较

组　别	发　热	局部疼痛	泌尿系炎症	局部溃疡
治疗组	3	2		1
占比/%	2.8	1.8		0.9
对照组	11	4	2	8
占比/%	10.2	3.7	1.9	7.4

表 15　两组患者机体衰弱变化比较

组　别	乏　力	精神不振	心慌气短	失眠多梦	汗　出	脱　发
治疗组	10	3	1	2	2	2
占比/%	9.2	2.8	0.9	1.8	1.8	1.8
对照组	27	3	4	2	3	12
占比/%	25.0	2.8	3.7	1.9	2.8	11.1

四、典型病例介绍

罗××,男,现年 31 岁,工人,住院号 60237。

患者以"淋巴肉瘤"化疗、放疗后 1 年 4 个月,淋巴结肿大,于 1979 年 2 月收住我科治疗。1976 年 12 月发现右颏下一肿物,有时疼痛,未予注意,以后逐渐增大,即到县职工医院,以"粉瘤"切除,术后病理学发现异常,送天津第四医院,病理报告为"颏下"淋巴结淋巴肉瘤(混合型)(病理号 3 - 1859),1977 年 6 月转西医一附院肿瘤科(住院号 89496)住院行化疗,用 CTX、VCB、CA、pred 联合方案,连用 6 周,化疗中出现恶心、呕吐、乏力、纳差明显及脱发等,疗程结束后复查 RBC、Hb 无异常,WBC 1650/mm^3、PC 7 万/mm^3、肝功(-)、PT400U,疗程基本顺利。1977 年 9 月接受 ^{60}Co 局部放疗治疗。同年 10 月 10 日放疗结束出院后,未予治疗。1979 年 2 月自觉诸淋巴结较前有所增大,伴有乏力、纳差等而来我院,门诊经检查以"淋巴肉瘤"收住入院。

入院检查:一般情况尚可,呈慢性病容,颏下可见 2.0cm 愈合良好之伤口,基底部可及 2.0cm×1.5cm 大之硬性包块,活动有压痛,双腋下均可及 2 个核桃大或枣核大之淋巴结,双腹股沟均可及黄豆大或核桃大之数个硬性淋巴结,质均硬,压痛(+),活动无粘连,心肺(－),腹平软,肝在剑下 3cm、右肋下 1.5cm 触及,轻度压痛,叩痛(－),质中边整,脾侧未及,余(－)。

化验检查:

粪尿常规(－)。

血常规:Hb13g,WBC5000/mm^3,其中中性 74%,淋巴 26%,pc98000/mm^3。

肝功(－),GPT 正常。

于 2 月 25 日经化疗,用 MMC、CTX、VCR、Pred 联合方案,共 40d。同时配合中药,给以气血双补选八珍汤去川芎,加夏枯草、沙参、丹参、元参、鸡血藤、白花蛇舌草、黄芪等,每日 1 剂。4 月 5 日化疗顺利结束,肿大之淋巴结明显缩小变软,甚至消失。化疗中无明显之不良反应,血象始终在 5000~6300/mm^3。

17 日出院,随访至今,未见复发。

五、抗肿瘤药物毒副反应观察指标

不但对抗肿瘤药物的疗效需统一划定指标,对药物的毒副反应也应制定统一的观察指标,这是为了相互说明。

(一)"5"级分法

中国医科院肿瘤防研所对药物毒性反应提出如下判定指标(见表 16)。

表 16 抗肿瘤药物毒性反应分级表

> "0":无任何观察到的毒性。
> "1":轻微反应,患者能耐受,可以不停药。
> "2":明显反应,可以包括一切器官的功能障碍,需要减量或停药;给以补助措施后,短期内即可恢复。
> "3":严重的可以致命的反应,必须停药,经积极处理后可以恢复。
> "4":患者因药物中毒而死亡。

这 5 个分级法看来主观因素太多,亦不十分理想,但由于化疗毒副反应机体十分复杂,有些问题目前尚难定论,故较科学的判定指标一时还难以提出,建议同志们商讨。

(二)骨髓抑制"3"级分法

孙燕(中国医科院日坛医院)等人提出对骨髓抑制的客观指标及相应的药物剂量调整(见表 17)。

表 17　骨髓抑制与药物剂量的调整

毒性等级	WBC 数/mm^3	PC 数/mm^3	给药剂量的调整
0	≥4000	≥120000	原来的 100%；所有药物
1	3999 ~ 2500	119000 ~ 80000	原来的 100%；BLM、VCR 和 DTIC,50%；其他药物
2	< 2500	< 80000	原来的 100%；BLM,其他药物暂停,待血象恢复到 1 级以上再开始

六、治疗现状与治疗体会

(一)治疗现状

目前,化疗仍是恶性肿瘤治疗的重要手段,如运用适当,确能获得满意的效果,但由于化学药物治疗的局限性,它不仅明显地影响到机体自身对肿瘤的防御功能,更严重的是在杀伤肿瘤细胞的同时,对机体的正常细胞和组织也会造成程度不同的损伤,因此有相当多的患者不能耐受,有的甚至中断治疗或延迟应用有效的抗癌药物,实际上并不能达到彻底杀灭肿瘤细胞的根治性剂量,而造成肿瘤易于复发和转移,直接影响治疗效果。因此,国际抗癌协会专业教育委员会指出:根据"第一级动力学"的原则,将 100 个肿瘤细胞降低到 1 个并不比将 100 万个肿瘤细胞降到 1 万个更容易,因为二者同样都是降低 99%。化疗工作者治疗肿瘤的最终目标是杀死全部肿瘤细胞,从理论上来说,通过持续化疗,此一目标是可以达到的。但是,尽管近来药物使用方法有了改进,全身的毒性反应自然是一个障碍。如何克服或减低化疗所引起的毒副反应,多年来倍受医务工作者所重视,据国内文献报道,虽然对此认识还不统一,但经大量临床实践和实验研究,总的认为:化疗加中医辨证论治,可提高疗效,延长缓解期,较快地消除化疗反应,提高机体免疫力,减少复发。治疗引起的毒性反应必须不至于影响生命安全,而且应该根据不同的药物,隔一定时间定期检查。重要的是必须知道,正如 Ma + he 强调的那样,外周血细胞计数(中性白细胞及血小板)"是反映造血系统干细胞储量的一面镜子"。另一方面,如集中注意于中央储库而忽视了外周血细胞缺乏的表现,显然是不明智的。外周血液细胞数的自动回升是骨髓细胞复原的良好指征,而且是据以调整用药的最好指标。中医研究院中药研究所用 CTX 引起小鼠 WBC 减少,观察 44 种补益生药的影响,发现女贞子、石苇、补骨脂、山茱萸、玄参在防治 WBC 减少上有显著作用,同对照组相比,前三者 $P < 0.001$,后二者 $P < 0.05$,其他滋阴药物对 CTX 引起的 WBC 下降也都有一定的保护作用。此外发现黄芪、当归可升高荷瘤动

物的 Hb,党参可提高外周 WBC。国外报道人参可刺激造血器官,使实验动物 WBC、RBC 及 Hb 量增加,有改善贫血作用,并可减轻放射线照射对造血系统的损害。上海市纺织工业局第一医院采用升白方(党参、黄芪、鸡血藤、菟丝子、肉苁蓉、黄精、甘草、虎杖)配合治疗因白细胞下降而不能进行化疗的 19 例中,有 15 例白细胞均回升到 4000,使化疗能够顺利进行。

李岩氏报道蟾蜍皮制剂对小鼠肉瘤 180 有抑制作用。此外,不但具有局麻、抗炎和兴奋呼吸中枢等作用,还可以提升 WBC、抗辐射、增强机体网状内皮系统功能作用。动物实验发现,有提高环核苷酸水平和增强氟尿嘧啶疗效的作用。我院采用的蟾蜍皮制剂(包括肌注和静注)临床使用,亦发现有提升外周 WBC 的作用。栗德林氏报道四君子汤、人参有促进骨髓造血细胞 DNA 合成,加快核细胞分裂,增强红细胞的作用。中医研究院广安门医院肿瘤科等通过中西结合治疗中晚期胃癌(术后)50 例的临床观察分析,经过中医辨证论治合并化疗,患者血象的变化,WBC 在 5000/mm^3 以上,PC 在 12 万/mm^3 以上者无一例出现骨髓抑制现象,说明中医药对骨髓及机体免疫功能起到了保护作用(见图 1)。

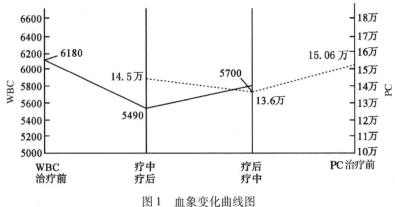

图 1　血象变化曲线图

医科院肿瘤所和北京中医研究院曾观察扶正中药对 40 例因放、化疗引起的 WBC 减少的疗效,结果 40 例中有 27 例在 10d 内恢复正常。

有些学者通过多年临床实践观察到中医药对减少或控制化学药物治疗中出现的副反应有较明显的疗效,使病人能够顺利地完成各个疗程的治疗。

广安门医院对 69 例消化道肿瘤术后病人进行 76 个疗程化疗观察,其中扶正组 36 例,全身消化道和血象的化疗副反应均明显减轻,85% 病人顺利接受各个疗程化疗;而对照组 33 例中仅有 19.4% 能完成化疗。河南中医学院学习首都医院经验,对恶性滋养细胞肿瘤采用大剂量化疗,并配合中药后,不但发现疗效较前有较明显的提高,绒癌治愈率由原来的 62.5% 提高到 80.6%,对 4 例脑转移患者治愈 3 例,而且证明中医药有增强机体抗病能力,减轻化疗副作用和提高肿瘤对化学药物敏感性的作用。其次对 19 例已接受化疗,效果不佳,转入该院后,经用中药加化疗综合治疗,1 个疗程即收到良好效果,以后继续接受 2~3 个疗程的化疗,治愈出院。说明中医药治疗效果是明显的。上海卢湾区医院肿瘤小组 1973 年曾经统计 52 例晚期胃癌的化疗情况,发现有中医扶正配合的病例比单纯化疗的 5-Fu 耐受量平均提高 2 倍以上,可见在中医药扶正的免疫支持下,在一定程度上提高了机体对化疗的耐受力,减轻了化疗对机体的免疫抑制作用,从而能增加化疗的重复治疗次数。广安门医院经过临床观察,认为其脾肾方(党参、白术、枸杞子、女贞子、菟丝子、破故纸等)有保护造血功能和免疫功能,可增强机体抗病能力,提高疗效;并可减轻或解除化疗药物的毒副作用,使化疗得以顺利完成。动物实验表明,脾肾方可使小鼠已降低的 WBC 升高,减轻 CTX 对小鼠的致死作用,促进化疗后的小鼠多能干细胞增殖等。

扶正中药对于癌瘤患者细胞免疫功能有肯定的提高作用。尤其是巨噬细胞吞噬率和淋巴细胞转化率的变化具有显著的统计学意义,其他如玫瑰花结的形成等免疫指标也都有不同程度的升高。国内曾就此进行了协作研究,结果见表 18。

表 18　扶正中药对细胞免疫指标的影响

研究组	例数	巨噬细胞吞噬率(均值)			例数	淋巴细胞转化率(均值)		
		治前	治后	P 值		治前	治后	P 值
对照组		50.0	48.6	<0.001				
医科院肿瘤所		44.9	53.6	<0.001	21	35.6	44.5	<0.05
北京市中医院	40	43.6	56.7	<0.001				
上海中医学院	93	40.2	51.1	<0.001	42	56.0	64.9	<0.01
上海第一医学院					17	42.79	62.51	<0.01

在化、放疗过程中应用扶正中药,看来对细胞免疫和体液免疫也有一定的提升趋向(见表 19)。

表 19　扶正治疗前后各项细胞免疫指标的变化(平均值)

指标率	例　数	治　前	治　后	P 值
巨噬细胞吞噬率	93	48.2	51.1	<0.01
巨噬细胞吞噬指数	93	0.86	1.15	<0.01
淋巴细胞转化率	42	56.0	64.9	<0.01
E 玫瑰花结	37	36.1	45.5	<0.01

因此,有效的中医药扶正能提高机体的非特异性应激能力,能改变晚期病员肿瘤与宿主的势,增加化疗对瘤体的敏感性,为化学药物进一步杀灭肿瘤创造条件。

清热解毒类药物对机体免疫功能的不同环节有促进作用。如石膏、白花蛇舌草、夏枯草、鱼腥草、山豆根、水杨梅根、银花、黄芩、黄连、大黄牡皮汤等有刺激网状内皮系统增生,增强吞噬机能作用,尤其石膏是治疗肺部疾患的主要药物。黄连、黄芩、银花、蒲公英、紫地丁等清热药以及柴胡、甜瓜蒂、川芎、红花等均能提高人血淋巴细胞转化能力。

有关中医中药能提高机体本身的免疫功能的文献报道是大量的,此不逐一详述。

经实验和临床证明,中医中药可避免化疗的一些副作用。化疗配合中医中药可充分利用化疗杀伤癌细胞消灭肿瘤的作用,同时中医中药还有调整机体功能,保护血象和器官组织,互相取长补短,提高疗效,减轻副作用的功效,体现中西医结合的优越性。

肾上腺皮质激素在下丘脑-垂体-肾上腺皮质的神经体液中占有重要地位,体内激素平衡失调与肿瘤的发生和发展之间有着一定的关系。中医研究院广安门医院对50例绝大多数为中晚期肿瘤病人采用了灵敏度较高的放射免疫方法直接测定血浆皮质醇含量,表明各类病人的血浆皮质醇含量的平均值较化疗前略有降低,而用扶正组方法的19例和对照组转扶正组方法治疗的24例血浆皮质醇含量在治后均有明显的回升,可以看出化疗能使部分病人的血浆皮质醇降低,说明单纯化疗损伤正气,抑制肾上腺皮质的分泌功能,经扶正培本治疗后血浆皮质醇明显上升,说明扶正培本的作用之一是提高丘脑-垂体-肾上腺皮质的功能。

从上述情况可以看出,中医辨证论治,不仅可减轻化疗的反应,保护骨髓造血功能,而且可以提高疗效,对晚期病人,虽不能根治肿瘤,但可以改善症状,延长生存期,起到带瘤延年的作用。对荷瘤动物的肿瘤抑制作用虽不明显,但可以提高细胞及体液免疫功能,促进网状内皮细胞吞噬功能,提高骨髓造血功能,并能促进核酸和蛋白质的生物合成。有些扶正药可以提高 C-AMP 的相对值,调整 c-Amp 与 C-Amp 的比值,对增强垂体-肾上腺皮质功能也有一定作用。因此有人指出:用化学药物来破坏增长迅速的肿瘤细胞,用祖国医药辨证论治以增强机体的耐受力,提高免疫监视功能,并缓解和制约化学药物的毒性反应,这种中西医结合疗法,在肿瘤的临床上具有重要意义。

(二)治疗体会

1. 辨证论治是祖国医学认识疾病与治疗疾病的主要方法。目前大多数学者认为中医、中药治疗肿瘤可以控制或减低化疗的毒副反应,并能提高疗效,但临床资料报道国内尚不多见。虽然众多作者对中医中药治疗化疗毒副作用作了肯定。但一般由于缺乏临床资料的严格对照而未能获得广泛及统计学上的承认。为了进一步肯定中医的辨证施治在治疗化疗毒副反应上不可忽视的治疗效果,探索辨证施治的一些规律,以期进一步提高疗效,我们以随机性分组方法将中医辨证施治疗各种肿瘤化疗毒副反应的结果作以总结,并与单纯化疗组作以对照,结果发现两组具有显著差异。治疗组因毒副反应严重,患者不能耐受而中止化疗者占 10.1%（11/109）,而对照组却为21.3%（23/108）。其中消化道反应、造血系统反应、炎性反应及机体衰弱变化等,治疗组分别占该组病人的 17.4%（19/109）、22.9%（25/109）、7.3%（8/109）和 11.0%（12/108）;而对照组却分别为 62.0%（67/108）、50.5%（55/108）、20.4%（22/108）和34.3%（37/108）。经统计学处理（$0.05 > P > 0.01$ 或 $P < 0.001$）,认为有显著意义。对以上常见的 4 类毒副反应的主要症状、体征及化验室检查等主要项目经过对比统计,亦发现治疗组较对照组明显降低或减轻。充分说明中医中药在治疗化疗毒副反应上的优越性。

2. 从现代医学的观点来看,化疗毒副反应的发生机制和演变过程是很复杂的。尽管其临床表现非常复杂,但祖国医学认为这些证候的出现主要是由于癌症患者接受化疗后造成机体热毒过盛、津液受损、气血不和、脾胃失调、气血损伤及阴液亏虚所产生的一系列特有的临床症状,即化疗的毒副反应。对于这些毒副反应的治疗,不仅与减轻病员的痛苦有关,而且关系着化学药物治疗肿瘤取得满意的临床效果这样的目的能否达到。我们体会到,必须运用中医的四诊八纲,结合西医的病变系统进行辨证论治。其治疗的主要法则不外乎清热解毒、气血双补、健脾和胃、滋阴补液等几种。然而临床上一型单独出现者少见,往往彼此互见,错综复杂,如气血亏损,还可兼见热毒干扰、阴亏不足或脾胃不和等,或四型均可见到。这就要随时抓住病机,灵活用药,且不可局限于一方一药。如同为白细胞降低,有属于气血不足的,须投当归补血、八珍类重剂补之;有属于热毒蕴结,当以清热解毒类清之;还有属于脾胃不和、湿浊中阻,而应以平胃、五类燥之渗之。在用药时除传统选药外,应着重选择该类药物中经现代医学证明具有抗癌或抑癌作用之品。这样既可强化治疗化疗各种有毒副反应的针对性,又可与化学药物协同对肿瘤组织起到更有效的杀灭作用,这是应该强调的,也是中西医结合的一大特点。

所以,在应用化疗同时,配合应用中医中药,这样相互取长补短,不但对处于疲劳或衰败的癌细胞能继续起到接力性杀灭作用,也能调动体内组织器官产生更多的抗体,来抑制肿瘤的生长和繁殖。

同时对机体增殖旺盛的细胞如骨髓、肠上皮及增殖细胞等发挥最大限度的保护作用或再生作用。这可能成为中医药防治化疗毒副反应的基础。

运用中医中药消除和缓解化学药物治疗毒副反应的目的,是使化学药物对正常组织的毒性损伤处于最低限度而获得最大的抗癌效应。我们认为：

（1）必须处处照顾脾胃的运化功能。这对治疗化疗的毒副反应是如此。就是在治疗肿瘤这样一大类疾病上也有诸多借鉴意义。因为脾胃乃后天之本,气血生化之源。胃为水谷之海,祖国医学早就有"得谷者昌,绝谷者亡"的明训。患癌症的病员,尤其是中、晚期患者往往都有程度不同的脾胃功能不全,而化疗最常见的毒副反应则是消化道和造血系统毒性作用。其现代医学的消化系统,又属肾的某些范围,因肾为后天之本主骨喜潜藏,故给予滋补肝肾的方药,有利于造血系统机能防护。造血系统的绝大部分功能都归属于中医的脾胃。据此在某种意义上可以说,化疗的成败与保护脾胃的正常功能关系绝大。可见癌瘤、脾胃运化功能、化学药物三者之间呈现比较复杂的相互作用。因此如何妥善保护脾胃功能,调动机体的抗病能力,以达到最大限度地杀灭和控制肿瘤,是临床工作者们不可忽视的重要题之一。所以临床上在辨证施治治疗化疗毒副反应的基础上,选药时不妨酌加黄芪、薏米仁、陈皮、炒三仙等健脾和胃消导之品,以保护后天之本的生理功能免于化学药物的损害。

（2）接受化疗的患者,大部分(75%)有阴亏。常见的原因是化疗的杀伤,营养摄入量不足,邪正相争的消耗等。化疗本身属中医之祛邪范围,它在杀伤癌细胞的同时,对机体正常增殖细胞也同样杀伤,甚至因药物毒性而中断治疗或致死。虽然化疗药物按其毒性强弱、作用部位、时间及病人体质不同,出现的毒副反应也迥然有异,然临床患者出现如头晕、肢软、消瘦、乏力、口燥咽干、五心烦热、低热、皮肤干涩、尿短赤、便秘、舌质红或绛、苔少或无苔、脉细数等症,则提示患者阴液损伤,务须以甘寒之品补之清之。若属津液不足,当用沙参麦冬汤。若属肝肾阴亏者,则宜六味地黄汤,一贯煎等。所以固护癌瘤患者阴液,是防治其毒副反应的重要环节。

（3）腹泻者应及时采取措施,给予相应有效方药如马齿苋、秦皮、白头翁、葛根、黄芩、黄连及大蒜注射液灌肠等以杜绝伪膜性肠炎的发生。

（4）由于化疗后病人正常细胞亦受到损伤,体质虚弱,白细胞减少,免疫受到抑制,尤其是口腔黏膜溃烂、腹泻者很容易导致霉菌感染或合并细菌感染,即双重感染,应给以大蒜注射液、有效的抗生素(制霉菌素、氨苄青霉素等)及养阴清热解毒类中药。诚然,少量输血以提高机体抵抗力,及时纠正电解质紊乱等积极中西医结合治疗措施,尤为重要。

3. 化疗对心、肝、肾的损害,已被人们公认。本组病例因未像观察血象那样观察心、肝、肾功变化而仅见少数病员有轻度的 SGPT 增高,这可能与比较严格掌握化疗禁忌有关,另外亦未系统测定化疗前后患者的免疫功能变化情况,而这项工作有待今后注意。

七、治疗化疗毒副反应的单验方几则

1.癌零九方(清热解毒汤)。

藤梨根 60g、半枝莲 15g、半边莲 15g、山豆根 15g、水杨梅根 30g、青黛 10g、白花蛇舌草 30g、龙葵 10g、蚤休 10g、白英 10g、白茅根 30g,水煎服,每日 2 剂。

2. 20% 干蟾蜍皮注射液 2~4mL,肌注每日 1~2 次。

3. 20% 鸦胆子灌肠液 4~6mL,加生理盐水 40mL,每晚保留灌肠。

4. 土贝母粉 10g,冲服,每日 3 次。

5. 扶正固本汤(健脾益气)。

党参 12g、黄芪 12g、茯苓 12g、白术 10g、猪苓 20g、薏米 30g、百合 15g、天冬 12g、龟板 10g、补骨脂 10g、玄参 15g、陈皮 10g,水煎服,每日 1 剂。

6. 滋肾养血汤。

太子参 12g、黄精 12g、丹参 20g、当归 10g、鸡血藤 15g、阿胶 10g、山萸肉 10g、肉苁蓉 10g、天冬 10g、何首乌 10g、枸杞子 10g、鹿角霜 6g、陈皮 10g,每日 1 剂,水煎服。

7. 滋阴补肾汤。

生地 12g、女贞子 10g、覆盆子 10g、寄生 12g、骨碎补 10g、枸杞子 10g、菟丝子 10g、黑木耳 10g、红枣 10 枚、冬虫夏草 9g,水煎服,每日 1 剂。

另外传统方中的许多方药都有不同程度的升血象,消除消化道反应,保护和增强癌瘤患者的内环境平衡的效果。

例如:六味地黄丸、生脉散、补中益气汤、归脾汤、参苓白术散、大补阴丸、当归补血汤、一贯煎、麦门冬汤、三才汤,等等。

八、结语

中医中药可以消除或减轻化疗引起的毒副反应,应该肯定。配合有效的中医药治疗,可以保护和增强癌症病人的机体免疫力,维持机体内环境的平衡,提高患者对化疗的耐受力,保证患者化疗疗程的顺利进行,从而使化疗疗效能得到充分发挥,这对肿瘤的内科治疗无疑有积极意义。对恶性肿瘤化疗毒副反应的中医药治疗,虽然已积累了一些经验,取得了一些成绩,但由于肿瘤本身及其治疗上的诸多问题,至今尚未解决,中医药防治化疗毒副反应至今没有一个特效方药和统一指标,加之其重复性尚差,今后仍须深入研究。

限于水平,望同道们改而正诸。

(原陕西中医学院附属医院肿瘤科:李新民、孔平孝)

鸦胆子为主治疗中晚期大肠癌44例临床分析

自1970年以来我们以鸦胆子为主收住院治疗本病44例,收到一定的效果,现总结分析如下。

一、临床资料

本组44例大肠癌中,结肠癌7例,直肠癌37例;男性25例,女性19例,年龄最小者19岁,最大者69岁,以40~60岁发病率为最高。

本组病例主要症状和体征:排便习惯改变,黏液或脓血便,恶臭,假性腹泻、里急后重,疼痛、贫血等。体检时腹部可触及肿块,腹股沟淋巴结肿大者21例,宫颈癌转移者2例。钡剂灌肠造影表现为:局部肠腔狭窄,结肠袋消失,黏膜中断或消失,钡影残缺。

本组44例,42例为病理确诊,2例为临床诊断。

二、诊断标准

凡病史在6个月以上,一般状况较差,轻度或中度贫血者;临床症状明显,腹部可触及或未触及肿块,腹股沟有或无肿大淋巴结;经诊断已失去手术机会。术后残留癌组织或转移淋巴结者,或远处转移者,均诊断为中晚期大肠癌。

三、治疗方法

本组44例大肠癌患者,均以鸦胆子制剂为主灌肠治疗,结肠癌患者并口服鸦胆子胶囊,同时配合中草药煎剂,现将治疗办法具体介绍如下:

1. 癌零三(为20%鸦胆子灌肠液)。

制作方法:把鸦胆子研碎,加水煎2次,合并浓缩加乙醇处理,过滤回收乙醇浓缩,再加水稀释至20%,分装2mL安瓿,消毒后备用。

用法:每次4mL,加生理盐水10~20mL,保留灌肠(用一般导尿管注入瘤体上方),每晚1次。

2. 鸦胆子仁15~20粒,装胶囊内,每日2次,吞服。

3. 癌零九-1。

组成:藤梨根 60g、野葡萄根 30g、水杨梅根 30g、凤尾草 30g、蚤休 15g、半枝莲 30g、半边莲 30g、山豆根 30g、白茅根 30g、白术 9g。

用法:前三味加水 500mL,煎 30min,后入其他药,加水至 1000 ~ 1500mL,煎至 500mL,第日 1 剂,早晚分服。

加减:脓血及下坠严重者加白头翁 15g、秦皮 12g、赤白芍各 15g;腹痛加元胡 12g、川楝子 12g、丹参 30g、炙甘草 3g;便秘者加蓖麻仁 9g、火麻仁 12g、郁李仁 12g;贫血者加熟地 15g、鸡血藤 30g、党参 30g、黄柏 30g。

4. 癌零九 – 2。

组成:藤梨根 120g、瞿麦 120g、瘦肉 120g。

用法:加水 2500 ~ 3000mL,煎至 500mL,早晚分服(食肉饮汤)。

5. 20% 蟾蜍皮注射液:每次 2mL,每日 2 次肌注。

注:3、4、5 三项可先后使用,作为辅助治疗。

四、治疗效果

(一)疗效标准

1. 临床痊愈:症状消失或基本消失,瘤体消失,体重增加,恢复劳动能力,并连续观察 3 年以上者。

2. 有效:症状消失或明显改善,或瘤体缩小 1/2,或恒定,体重未下降,能参加劳动,并连续观察 1 年以上者。

3. 无效:瘤体增大,或有转移,症状加重,或暂时缓解,体重下降。

(二)疗效

本组 44 例患者中,临床治愈 7 例,有效 22 例,无效 15 例,总有效率为 65.9%(见表 1)。

表 1　疗效评定

性别＼疗效	例数	临床治愈	有　效	无　效
男	25	3	13	9
女	19	4	9	6
合　计	44	7	22	15

本组病例随访至 1980 年年底 41 例,随访率 90.9%,其中有效的 29 例中生存 1 年者 10 例,2 年者 11 例,3 年者 1 例,5 年以上者 7 例(见表 2)。

表 2 存活年限统计表

存活年限	1~2 年	2~3 年	3~4 年	5 年以上
例　数	10	11	1	7
占比/%	22.7	25	2.27	15.9

(原陕西中医学院附属医院肿瘤科:李新民、金光、郭廷信、张璧珏、孔平孝、孙建民、陈光伟)

蟾－50 治疗恶性肿瘤 114 例临床观察

我们自 1979 年以来,用蟾－50 静脉推注为主治疗各种恶性肿瘤 114 例,现小结如下。

一、一般情况

本组 114 例恶性肿瘤患者中,男 68 例,女 46 例。50 岁以上者 59 例,占 51.75%;40～50 岁者 34 例,占 29.83%;40 岁以下者 21 例,占 18.42%。最大年龄 73 岁,最小年龄 23 岁。21 例属于中期,其余均为晚期患者。经病理确诊者 68 例,X 线确诊者 33 例,13 例肝癌经同位素扫描、甲胎蛋白测定而确诊。

药物配制:中华干蟾皮(癞蛤蟆皮)经我院制剂室加工制成 50% 的静脉注射剂,每毫升内含干蟾皮 0.5g。

用法:蟾－50 制剂 10mL,加入 10% 或 50% 葡萄糖液 40mL 中,静脉缓慢推注,每日 1 次,30d 为 1 个疗程。

疗效观察[*]

肿瘤名称	治疗例数	有效例数
食管癌	23	11
胃　癌	22	16
肝　癌	13	3
乳腺癌	11	8
肺　癌	10	7
肠　癌	12	9
其　他	23	18
合　计	114	72

[*]:根据 1978 年常州全国抗癌药物疗效标准进行评定。

本组患者用药 1 个疗程者 104 例,67 例有效,有效率为 64.42%;用药 2 个疗程者

10 例,有效 5 例,显效 3 例,显效率 2.63%;合并化疗者 36 例,20 例有效。

二、病案举例

1. 王某,男,52 岁,干部。患者于 1978 年 2 月出现上腹胀痛、呃逆、泛酸、气短、乏力、纳差,3 月份出现皮肤黄染,上腹部针刺样疼痛,放射至背部。于 5 月 4 日剖腹探查,发现为胰腺癌,癌灶未能切除,取病检诊断为"胰头胰体腺癌"。术后皮肤巩膜仍黄染、下肢浮肿,于 5 月 22 日收住院。

查体:神清,皮肤及巩膜黄染明显,心肺(-),上腹部膨隆,肝在肋下可触及 2cm,质中等,压痛不明显,剑突下至脐可触及约 5.5cm×5.0cm×4.5cm 肿块,表面不光滑,活动受限,压痛明显,腹水征(-),左腋下可触及约 1.0cm×1.0cm×1.5cm 肿大淋巴结 2 个,活动,质硬,余浅表淋巴结未触及。

实验室检查:

血:白细胞 9200,中性 72%,淋巴 23%,酸性 5%。肝功:黄疸指数 100 单位,麝浊 1 单位,锌浊 4 单位,谷丙转氨酶 238 单位,AFP(-)。

入院后用蟾 - 50 静脉推注治疗 2 个疗程,共用 249 支,皮肤、巩膜黄染消退,左腋下肿大淋巴结消失,肝功能恢复正常,黄疸指数 4 单位,剑突下至脐可触及 3.5cm×4.5cm×5.0cm 肿块,比治疗前有缩小,精神好转,饮食增进,体重增加,出院后随访至 1980 年 2 月,病情稳定。

2. 王某,男,60 岁,工人。患者于 1981 年 5 月在西安某医院疑为肝新生物,于 7 月 25 日剖腹探查,经病理诊断为原发性肝细胞癌Ⅱ~Ⅲ级(病理号:813981),癌灶未能切除,8 月 6 日收住我科。

查体:一般情况差、消瘦、神清、面色黧黑,双肺呼吸音粗,无啰音,心率 80 次/min,律齐,未闻及病理性杂音,右上腹饱满,肝上界 4 肋间,下界在肋下 10cm,剑下 12cm,质硬有压痛,脾未扪及,腹水征(+),浅表淋巴结未触及。

实验室检查:

血:白细胞 4800,红细胞 310 万,血红素 10g,中性 73%,淋巴 22%,酸性 5%。肝功:黄疸指数 4 单位,麝浊 16 单位,锌浊 20 单位,谷丙转氨酶 130 单位,高田氏(++++),火箭电泳 450ng/mL。尿:蛋白(+),红细胞(++),白细胞少许,粗颗粒管型(+)。

入院后用蟾 - 50 静脉推注治疗 1 个疗程,共用 150 支,精神好转,饮食增进,体重增加。肝功:黄疸指数 4 单位,麝浊 8 单位,锌浊 14 单位,谷丙转氨酶正常,高田氏(+),尿化验正常。肝上届 4 肋间,下界锁中线肋下 4cm,剑突下 8cm。共治疗 62d 出院,随访至 1982 年 5 月,病情稳定,后因脑出血突然死亡。

三、讨论与体会

中华大蟾蜍(俗称癞蛤蟆),蟾皮、蟾舌、蟾尿、蟾酥(为蟾蜍耳下腺及皮肤腺内分泌之白色乳状浆液)治疗各种无名肿毒、恶疮及肿瘤等病在中医书籍里早有记载。如宋代《本草衍义》论蟾酥:"治齿缝出血及牙痛,以抵轻少许按之图正。"明代李时珍在《本草纲目》称蟾酥可治"发背疔疮,一切恶肿"。清代《本草求真》称"蟾酥味辛气温有毒,能拔一切风火热毒之邪,使之外出"。可见我国历代在应用蟾酥治疗各种疾病的临床工作中已积累了丰富的经验。近年来,美国、日本、西德、瑞士等国对蟾酥也进行了研究,从国内外的研究工作中看出,蟾酥的成分十分复杂。蟾酥的有毒分泌物通称蟾毒,在药理上具有强心、升压、兴奋呼吸、表面麻醉、抗炎、抗癌等作用。抗癌作用有资料报道:其中嚏根草苷元 - 3 醋酸对大白鼠 Walker - 296 肿瘤重抑制率达 75%(>58% 为显著),从植物 Bersamoabyssinica 基抽提出来的在蟾蜍配基类,如 Bersaidegenin 9 - arthoacetate Bersaidegenin 3 - 醋酸等都有抑制鼻咽癌培养细胞生长的作用。临床把蟾酥制剂合并化疗和放疗使用,观察到蟾酥制剂能不同程度地防治化疗和放疗引起的白细胞下降,对已下降者应用蟾酥制剂可回升,且不再下降。有人从临床观察推测可能是蟾酥制剂具有类似免疫或提高机体免疫功能的作用。

提升白细胞和辐射保护:临床把蟾蜍制剂合并化疗和放疗使用,治疗多种瘤中,观察到蟾蜍能不同程度地防治化疗和放疗引起的白细胞下降。对已下降者应用蟾蜍制剂后可回升,且不再下降。本组 22 例合并化疗,其中 2 例为先化疗,后用蟾 - 50;20 例为先用 1 个疗程的蟾 - 50,再用化疗。仅 1 例白细胞降至 3100/mm³,其他均在正常范围内。

近年来,上海、南京、嘉兴地区的医疗单位采用蟾皮制剂"6671"(每片 0.4g,相当于 1 只蟾皮,每天服 3 次,每次 3 片)治疗肺癌、胃癌、食管癌、直肠癌、白血病等各种癌瘤 217 例,对以上肿瘤之有效率分别为 26.3%、44.4%、43.8% 和 45%,山东医学院用天然干蟾酥 20g 碎成小块,加生理盐水 100mL,浸泡 1～2d 后研细末溶解。加入 80% 凡士林配成 20% 软膏,外涂患处,治疗皮肤癌 17 例。其中 14 例基底细胞瘤治愈。病理检查发现病灶周围吞噬细胞明显增多,全部有效,其中 9 例获近期临床治愈。

我院近 10 年来用蟾蜍皮制剂治疗各种恶性肿瘤临床收到一定疗效,从 1979 年开始改蟾蜍制剂为静脉推注为主治疗各种恶性肿瘤 64 例。临床观察到用蟾 - 50 治疗后,对实体瘤蟾蜍皮制剂能改善和缓解症状,增进食欲、增加体重、减轻疼痛,部分患者腹水减少等。1 例胰腺癌显效,因系个例,故有待临床进一步验证。

64 例总有效率为 51.56%，其中显效率为 3.31%，用药 1 个疗程有效率为 51.85%；用 2 个疗程有效率为 50%，其有效率稍低于 1 个疗程者，这可能与我们选择的病例均属晚期及用药 1 个疗程后无效者有关。

64 例合并用化疗者 22 例，8 例有效，有效率为 36.36%；单用蟾 - 50 者 42 例，25 例有效，有效率为 59.52%，合并化疗有效率低于单纯用蟾 - 50，这和晚期患者体虚，化疗毒反应大，机体不能适应有关。

64 例中，39 例做了心电图检查，其中 20 例做过 2 次，即用药前后进行检查，经对比该药对心脏无明显影响。

由于我们临床观察条件所限，对于蟾 - 50 的作用机理等方面有待今后进一步深入研究。

（原陕西中医学院附属医院肿瘤科：李新民、金光、张璧珏、孙建民、孔平孝、陈光伟）

安瘤乳治疗恶性肿瘤 27 例疗效观察小结

我科自 1983 年 8 月至 1984 年 7 月底为止,应用安瘤乳治疗以消化道恶性肿瘤为主的各类癌瘤 27 例,现总结如下。

一、一般资料

本组 27 例中,男性 16 例,女性 11 例,年龄最大者 74 岁,最小者 43 岁。

本组 27 例均系住院病人,其中:食道癌 3 例,贲门癌 3 例,胃癌 7 例,肝癌 3 例,大肠癌 1 例,肺癌 7 例,鼻咽癌、宫颈癌、膀胱癌各 1 例。

二、病历选择

凡属接受治疗的患者多经病理确诊,或术后,或放疗,或化疗后复发,转移而为病理证实者,无选择性的。因而本组所属病例均为中晚期患者。

三、治疗方法

药物来源:所用药物均为沈阳药学院、安阳市第一制药厂生产的安瘤乳注射液(批号 830920、831120)和复方抗癌口服乳(批号 830913、840519)。

用药及用量:对接受治疗的病人均以静脉给药和口服给药。对直肠癌患者给予灌肠治疗。

静脉法:按照其药物使用说明,每日 1 次,每次 30mL,1 周后,隔日给药 1 次,连续 1 个月,共计总量为 570mg 以上。

据我们临床实践认为其量较小,影响疗效,故又改为由小到大的剂量递增法而连续给药 1 个月,总计量为 3240mg 左右,疗效尚能提高。

口服法:每次 10mL,每日 3 次,温开水稀释 1 倍后服下或直接加温后服用。

灌肠法:每次 10mL,加生理盐水 10～20mL,每晚睡前于瘤体上方保留灌肠,连续应用 1 个月为 1 个疗程。必要时亦可行第 2 个疗程。用生理盐水灌肠后,无疼痛不适感,但需保留时间要长。

采取以上方法,本组 27 例,静脉给药者 23 例,口服加静脉者 2 例,单纯口服者 1

例,灌肠治疗者 1 例。

毒副反应:静脉给药者有 3 例始用药滴入 3～5min 后突然出现腰痛、烧灼感,给减慢滴速或肌注非乃根 25mg 后渐改善,再续用无不良反应。口服者,在始用 1 周内有恶心欲吐现象,但继用可逐渐减轻或消失。

在初次静脉给药时,我们亦应用 5% 葡萄糖注射液而易发生静脉炎,后改用 5% 葡生水,再未发生静脉炎现象。

本组 27 例,均在用药前后给以肝功、血象检查,其对比结果,对肝脏无损害,对血象无明显影响。

免疫指标断续测定淋巴细胞转化率者 17 例,有对比价值者分析结果,尚有增强淋巴系统的转运作用。但病例较少,难以定论。

四、疗效评定

本组 27 例治疗后,依安瘤乳疗效评定标准统计,其结果见下表。

疗效统计表

病 名	完全缓解	部分缓解	有效	改善	症状好转	稳定 A	稳定 B	进展	例数
食道癌					1	1		1	3
贲门癌						2		1	3
胃 癌						3		4	7
肝 癌					2			1	3
肠 癌								1	1
肺 癌						1	2	4	7
鼻咽癌					1				1
宫颈癌								1	1
膀胱癌								1	1
合 计					4	7	2	14	27

五、病例列举

1. 张××,男,43 岁,工人,住院号 90236。

间歇性右上腹部疼痛 7 年,以"肝炎"治疗时好时坏。1983 年 5 月份突然出现肝

292

区疼痛明显,以"肝炎"治疗效果不佳。同年 10 月份发现右上腹肿块而以"肝新生物"收住第四军医大学一附院,11 月 2 日在硬膜外麻醉下行剖腹探查术,术中发现肝右前叶肿块已有淋巴结肿大,整个肝脏漫延转移,不能切除而关腹。术后病理诊断为肝细胞癌Ⅱ～Ⅲ级(病理号 836046)。建议中药治疗而于 11 月 26 日入我科。

入院查体:精神,面色萎黄,心肺(－),上腹部稍膨隆,肝肺界于锁骨中线第四肋,肝剑下 4cm,肋下 3cm,质较硬,不光,触痛(＋),脾未及,墨菲氏征(±),腹水征(±)肝区杂音不著。

入院后用安瘤乳治疗 1 个疗程 3240mg,无不良反应。精神好转,饮食增进,肝脏再未增大,腹水未出现,免疫力提高,体重增加,随访至今,病情稳定,无恶化现象。

2.宋××,男,61 岁,农民,住院号 89343。

1982 年 11 月份出现下咽食物梗阻感,且渐加重并食后呕吐。曾在西安各医院检查疑诊为"食管癌"而未能收住。1983 年 6 月份来我院经食道拉网脱落细胞学诊断为"食道脱落细胞,见少许癌细胞"(病理号 3830)。先后在我院门诊口服 CT×10g,5－Fu 100 片,病情未见明显好转,并曾大吐血 2 次,且吞咽困难、呕吐、乏力、消瘦,10 月 17 日门诊以"食道癌"收入院。

入院查体:体温 36.8℃,脉搏 84 次/min,呼吸 20 次/min,血压 160/90mmHg,右颌及右腋下各可触及约 0.5cm^2 大之肿大淋巴结。心肺(－),肝脾未及,剑突下压痛(＋＋),形体消瘦。

入院后经用复方氟尿嘧啶乳治疗 1 个疗程 570mg,呕吐减少,可进一般饮食,精神好转,右颌下及右腋下肿大淋巴结消失,随访至今,病情仍属稳定。

六、体会

通过临床对安瘤乳的观察,我们认为该乳剂对消化道恶性肿瘤尚有一定的治疗作用,能改善症状,减轻痛苦,稳定病情,控制实体瘤的发展。但要大剂量连续应用,否则效果是不易显示的。

(本材料所统计之病例数系有病理和客观诊断指数,治疗系统的住院病人,门诊及病例不完整者未统计在内)

(原陕西中医学院附属医院肿瘤科:李新民、陈光伟)

其他研究

中西医结合治疗泌尿系结石 121 例疗效观察

泌尿系结石是一种常见病,是具有地区性的多发病。乃肾结石、输尿管结石、膀胱结石及尿道结石的总称。属祖国医学的"石淋""砂淋""血淋"等症的范畴。

临床表现依结石的部位、大小、动静及有无感染而症状各异。患者常以突然肾绞痛、血尿,或尿急、尿频、尿痛等症状就诊。以往多数采用手术治疗。我们 10 多年来采取中西医结合的非手术疗法,对经 X 线拍片确诊的病例,辨证选用通淋排石汤为主的治疗方法,收到较好的效果,并在病因方面作了部分调查,初步作了推理性的讨论。现就资料完整的 121 例,小结如下。

一、临床资料

本组泌尿系结石 121 例,其中肾结石 26 例,输尿管结石 90 例,膀胱结石 5 例。男性 103 例,女性 18 例。年龄最大者 63 岁,最小者 6 岁,排出结石者 82 例。排石率 67.6%,结石下移者 28 例,有效率 90.5%,无效或手术者 11 例,占 9.5%。排出结石最大直径 1.2cm,最长 2.1cm。

二、治疗方法

(一)通淋排石汤

1. 基础方:萹蓄五钱,瞿麦五钱,滑石五钱,石苇五钱,金钱草一两,海金沙五钱,冬葵子五钱,木香三钱,甘草梢一钱。

2. 加减法:

(1)输尿管结石加牛膝五钱,车前子一两,山甲五钱。

(2)体质虚弱者加党参五钱,黄芪五钱,白术三钱,炙草二钱。

(3)气滞、尿潴留者加桂枝二钱,青陈皮各三钱,山甲五钱,王不留行五钱。

(4)血尿者加焦栀三钱,丹皮三钱,生地炭四钱,紫草五钱,仙鹤草一两,茅根炭一两。

(5)尿路感染者加蒲公英一两,苡仁一两,败酱草一两,地丁五钱。

3. 用量及用法:每日 1~2 剂,水煎,煎液量宜大(应在 800mL 以上),分 4~6 次饮服。

4. 禁忌证:肾盂明显积水,肾功明显损害,肾中、下盏结石,结石横径大于1.2cm,输尿管及尿道狭窄者。

5. 适应证:无明显肾盂积水,肾功能尚可,结石横径小于1.2cm,无输尿管及尿道狭窄者。

（二）泌尿系结石综合治疗方案

时间	措施步骤
6:30	饮清茶500mL或稀粥500mL
7:00	饮清茶500mL
7:30	通淋排石汤1剂,煎成300mL顿服
8:00	10%葡萄糖硫酸镁10mL,静注
8:30	阿托品0.5mg,利尿穴、足三里封注
9:30	针刺:①耳针:交感穴、肾、膀胱穴压痛点;②体针:肾俞、足三里、关元、京门、三阴交、阿是穴;③手法:均强刺激或通电,留针30min
10:30	跳跃活动30min

注:"综合疗法"根据体质每日或隔日1次,5～7d为1个疗程,疗程间歇为1周,可再继续下1个疗程。

三、疗效标准

本组病例于治疗前、治疗后均经X线拍片或造影以确定诊断,评定效果。

1. 痊愈:经拍片结石全部排出,症状及体征消失。

2. 显效:结石部分排出,症状及体征消失。

3. 有效:结石下移一个锥体以上,症状好转。

4. 无效:虽症状好转,但结石未动。

四、典型病例

例1:朱×善,男性,农民,住院号30485。患者于1972年1月11日以右下腹剧烈持续性绞痛,向外生殖器部放射,出冷汗,小便结痛就诊。尿红细胞(+++),腹部拍片示盆腔右下方有一似黄豆大小之密度增高影。诊断:右肾输尿管结石。按泌尿系结石方案治疗,于入院后第10d排出结石,症状及体征消失,拍片结石影消失,痊愈出院。

例2:王×文,男性,干部。患者于1973年5月6日以右侧腹部剧烈持续绞痛,向下腹部放射,出冷汗。尿红细胞(+++),经本系统职工医院拍平片示右肾区有黄豆大密度增高影。诊断为右肾结石。在门诊按泌尿系结石方案治疗,尿出黄豆大结石 1 枚。拍片结石影消失,症状及体征消失。

例 3:王×珍,女,40 岁,工人,住院号 34749。患者于 1970 年 5 月开始右腹痛,反复发作,且放射至大腿内侧及会阴部,伴尿频、尿急、尿痛等,经腹部拍片(片号 8864),诊断为右肾及输尿管阳性结石 3 枚,经用通淋排石汤为主的综合治疗,先后于 1970 年 5 月、1971 年 5 月及 1972 年 12 月排出 3 粒结石,大者横径 1.2cm,最长 2.1cm,随访至今未见复发。

例 4:阎×读,男,38 岁,工人,住院号 37501。患者从 1969 年始腰部间歇性疼痛,以右侧为著,伴有尿频、尿急、尿痛、间断血尿或混浊,按泌尿系感染治疗虽能缓解症状而疼痛未止,1973 年 6 月右下腹部阵发性绞痛,并向同侧腰部、大腿部内侧及小腹部放射,以泌尿系结石而收住院。查体:一般状况佳,心肺无异常,肝脾未扪及,腹软,右下腹脐髂线外 1/3 处明显压痛,右肾区有叩击痛。尿化验:颜色淡黄、透明、酸性、蛋白(－)、糖(－),镜检上皮细胞(＋)、红细胞(＋＋)。腹部平片示:右侧输尿管下段可见花生米大结石。经用通淋排石汤为主的综合治疗月余,排出 1.0cm×0.4cm×0.5cm 大小结石 1 枚,排片复查该影消失,痊愈出院,随访至今,未见复发。

五、体会与小结

1. 本组泌尿系结石 121 例,其中肾结石 26 例,输尿管结石 90 例,膀胱结石 5 例,排石率 67.6%,有效率 90.5%,从排石率及有效率看,肾结石疗效差,结石横径大于 1.0cm 者疗效差。

2. 我们运用现代医学方法明确诊断,辨证选用具有行气导滞、清热利尿、通淋排石作用的"通淋排石汤"及将中西医药各种作用最强时间进行有机组合,使其于同一时间,集中发挥最大效率的"综合"疗法促使其结石排出。

3. 在病因方面作了部分调查,如某地 28 例患者情况,初步作了推理性的讨论如下:

(1)炎症:26 例近几年都有过膀胱刺激症状,15 例且有发热及尿检有脓球及赤血球(＋＋)。

(2)生活习惯:28 例患者都有平素不多喝水(每天进水量达不到 2000mL)及少食醋的习惯,本组 23 人系南方籍,全部为碱性尿,5 例有无机盐结晶。

(3)性别:男性多于女性,男:女=4:1,多发在壮年,是否与内分泌影响黏蛋白有关,有待进一步实践中探讨。

(4)水质关系:从某地区深井水、浅井水资料看,均较西安、宝鸡、咸阳水质还软些,但该地区水碱化程度高,易于结锈。

(5)社会调查:访问了该县医院及 3 个地段医院,初步印象本地人尿路结石发病率也较高。

4. 通淋排石汤为主治疗泌尿系结石不但具有价廉效高,药源丰富的优点,多数患者还可免除手术痛苦,可在门诊条件下进行,有利于巩固和发展农村合作医疗。

注:本文部分病因调查,承蒙武功 5702 厂医院协助,特此致谢。

1. 本文部分资料曾在 1971 年全国中草药新疗法展览会展出及资料选编入。

2. 本文曾在 1978 年第 3 期《陕西新医药》杂志上发表。

(原陕西中医学院附属医院结石科研组:李新民)

"沙荷蓝"胶囊
对大鼠慢性萎缩性胃炎治疗的实验研究

慢性萎缩性胃炎(简称 CAG)与胃癌间的关系研究已有近百年的历史。结果表明,二者密切相关。1973 年在意大利召开的第 11 次国际肿瘤会议上 CAG 被认为是胃癌前期病变。1978 年世界卫生组织(WHO)也将其列为癌前疾病之一。我国癌症研究机构也将其列为胃癌前期病变。因而对 CAG 的防治研究对及早识别和控制 CAG,进而更好地开展胃癌的二级防治,具有重大的现实意义。

CAG 的病因、机理复杂,目前尚未完全清楚,现代医学防治尚无良好方法,大多对症处理,而祖国医学有极丰富的治疗脾胃病的理论及经验。"沙荷蓝"胶囊是在祖国医学理论指导下,总结我们多年临床实践的经验方,具有补益脾胃、疏肝解郁、活血化瘀、清热解毒之功,由沙棘、薄荷、绞股蓝、柴胡、三七、龙胆草、酒大黄等药物组成。本实验旨在通过 $^{60}Co\gamma$ 复制大鼠 CAG 模型,设 SHL 大、中、小剂量组与胃复安对照组,观察治疗效果,对胃黏膜胃泌素,外周血 T 细胞亚群,体外对幽门螺旋杆菌的药敏试验的影响及体重、存活率的改变,初步探讨和研究 SHL 胶囊对 CAG 的治疗机理,为临床应用提供可靠的实验依据。

一、一般情况及各组动物存活率的变化

表1　各组动物治疗 30d 后存活率的变化

组　别	动物数	存活(存活率)	死亡(死亡率)
SHL 大剂量组	9	9(100%)	0(0%)
SHL 中剂量组	9	9(100%)	0(0%)
SHL 小剂量组	9	7(78%)	2(22%)
胃复安组	9	5(56%)	4(22%)
病理组	9	4(44%)	5(56%)
正常组	9	9(100%)	0(0%)
χ^2 值		17.0124	
P 值		<0.005	

表2　各实验组动物存活率变化两两比较

对比组	U 值	P 值
SHL 大剂量组:SHL 中剂量组		
SHL 大剂量组:SHL 小剂量	1.486	
SHL 大剂量组:胃复安组	2.256	△
SHL 大剂量组:病理组	2.654	△△
SHL 大剂量组:正常组		
SHL 中剂量组:SHL 小剂量组	1.486	
SHL 中剂量组:胃复安组	2.256	△
SHL 中剂量组:病理组	2.654	△△
SHL 中剂量组:正常组		
SHL 小剂量组:胃复安组	1.00	
SHL 小剂量组:病理组	1.484	
SHL 小剂量组:正常组	1.486	
胃复安组:病理组	0.508	
胃复安组:正常组	2.256	△
病理组:正常组	2.654	△△

注:△△表示有极显著性差异,△表示有显著差异;空白处表示无差异。以下凡两两比较表均同此。△△:$P<0.01$;△:<0.05。

二、各组动物体重变化

正常组体重渐进性增加,其他各组在造模后体重逐渐下降,经治疗后中药组体重明显上升。

表3　各组动物体重变化　　　　　　单位:g

组　别	治疗前体重($\bar{x}\pm SD$)	治疗后体重($\bar{x}\pm SD$)
SHL 大剂量组	217.22±7.41	249.33±12.16
SHL 中剂量组	216.22±11.15	243.77±13.89
SHL 小剂量组	214.44±11.22	225.57±10.89
胃复安组	215.77±14.27	225.4±9.89
病理组	215.22±11.65	208.75±11.41
正常组	250.55±15.50	266.22±13.83
F 值	10.174	3.766
P 值	<0.01	<0.01

表4　各实验组动物体重变化两两比较

对比组	治疗前		治疗后	
	q 值	P 值	q 值	P 值
SHL 大剂量组:SHL 中剂量组	0.247		1.682	
SHL 大剂量组:SHL 小剂量	0.687		6.723	△△
SHL 大剂量组:胃复安组	0.358		6.117	△△
SHL 大剂量组:病理组	0.494		9.628	△△
SHL 大剂量组:正常组	8.231	△△	5.109	△
SHL 中剂量组:SHL 小剂量组	0.439		5.149	△△
SHL 中剂量组:胃复安组	0.111		4.696	△△
SHL 中剂量组:病理组	0.247		8.308	△△
SHL 中剂量组:正常组	8.479		6.791	△△
SHL 小剂量组:胃复安组	0.328		0.041	
SHL 小剂量组:病理组	0.193		3.826	△
SHL 小剂量组:正常组	8.918	△△	11.503	△△
胃复安组:病理组	0.136		3.539	△
胃复安组:正常组	8.589	△△	10.435	△△
病理组:正常组	8.726	△△	13.635	△△

三、胃黏膜胃泌素含量的变化

表5　各实验组动物胃黏膜胃泌素的变化　　　　　　　　单位:ng/mg

组　别	胃泌素含量($\bar{x} \pm SD$)
SHL 大剂量组	11.391 ±2.335
SHL 中剂量组	10.369 ±3.546
SHL 小剂量组	6.517 ±3.395
胃复安组	5.728 ±3.299
病理组	2.995 ±1.106
正常组	12.058 ±3.355
F 值	$F = 8.317$
P 值	<0.01

表6　各实验组动物胃黏膜胃泌素变化两两比较

对比组	q 值	P 值
SHL 大剂量组:SHL 中剂量组	0.998	
SHL 大剂量组:SHL 小剂量	4.451	△
SHL 大剂量组:胃复安组	4.672	△
SHL 大剂量组:病理组	6.429	△△
SHL 大剂量组:正常组	0.651	
SHL 中剂量组:SHL 小剂量组	3.517	△
SHL 中剂量组:胃复安组	3.829	△
SHL 中剂量组:病理组	5.646	△△
SHL 中剂量组:正常组	1.649	
SHL 小剂量组:胃复安组	0.62	
SHL 小剂量组:病理组	3.216	
SHL 小剂量组:正常组	5.06	△△
胃复安组:病理组	1.874	
胃复安组:正常组	5.222	△△
病理组:正常组	6.939	△△

四、T 淋巴细胞亚群的变化

表7　各组动物 MaRTh/i $Sin^{-1}\sqrt{P}$ 方差分析 ($\bar{x} \pm SD$)

组　别	MaRTh/i (% ±SD)	$Sin^{-1}\sqrt{P}$ 转换
SHL 大剂量组	44.89 ±8.492	42.04 ±4.912
SHL 中剂量组	43.11 ±7.541	41 ±4.378
SHL 小剂量组	43.86 ±7.776	41.44 ±4.497
胃复安组	45 ±7.245	42.11 ±4.185
病理组	45.5 ±8.347	42.4 ±4.481
正常组	44.56 ±8.875	41.85 ±5.182
F 值	$F = 2.339$	
P 值	> 0.05	

表8 各组动物 MaRTh/c Sin$^{-1}\sqrt{P}$ 方差分析 ($\bar{x} \pm SD$)

组　别	MaRTh/c (% ± SD)	Sin$^{-1}\sqrt{P}$ 转换
SHL 大剂量组	24.11 ± 6.412	29.24 ± 4.23
SHL 中剂量组	24.67 ± 6.062	29.62 ± 4.09
SHL 小剂量组	17.14 ± 6.145	24.14 ± 4.84
胃复安组	14 ± 696	21.42 ± 6.07
病理组	10.25 ± 6.6	17.89 ± 6.62
正常组	25 ± 5.61	29.87 ± 3.75
F 值	$F = 6.61$	
P 值	< 0.01	

表9 各实验组动物 MaRTh/c 变化两两比较

对比组	q 值	P 值
SHL 大剂量组:SHL 中剂量组	0.34	
SHL 大剂量组:SHL 小剂量	4.32	△
SHL 大剂量组:胃复安组	5.97	△△
SHL 大剂量组:病理组	7.99	△△
SHL 大剂量组:正常组	0.57	
SHL 中剂量组:SHL 小剂量组	4.64	△△
SHL 中剂量组:胃复安组	6.25	△△
SHL 中剂量组:病理组	8.26	△△
SHL 中剂量组:正常组	0.22	
SHL 小剂量组:胃复安组	1.97	
SHL 小剂量组:病理组	4.25	△
SHL 小剂量组:正常组	4.85	△
胃复安组:病理组	2.23	
胃复安组:正常组	6.45	△△
病理组:正常组	8.15	△△

表 10　各组动物 MaRTh/MaRThs 比值方差分析($\bar{x} \pm SD$)

组　别	Th/Ts($\bar{x} \pm SD$)
SHL 大剂量组	1.96 ± 0.522
SHL 中剂量组	1.85 ± 0.577
SHL 小剂量组	2.85 ± 1.132
胃复安组	4.38 ± 3.079
病理组	6.86 ± 5.215
正常组	1.84 ± 0.384
F 值	$F = 4.72$
P 值	< 0.01

表 11　各实验组动物 MaRTh/MaRThs 比值两两比较

对比组	q 值	P 值
SHL 大剂量组:SHL 中剂量组	0.235	
SHL 大剂量组:SHL 小剂量	1.78	
SHL 大剂量组:胃复安组	4.348	△
SHL 大剂量组:病理组	8.175	△△
SHL 大剂量组:正常组	0.264	
SHL 中剂量组:SHL 小剂量组	2	
SHL 中剂量组:胃复安组	4.546	△△
SHL 中剂量组:病理组	2.358	△△
SHL 中剂量组:正常组	2.097	
SHL 小剂量组:胃复安组	2.623	
SHL 小剂量组:病理组	6.414	△△
SHL 小剂量组:正常组	2.028	
胃复安组:病理组	3.706	△
胃复安组:正常组	4.571	△△
病理组:正常组	8.382	△△

五、结论

本研究通过 $^{60}Co\gamma$ 照射大鼠 CAG 病的动物实验观察,初步探讨了"沙荷蓝"胶囊在 CAG 病中的治疗作用和机理,结果表明:

1. SHL 胶囊可以改善 CAG 大鼠食欲,增加体重,提高存活率。

2. SHL 胶囊可以加速萎缩性病变的恢复和逆转,可以改善 CAG 病胃黏膜胃泌素含量,对胃黏膜具有一定的营养作用。

3. SHL 胶囊是一种较好的免疫调节剂,能改善细胞免疫功能,提高抗病能力。

4. 体外药敏试验证明:SHL 胶囊对 HP 有较强的杀菌作用。

5. SHL 胶囊治疗 CAG 明显优于胃复安组,尤其是中剂量组疗效较好,充分体现了祖国医学整体观念,综合调理之原则,是一种较好的抗胃癌癌前疾病 CAG 的药物。

(原陕西中医学院肿瘤研究室:王菊勇、李丽、李新民)